Il bambino naturale

62

Giorgia Cozza

Benvenuto fratellino
Benvenuta sorellina

Favorire l'accoglienza del nuovo nato e la relazione tra fratelli

Seconda edizione ampliata e aggiornata

Il leone verde

A Mattia, Nicola, Maddalena e Stefano, magnifici fratelli.

AVVERTENZA: i termini *fratello/fratelli*, nella normale accezione generica neutra, valgono ovviamente anche per le sorelle.

Grazie a tutte le mamme e i papà che hanno condiviso un pezzetto della loro storia di famiglia: le vostre testimonianze sono il cuore di questo libro!
Grazie agli esperti che, con la loro consulenza, hanno offerto informazioni utili e approfondito vari aspetti della relazione tra fratelli.
Ringraziamo le famiglie che hanno partecipato al progetto con le belle immagini che trovate in queste pagine. Grazie a Arianna, Cinzia, Daria, Daria V., Elena, Elisa, Elisa S., Eva, Giuseppina, Isabella, Ivana, Joëlle, Maria, Mauro, Nadia, Ornella, Rachele, Sabrina, Sara, Sarah, Silvana, Sonia, Valentina C., Valentina D., Veronica, Veronica C. e Veronica T., Alessandro, Mauro, Paahppi e Tiziano.
Per la foto a pag. 51 si ringrazia la fotografa Valentina Oprandi.

Questo libro è stampato su carta prodotta nel pieno rispetto delle norme ambientali.
Il progetto grafico della copertina è di Francesca De Fusco.
In copertina: ©iStockphoto.com/FamVeld *"Little girl playing with newborn baby brother"*.

ISBN: 978-88-6580-172-7

Edizioni Il leone verde
Via della Consolata 7, Torino
Tel/fax 011 52.11.790
leoneverde@leoneverde.it
www.leoneverde.it
www.bambinonaturale.it

Introduzione

Se ci dovesse essere qualcosa al mondo per cui io dovessi rattristarmi,
sarebbe il fatto che non ho mai conosciuto una sorella, mai un fratello.
Mi è negata la felicità di entrare nel mondo e trovare dei fratelli,
che subito ti sono vicini al cuore...
Ludwig Tieck

Due piatti. Due tovaglioli. Due bicchieri. Papà lavorava in Svizzera e io aiutavo la mia mamma, apparecchiando per due. La mia mamma e io. Due soli posti a tavola. E mentre preparavo la tavola pensavo che, da grande, avrei voluto una bella famiglia numerosa. Tanti volti intorno al tavolo. Voci. Risate.

Poi c'erano i pomeriggi trascorsi in camera a leggere e giocare, da sola. Avevo tanta fantasia a farmi compagnia e, certo, non sono mai stata costretta a dividere i miei spazi o a condividere i miei giocattoli. Ma i miei spazi erano troppo vuoti, come la nostra tavola.

Ebbene sì, sono una sorella mancata. Una figlia unica, che per tutta l'infanzia ha sentito la mancanza di un fratello. O di una sorella. Più piccoli, più grandi, andava bene comunque. Sarei stata felice, in ogni caso.

Una mancanza che è tornata a farsi sentire a più riprese con il trascorrere degli anni. Da ragazzina, quando nella battaglia per trovare se stessi e spiccare il volo, un fratello avrebbe potuto essere un alleato prezioso. Da adulta, quando sarebbe stato infinitamente bello condividere con un fratello o una sorella le grandi gioie della vita, l'amore conquistato, il primo lavoro e, più di tutto, la nascita dei miei bambini.

E la mancanza si è mostrata, crudele, quando ho perso mia madre, e sapevo che non c'era un'altra persona al mondo che condividesse lo strazio di quei giorni.

Per fortuna ho dei cugini splendidi, che sono stati compagni di gioco nell'infanzia, compagni di avventura in gioventù e compagni di vita, oggi, che siamo ormai quasi tutti genitori.

Ma nulla mi toglie dalla mente e dal cuore che avere un fratello sarebbe stato stato qualcosa di speciale. Un dono. Per tutta la vita.

Di sicuro, come in tutte le relazioni, ci sarebbero state luci e ombre, complicità e incomprensioni. Ci sono persone che soffrono ancora in età adulta, per una relazione sfortunata con i propri fratelli. Lo so, e immagino che le delusioni nate in seno a un rapporto fraterno siano più dure da sopportare, più difficili da perdonare, forse impossibili da dimenticare. Ma so anche che ci sono persone – e sono tante – che hanno trovato nei fratelli e sorelle un punto di riferimento speciale, assolutamente unico. Persone che leggendo queste righe non hanno saputo trattenere un sorriso, mentre il pensiero volava spontaneamente a un volto, forse simile al loro, con cui esiste un legame diverso da tutti gli altri.

Un legame che inizia con la nascita, a volte ancora prima, quando la minuscola creatura che cresce nel grembo materno impara a conoscere e riconoscere la voce del fratellino maggiore e risponde con calcetti e capriole al suo saluto. Un legame che accompagna i fratelli in tutte le stagioni della vita e che non si estingue mai, perché possono esserci incomprensioni, liti, anche rancori, ma un fratello è per sempre. È un dono, sì. Un dono per la vita.

Questa è la convinzione forte che anima le pagine che state per leggere. Questa è la convinzione che ho maturato, è vero, senza sperimentarla in prima persona, ma che ho avuto la gioia di conoscere grazie ai miei bambini.

Sono undici anni che osservo il legame che unisce i fratelli. Prima Mattia e Nicola, poi Mattia, Nicola e Maddalena. Ed è bello quello che vedo. È qualcosa che riempie il cuore. Credo che siano fortunati i bambini che hanno uno o più fratelli.

Si dice che l'amore della mamma, con la nascita di un nuovo bimbo, non si divide ma si moltiplica. Ne sono convinta (questa volta sì, per averlo sperimentato di persona) e lo hanno confermato anche le tante, tantissime mamme che hanno raccontato la loro esperienza, rendendo *Benvenuto fratellino Benvenuta sorellina* un libro ricco di emozioni, aneddoti, momenti di quotidianità condivisa (a volte gioiosi, a volte difficili), ma soprattutto ricco di amore.

L'amore della mamma che cresce, si espande, si dilata per accogliere ogni nuovo nato, l'amore del papà che sostiene e custodisce la famiglia, ma anche l'amore che i fratelli provano l'uno per l'altro. Non si può proprio dire che la nascita di un fratellino priverà il primogenito di qualcosa... Semmai gli darà tanto, tantissimo. Un surplus d'amore. Una persona in più da amare e che lo amerà.

E questo amore è il punto di partenza del nostro libro. Partiamo da qui e vediamo dove ci porterà.

A voi buona lettura e al vostro bimbo o alla vostra bimba che diventeranno (o sono diventati) fratelli maggiori, auguri di cuore!

Nota alla seconda edizione

Era il gennaio del 2013, quando è uscita la prima edizione di questo libro. In questi cinque anni ho avuto l'opportunità e la gioia di confrontarmi con tanti genitori a proposito dei temi trattati in queste pagine. E da questo confronto sono nati i nuovi paragrafi in cui si offrono dei suggerimenti, spesso molto pratici, per gestire i momenti difficili, le giornate "no", i dubbi che non mancano mai. Gli spunti di riflessione sono aumentati, ma il punto fermo è rimasto lo stesso: un fratello è un dono, un dono per la vita[1].

A tutti voi buona lettura e buon cammino!

1 A ricordarcelo, nella nostra famiglia, è arrivato il piccolo Stefano. Il quarto fratellino. Un nuovo immenso amore per tutti noi.

I

Un dono per tutta la vita

La prima occasione di imparare a vivere in armonia col mondo viene offerta al bambino da fratelli e sorelle: sono loro che gli insegnano, in un certo senso, a crearsi una base su cui sviluppare in seguito dei rapporti sociali soddisfacenti.
Marcello Bernardi

Un fratello è un dono per la vita. Crescere con uno o più fratelli è un'opportunità grande. Un'opportunità senza eguali. Il legame fraterno, intimo e viscerale, è destinato a durare per sempre e rappresenta una risorsa preziosa anche in età adulta.

Fratelli, un dono per pochi?

Un tempo crescere con dei fratelli era la norma. E per una mamma era normale avere due, tre, quattro o più figli. Fino alla metà del secolo scorso, dunque, anche nella nostra società, la nascita del secondo bimbo non portava con sé tanti dubbi e interrogativi. In tutte le famiglie i bambini erano numerosi, i genitori stessi erano cresciuti con dei fratelli, il primogenito accoglieva il primo fratello minore e i successivi con la serenità che viene dalla consuetudine.

Praticamente tutti i bambini della famiglia allargata e del paese avevano dei fratelli. Nessuno si prendeva il disturbo di chiedersi se era qualcosa di bello o di brutto, la fratellanza era un dato di fatto.

Oggi le cose sono cambiate. Secondo i dati Istat del 2012, In Italia, la media nazionale di figli per ogni donna è di 1,4. Meno di un figlio e mezzo per donna.

Avere un fratello sta dunque diventando un privilegio per pochi. Forse è per questo che l'arrivo di un secondo bimbo è spesso vissuto con un po' di timore da parte dei genitori, preoccupati per le reazioni del primogenito? D'altronde si sa, quello che non si conosce bene, fa sempre un po' paura.

La prospettiva poi con cui oggi si tende a parlare dell'argomento non aiuta. Anziché preoccuparci perché la situazione socio-economica rende difficile, anche per chi lo vorrebbe, mettere al mondo più di un figlio, e prendere atto che per i bambini crescere senza un fratello è una perdita, abbiamo iniziato a concentrare l'attenzione sugli aspetti meno gioiosi della relazione fraterna.

Ed ecco che manuali, riviste, esperti (alcuni, certo, non tutti) quando devono trattare l'argomento usano prevalentemente questi vocaboli: gelosia, sofferenza, rivalità, competizione, addirittura ostilità. La nascita del fratellino viene non di rado descritta come un trauma, mentre il povero secondogenito viene definito "intruso" e "rivale"[1].

È abbastanza normale a questo punto che i genitori, quando aspettano il secondo figlio, si preoccupino per il primo, amatissimo bambino, che non vorrebbero privare di tempo, affetto e attenzioni. In realtà, il primogenito non sta perdendo, ma guadagnando e molto!

Un cambiamento di prospettiva può forse essere d'aiuto per vivere la seconda gravidanza con tutta la gioia, l'entusiasmo e la serenità che merita, trasmettendo al primogenito la consapevolezza che… è un bambino molto fortunato!

– Una relazione "maltrattata"

Non è facile comprendere perché oggi la relazione fraterna sia tanto maltrattata.

Prediamo ad esempio il discorso dell'ostilità. È vero, i fratelli litigano. Ma anche gli innamorati litigano, eppure non ci sogneremmo di definire il rapporto d'amore con vocaboli come rivalità, conflittualità e, appunto, ostilità.

1 Il linguaggio può influenzare il "sentire comune": lo stesso evento può essere descritto con vocaboli più o meno positivi e quindi essere percepito in modo diverso a secondo della terminologia usata. Perchè un nuovo membro della famiglia deve essere presentato come un intruso? E come potrà il primogenito accoglierlo con gioia se queste sono le premesse?

A questo proposito, Horst Petri, neuropsichiatra e psicoanalista tedesco, scrive:

> "Se si volesse fare una valutazione solo sul piano temporale, per quanto tempo i bambini ogni giorno si comportano l'un l'altro con affetto e gentilezza, per quanto tempo giocano insieme, quanto tempo trascorrono tranquillamente nelle loro molteplici attività, (...) rispetto ai tempi di irritazione, di bisticcio e di rabbia, si giungerebbe a risultati significativi. Per nessuna coppia di amici, di amanti o di coniugi verrebbe in mente di caratterizzare la loro relazione come 'ostile', se lunghe fasi di armonia e di amore vengono occasionalmente interrotte da un litigio"[2].

Lo stesso discorso vale per la gelosia, che è una fisiologica componente del rapporto tra fratelli, ma non certo la componente dominante. Perché assegnarle un ruolo tanto centrale? Perché far passare in secondo piano aspetti preponderanti come la tenerezza, l'empatia, la collaborazione, l'alleanza tra fratelli?

Un amore poco esplorato

Il concetto di amore fraterno è praticamente assente nella letteratura e nella ricerca psicoanalitica. Nel prendere in considerazione il rapporto tra fratelli, la chiave di lettura è stata per anni quella proposta da Sigmund Freud di "formazione reattiva": semplificando, secondo Freud, il figlio maggiore invidia il nuovo nato e se ne vorrebbe sbarazzare, ma poi vede l'amore dei genitori verso il fratellino e si sente costretto a identificarsi con lui. I sentimenti affettuosi per il piccolo non nascerebbero dunque dal cuore, come moto spontaneo e immediato, ma sarebbero la conseguenza di sentimenti in origine niente affatto amorevoli.

Da qui, molto probabilmente prende origine molta della diffidenza che per anni ha circondato l'amore fraterno e dello scarso interesse per il ruolo della relazione fraterna nella costruzione della personalità.

2 Petri H., *Fratelli: amore e rivalità*, Koinè, 2004.

Le voci fuori dal coro, prima piuttosto timide, oggi forse più incisive, naturalmente ci sono, ma un bello studio che affronti l'argomento in chiave più moderna, decisamente manca.

D'altronde, così come è fondamentale l'accudimento amorevole che i genitori riservano al loro bambino, per il suo benessere a breve e lungo termine, è ragionevole pensare che il rapporto amorevole con uno o più fratelli faccia la sua parte (e una parte importante) per la formazione della personalità dell'individuo[3].

Fratelli, tra passato e futuro

Il fatto di avere dei figli, dunque, ci obbliga a rivivere,
in parte coscientemente ma in misura molto maggiore inconsciamente,
molte delle esperienze e dei problemi della nostra infanzia (...).
Bruno Bettelheim

Quando una donna aspetta il suo primo bimbo, è chiamata a rivivere la sua esperienza di figlia e a "ripensare" la sua storia con la propria mamma. È normale, e in molti casi è un vero toccasana. Soprattutto laddove c'è qualcosa da rielaborare, la gravidanza può essere un'ottima occasione per fare pace con il passato e concentrarsi sul futuro.

Lo stesso, ovviamente, vale per i futuri papà.

Quando il figlio in arrivo è il secondo, a essere interessato è il proprio vissuto personale di fratello, di sorella o di figli unici.

Se l'esperienza di "fratellanza" del genitore è positiva, può rappresentare un ottimo punto di partenza per vivere con serenità la nuova gravidanza, sapendo che si tratta di un dono anche per il primogenito. Se i trascorsi del genitore sono un po' sofferti, può esserci qualche titubanza in più. Come spiega Laura Santoro, psicologa e psicoterapeuta: "*Solitamente chi più*

3 A questo proposito Laura Mori, psicologa e psicoterapeuta, scrive: "*I sentimenti che circolano nelle relazioni fraterne occupano un posto importante nella complessità della vita emotiva, modellano le scelte prima di compagni nella scuola e nel gioco e successivamente di partner, amici e colleghi e sono alla base della nostra capacità di collaborare con gli altri e vivere in situazioni di gruppo*". È possibile leggere il testo integrale dell'articolo *Trovare/ritrovare il proprio posto in famiglia*, in "Quaderni di Psicoterapia infantile", n. 65, 2012

teme la gelosia del figlio è colui che a sua volta l'ha vissuta senza superarla. Attraverso i figli riviviamo, infatti, i nostri conflitti".

Anche in questo caso l'esperienza presente può quindi rappresentare un'opportunità preziosa per analizzare il passato, fare il punto su eventuali conflitti irrisolti, e "archiviare" quello che è stato. Talvolta questa rielaborazione si ferma al genitore che, liberati mente e cuore da vecchie zavorre, riesce a recuperare dalla memoria alleggerita anche i ricordi felici di un'infanzia comune.

Talora, addirittura, la nascita dei figli offre l'occasione per rincontrare famigliari da cui i casi della vita ci avevano allontanato. I bambini – i nipotini – sono una motivazione forte e bella per ritrovarsi. E possono favorire rapporti migliori per il futuro.

E i figli unici? Chi non ha fratelli, con la nascita del suo secondo bambino si affaccia su un universo nuovo e inesplorato. Qualche bis-mamma pregusterà questa esperienza con l'entusiasmo di chi ha sentito per tutta la vita la mancanza di un fratello, qualche bis-mamma avrà magari qualche incertezza dovuta all'ignoto.

Qualunque sia l'esperienza passata dei genitori, se accompagneranno il loro primogenito verso la nascita con affetto, comprensione e serenità, per la famiglia si aprirà una stagione di grande gioia. Perché non è solo l'amore dei genitori che si moltiplica con l'arrivo di un nuovo bambino; sono anche la meraviglia, la tenerezza, i ricordi indimenticabili.

Fratelli, custodi di ricordi

> *(...) la qualità delle relazioni fraterne dipenda dalla magia di rivivere assieme i momenti poetici, drammatici o divertenti che già si sono condivisi nel passato. I ricordi cominciano quasi sempre con le stesse parole. Il "c'era una volta", in bocca a fratelli e sorelle, diventa "ti ricordi?..."*
>
> Marcel Rufo

"Ti ricordi quella volta in cui non volevi tornare a casa e piangevi nel parcheggio perché volevi che la mamma ti comprasse una camicia da notte?" Questo nella mia famiglia materna è l'aneddoto, ormai quarantenne, della camicia da notte. A raccontarlo sono le sorelle maggiori, la protagonista è la "piccola", la mia zia più giovane.

Sono belle le storie di famiglia, fanno tanto senso di appartenenza, raccontano quelle radici comuni, quel patrimonio di ricordi preziosi, che ora è custodito dai fratelli maggiori. Ricordi che scaldano il cuore di chi li ha vissuti e regalano pezzetti di storia di famiglia anche a chi ancora non c'era. Ed è figlio, nipote o pronipote di quella storia.

Marcel Rufo, professore di psichiatria infantile, definisce i fratelli maggiori che custodiscono e collezionano i ricordi di famiglia come garanti di un'intimità perduta: "*Questa memoria attiva dà loro una forza e un potere straordinari, perché riescono, tornando indietro nel tempo, a fornire agli altri quei riferimenti relativi al passato che l'età non ha permesso loro di imprimersi bene nella memoria: 'Eri troppo piccolo per ricordartelo, ma quel giorno...'*"[4]

Anche questo è crescere con un fratello. Creare ricordi condivisi, giorno dopo giorno, e custodirli nella memoria e nel cuore, per donarli intatti, protetti dall'incessante scorrere delle stagioni, alla famiglia che verrà.

Un fratello è per sempre

Perché migliore amica / non c'è di una sorella
nel buono o brutto tempo / che allevia la fatica,
e che la noia smorza, / e se ti perdi, ti indica la via,
e se vacilli, ti solleva, / e se sei salda, ancora ti rafforza.[5]
Christina Rossetti

Quello fraterno è il legame famigliare destinato a durare più a lungo. Il legame destinato ad accompagnare il bambino dalla nascita, o dalla prima infanzia, fino alla vecchiaia. Un lungo cammino insieme, in cui il fratello può essere compagno, sostegno, conforto di una vita.

Un bambino cui nasce un fratello, un bambino che nasce in una famiglia dove c'è un fratello ad attenderlo... sono bambini fortunati.

Quanto fortunati? Se ci riflettiamo ce lo dice la valenza stessa del termine fratello. Quale vocabolo nella nostra lingua è più potente? Quando vo-

4 Rufo M., *Fratelli e sorelle. Una malattia d'amore*, Feltrinelli 2004, p. 166.
5 I versi sono tratti dalla raccolta di poesie intitolata *Il mercato dei folletti* (San Marco dei Giustiniani, 2009).

gliamo esprimere un legame forte, che non sia quello d'amore tra uomo e donna, è alla parola fratello che ricorriamo. "Sei come un fratello per me". "Ti voglio bene come a una sorella". Che emozione sentirsi dire queste parole da un amico che ci è caro. E ancora, ci sono pagine di grande poesia, in cui la parola chiave è fratello. Pensiamo ai versi indimenticabili di Giuseppe Ungaretti, composti al fronte, nel luglio del 1916:

> Di che reggimento siete/ fratelli?/ Parola tremante/ nella notte./ Foglia appena nata/ Nell'aria spasimante/ involontaria rivolta/ dell'uomo presente alla sua/ fragilità./ Fratelli.

La fratellanza tra gli uomini è punto di partenza e traguardo, unica vera speranza per un mondo migliore.

Le mamme e i papà raccontano

Annunciare l'imminente arrivo di un fratellino a Elena è stato semplice e man mano che i mesi passavano, la mia piccola sembrava rendersi conto di quello che sarebbe successo di lì a poco e ne sembrava felice. Era bellissimo vederla coccolare la sorellina attraverso il mio pancione. Elena e io abbiamo sempre avuto un rapporto speciale, alimentato da una complicità straordinaria: sapevo che per lei sarebbe stato doloroso dovermi dividere con un'altra persona. Pensavo però, al contempo, che una sorella è quanto di meglio ti possa regalare la vita. Io non riesco nemmeno a immaginarmi senza la mia.

Oriana, mamma di Elena, 3 anni e Aurora, 3 mesi

Sono il secondo di tre figli, e i miei fratelli sono stati i migliori compagni della mia infanzia. Ancora oggi siamo molto, molto legati e credo che sarà per sempre così. Mia moglie ha una sorella, cui è affezionatissima. Per noi è stato naturale, quasi scontato, dare un fratellino al nostro bambino e siamo convinti che non ci sia un regalo più grande di questo.

Omar, papà di Cristian, 3 anni, in attesa del secondo bimbo

"Il regalo più grande che un genitore possa fare al proprio figlio è un fratello. E il secondo regalo più grande che possa fare è un altro fratello", diceva qualcuno. Ho tre bambine. Tra loro sono splendide e affiatatissime. Dormono insieme e hanno già una grandissima complicità. Le gelosie ci sono state. La prima si è ammalata più spesso e ho letto che può succedere, la seconda ha avuto un periodo di incubi intensi ed è venuta spesso a stare nel lettone. Si facevano carte false per non lasciare solo nessuno, per fermarci ad aspettare chi aveva bisogno di più aiuto. Si sono centuplicati gli sforzi trovando energie nel vedere la loro confermata serenità. Ed ora, davvero ci godiamo lo spettacolo di queste bimbe che trovano piacere a stare l'una con l'altra...

Viviana, mamma di Emma, 5 anni, Nora, 3 anni, Violetta, 1 anno

L'altra sera Alessandro ha preso un libro e raccontava a Franz la sua storia preferita (Peter Pan) io stavo mettendo via la biancheria e buttavo un occhio, ma soprattutto ho aguzzato le orecchie. L'ho sentito che diceva al piccolo, che lo guardava come fosse un mito olimpico, con la boccuccia spalancata: "Sai, io e te siamo fratelli, ma saremo sempre i migliori amici, anche quando mamma e papà saranno vecchietti. Sei stato proprio un bel regalo di compleanno, sai piccolino?"

Avevo le lacrime agli occhi: a tre anni e mezzo il mio piccolo principe ha colto l'importanza di non essere soli ad affrontare la vita e la bellezza di avere un affetto sicuro come quello di un fratello!

Maria Cristina, mamma di Alessandro, 4 anni, Francesco, 1 anno

Quando Gaia e Peppe hanno visto per la prima volta il nuovo arrivato, sono entrati mano nella mano nella mia stanza in clinica, si sono avvicinati al piccolo che era in braccio a me, in silenzio, quasi senza respirare, lo hanno guardato, si sono scambiati uno sguardo che valeva più di mille parole, e si sono abbracciati felici... In quell'istante ho capito quello che il futuro ci avrebbe portato. Ci sarebbe stata la stanchezza, non sarebbe stato sempre tutto rose e fiori, ma noi, i miei piccoli, ce l'avrebbero fatta, perché hanno dalla loro la forza e la fiducia che solo un fratello ti può dare.

Mary, mamma di Gaia, 5 anni, Peppe, 3 anni, Flavio, 1 anno

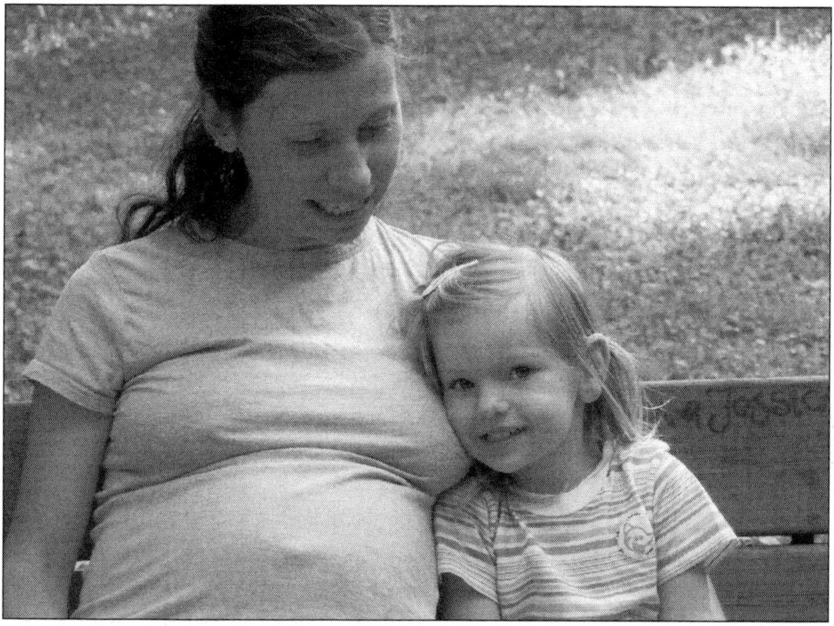

II

Aspetto un fratellino, aspetto una sorellina

L'inizio della vita. L'inizio dell'amore tra fratelli.
Esiste prima della nascita del fratello o della sorella.
All'inizio forse c'era il desiderio di avere un fratello o una sorella;
e allora l'amore tra fratelli comincia con questo desiderio.
Horst Petri

C'è un bimbo in arrivo, che notizia meravigliosa. Un test di gravidanza positivo, che ci colga di sorpresa o che confermi quello che già ci diceva il cuore, porta con sé un torrente di emozioni. Entusiasmo, gioia, timore, agitazione… è qualcosa che abbiamo già vissuto, quando abbiamo scoperto di aspettare il nostro primo bambino, ma è anche qualcosa di nuovo e di unico, perché ogni gravidanza è una storia a sé, perché noi non siamo la stessa donna di due, tre o più anni fa e perché… Ora la notizia non riguarda solo noi e il futuro bis-papà, riguarda anche il nostro bambino! Non siamo una coppia, ma una famiglia e l'attesa e la nascita di una nuova creatura è un evento che coinvolge tutti, grandi e piccini.

Se siamo convinti che questa nascita sia un dono per la nostra famiglia e che si tratti di un evento di grande gioia, lo sarà non solo per noi, ma anche per il futuro fratello maggiore.

Diventerai fratello maggiore!

A volte i genitori vivono con un po' di preoccupazione la seconda gravidanza, proprio perché temono le possibili reazioni del primogenito. Certamente l'arrivo di un bebè è un evento forte, che richiede una revisione dei ruoli e la creazione di nuovi equilibri all'interno della famiglia, ma è anche una grande opportunità per il primogenito che, oltre ad avere una persona in più da amare e che lo ricambierà con la devota ammirazione che la maggior parte dei piccoli riserva ai fratelli maggiori, avrà l'occasione di sviluppare competenze e potenzialità – come quella di condividere, collaborare, contrattare – che sono stimolate proprio dalla presenza di un fratello. Non esitiamo quindi a dare l'annuncio al nostro bambino presentando l'attesa e la nascita di un fratellino come un evento felice, molto felice.

Per un bimbo piccino vale la parola di mamma e papà: se loro sono sereni, lo sarà anche lui. Il bisogno di rassicurazione e la ricerca di conferme molto probabilmente arriverà, è normale che sia così, ma dopo la nascita. Se la mamma e il papà lo rendono partecipe, i mesi dell'attesa possono essere vissuti dal primogenito con coinvolgimento, entusiasmo e serenità.

Quando dare l'annuncio?

I bambini, sin da piccolissimi, percepiscono le emozioni e gli stati d'animo dei genitori e sono pronti a intuire se c'è qualche novità in famiglia. Anche se mamma e papà non parlano della gravidanza davanti a lui, il bimbo "sentirà" la loro emozione e noterà se la mamma è più stanca del solito o ha qualche malessere. Ecco perché il suggerimento è di non attendere a comunicare la notizia.

Ci sono bimbi che addirittura capiscono che c'è un fratellino in arrivo, prima che lo dicano i genitori.

Danielle Dalloz, psicanalista francese, scrive: "*Qualcuno dice che un bambino 'sa' ancor prima di sua madre quando lei è incinta. In ogni modo, molto presto egli avverte inconsciamente un cambiamento radicale nella vostra vita e nella sua. (...) Allora, tanto vale esplicitare a parole quello che già lui indovina e in questo modo preparare il terreno*"[1].

L'esperienza delle mamme conferma questa particolare sensibilità infantile.

* * *

Quando ho scoperto la gravidanza di Elena, Alice aveva ventisette mesi. Stavo pensando a come e quando dirle la novità, ma lei mi ha anticipato. Una sera, mentre stavamo preparando la cena assieme come sempre, mi chiede: "Mamma, ma cosa c'è nella pancia?"

Io: "La pappa, Alice"

Alice: "Ma nooo, nella tua pancia!"

Mi è venuto un colpo... avevo parlato della nuova gravidanza solo con mio marito! Le ho risposto: "Mah, potrebbe esserci un fratellino".

Alice: "No, no, c'è una sorellina!"

E infatti... così è stato!

Daria, mamma di Alice, 4 anni, Elena, 1 anno

Quando Camilla aveva tre anni, sono rimasta incinta di Isabella. Dovevo ancora ritirare gli esiti e lei ha dato la notizia alla mia famiglia dicendo: "Sapete che nella pancia della mia mamma c'è un fratellino?"

Michela, mamma di Camilla, 4 anni, Isabella, un anno

Nel primo trimestre ho sofferto di nausea e Martina ha subito capito che stava cambiando qualcosa. Infatti le maestre dell'asilo mi dissero: "Lo hai detto a Martina che aspetti un bambino? Perché è un po' agitata..."

Era ancora presto ma il mio istinto di mamma mi diceva che dovevo renderla partecipe di questo meraviglioso evento; infatti da quando le ho parlato si è tranquillizzata.

Marianna, mamma di Martina, 3 anni, Linda, 3 mesi

– Un annuncio da non rimandare

Marcello Bernardi, figura storica della pediatria italiana, raccomandava di non rimandare troppo l'annuncio al primogenito: "*Una cosa da fare su-*

1 Dalloz D., *La gelosia*, Ancora, 2002, p.81.

bito c'è: avvertire lealmente vostro figlio di ciò che sta per accadere. (...) ditegli soltanto che la mamma fra un certo tempo farà un altro bambino, e ditelo con naturalezza e serenità. Non tenete nascosto nulla, e rispondete a ogni domanda che il piccolo potrà farvi"[2].

A volte i genitori preferiscono attendere, poiché temono che la gravidanza possa interrompersi nelle prime settimane. A questo proposito T.Berry Brazelton scrive:

> "(...) meglio non aspettare. Anche se dovesse capitare che perdiate il bambino, vostro figlio si accorgerebbe che è successo qualcosa: non riuscirete a nascondere la vostra tristezza e neppure dovreste cercare di farlo. Questo evento tragico turberà il bambino in misura molto maggiore se dovrà sforzarsi di indovinare il motivo per cui il volto e lo sguardo dei genitori appaiono così diversi ora, perché i loro movimenti sono più lenti e pesanti, e il papà e la mamma sono improvvisamente così silenziosi"[3].

– Se i genitori preferiscono attendere

Alcuni genitori preferiscono attendere qualche settimana per dare il lieto annuncio al primogenito, oppure preferiscono che il piccolo intuisca la novità perché la pancia della mamma sta crescendo.

In questo caso è bene stare attenti a non parlare dell'argomento con altre persone (magari pensando che il piccolo, occupato a giocare, non stia ascoltando), prima di avergli dato la notizia.

Il futuro fratello maggiore dovrebbe ricevere questo annuncio direttamente e non casualmente perché sente gli adulti che ne parlano tra loro. D'altronde quello che nascerà è il *suo* fratellino!

2 Bernardi M., *Il nuovo bambino*, Fabbri Editore, 2001, p. 418.
3 Brazelton T.B., Sparrow J.D., *Il tuo bambino e... la gelosia*, Raffaello Cortina Editore, 2007, p. 28.

C'è una bella notizia...

Come dare la notizia al piccolo? I genitori potranno spiegare con parole semplici, adeguate alla sua età, che nella pancia della mamma sta crescendo un fratellino. A questo punto il bimbo potrà limitarsi a prendere atto della comunicazione con un sorriso oppure mostrarsi molto incuriosito dai dettagli (Come è arrivato il fratellino nella pancia della mamma? Come fa a mangiare mentre è nella pancia? Il fratellino fa anche pipì? ecc.). Ovviamente è importante rispondere a tutti i dubbi e alle domande del proprio bambino, in questa occasione e anche successivamente se dovesse aver bisogno di altre spiegazioni o di risentire quelle che gli avete già dato.

Se il bebè in arrivo è il terzo, nel dare la notizia potete sottolineare che il primogenito diventerà fratello maggiore due volte (un vero "veterano della fratellanza"!) e valorizzare il cambiamento di ruolo del secondogenito che grazie a questa nascita diventerà a sua volta un fratello maggiore. E in tre, si giocherà ancora meglio che in due!

– Quando arriva il fratellino?

Quando date la notizia, converrà specificare che bisognerà aspettare del tempo perché il fratellino nasca. Fornite al bimbo dei riferimenti temporali che possano aiutarlo a farsi un'idea del quando: ad esempio, il fratellino nascerà dopo Natale, o quando arriva la primavera e si mangiano le fragole...

* * *

Da quando aveva due anni, Sofia mi chiedeva spesso un "flagellino", mi incartava con vestiti o carta di giornale una sua bambola dicendo: "Guarda mamma, un regalo per te! Un flagellino per me!" Quando le ho chiesto cosa desiderasse per Santa Lucia mi ha detto "Un flagello!"... Abbiamo preso un cane. Quando le abbiamo detto che c'era un fratellino in arrivo, ha cominciato a saltellare dicendo: "Grazie! Grazie! Ma quando arriva?" Già, quando arriva? La gravidanza è lunga per una sorellona...

Giada, mamma di Sofia Luna, 3 anni, Morgana Maia, 3 mesi

– Momenti speciali, ricordi preziosi

Per molti genitori, l'annuncio al fratello o ai fratelli maggiori si è rivelato un momento molto speciale, da custodire tra i preziosi ricordi di famiglia.

* * *

Ad Alessandro abbiamo comunicato la notizia a Natale, gli abbiamo detto che Gesù Bambino aveva voluto fare un regalo a tutta la famiglia e aveva deciso di mandarci un altro bambino, che sarebbe stato il suo fratellino. Gli abbiamo spiegato che i bambini nascono da un semino che cresce nella pancia della mamma al calduccio e al sicuro, poi quando sono pronti escono a conoscere il mondo, i genitori e i fratelli maggiori.

Maria Cristina, mamma di Alessandro, 4 anni, Francesco, 1 anno

Appena è stata visibile la pancia ne abbiamo parlato a Giacomo. Essendo lui affascinato dalle campane, ogni volta che passavamo davanti a una chiesetta del paese che ha una campana piccola e una grande, gli dicevamo che quella piccola era il fratellino/sorellina che stava per nascere e quella grande era lui. La cosa è stata assecondata anche da una storia che abbiamo trovato sulle campane e sull'arrivo di un fratellino.

Laura e Alessio, mamma e papà di Giacomo, 3 anni,
Francesco, 3 mesi

Il giorno dopo aver fatto il test io e mio marito abbiamo raccontato tutto a Camilla. Ci siamo seduti sul lettone e le abbiamo detto che nella pancia della mamma era spuntato un fratellino o una sorellina.

Per darle un'idea delle dimensioni del feto le abbiamo dato un chicco di riso e lei l'ha conservato per diversi giorni...lo metteva tra i giochi ma ogni tanto se lo andava a riprendere.

Roberta, mamma di Camilla, 4 anni e mezzo, Federico, 2 anni

Quando abbiamo saputo di aspettare un nuovo bimbo l'abbiamo detto a Francesco, che aveva nove anni, e le sue parole sono state: "Non ci posso credere, mi sembra di vivere in un sogno. Ho paura di andare a dormire, svegliarmi e scoprire di aver solo sognato".

Ivana, mamma di Francesco, 10 anni, Alessandro, un anno

– ...e risposte tutte da ridere!

A volte poi, le risposte dei bambini quando ricevono la notizia di un fratellino in arrivo sono davvero buffe!

* * *

Situazione: prima di dirlo a chiunque altro, lo sappiamo solo io e mio marito. Mamma: "La mamma ha un fratellino nella pancia. Come lo chiamiamo?"

Angelo, 2 anni: "Giulia!" Mamma: "Va bene, e se è un maschio?"

Angelo: "Giulia!" Era una Giulia.

Cinzia, mamma di Angelo, 11 anni, Giulia, 8 anni, Michela, 3 anni

Sara aveva dieci mesi, quando sono rimasta incinta. Un giorno abbiamo incontrato una mamma con un neonato in braccio e lei ne è rimasta affascinata così ho colto la palla al balzo e le ho chiesto: "Ti piace questo bambino? Ne vuoi uno anche tu?"

Risposta lapidaria: "No".

Arianna, mamma di Sara, un anno, in attesa del secondo bimbo

Quando Xeni è stata informata del fratellino nel pancione e del fatto che sarebbe nato prima di Natale, ha dimostrato da subito curiosità e abbiamo anche sfogliato insieme libri su gravidanza e parto. A tutt'oggi quando annuncio che qualcuno aspetta un bambino gioisce e se ne esce con cose come: "Ohhh sono commossa!"

Ma per la serie aneddoti simpatici, abbiamo sbagliato a riferirci sempre al nascituro dicendo "fratellino", non sapendone il sesso. Quando Xeni si è svegliata alla mattina e si è trovata questa esserina, femminuccia, dopo averla ammirata, ha detto: "E il fratellino, quando nasce? A Natale?". Anche mesi dopo, quando ho proposto un giro a Singapore (dov'è nata Sandhya) prima del mio rientro al lavoro, Xeni ha detto: "Ah, sì, così facciamo nascere il fratellino". Insomma abbiamo proprio contratto il debito di un ulteriore membro della famiglia a causa della nostra imprecisione!

Silvia, mamma di Xeni, 4 anni, Sandhya, 6 mesi

INSIEME VERSO LA NASCITA

L'attesa di un bambino è una faccenda di famiglia, non riguarda solo mamma e papà, riguarda anche il fratello maggiore. È importante che il bimbo non si senta escluso e che possa condividere, ovviamente con modalità adeguate alla sua età, questo evento insieme ai suoi genitori. Se mamma e papà lo rendono partecipe, il piccolo sarà contento di ricevere le loro attenzioni e sarà orgoglioso di vedersi coinvolto.

Prepararsi al "dopo"

Per accompagnare il proprio bambino verso la nascita, può essere d'aiuto prepararlo al dopo, spiegandogli in modo semplice come saranno i primi tempi: il fatto che il fratellino inizialmente potrà comunicare solo con il pianto, che si nutrirà al seno della mamma, che farà cacca e pipì nel pannolino.

In questo modo si eviteranno anche eventuali equivoci; a volte infatti si parla del fratellino come di un compagno di giochi, e in effetti lo sarà, sarà uno splendido compagno di giochi e di avventure, ma è bene specificare che per giocare insieme si dovrà attendere un po' di tempo!

Se il primogenito è piccino, può non essere facile per lui comprendere cosa sta accadendo e immaginare la vita con un bebè. Per questo può essere d'aiuto sfogliare insieme un album di fotografie che lo ritraggono subito dopo la nascita e nei primi mesi di vita, e parlargli del giorno in cui è venuto alla luce e mamma e papà, parenti e amici l'hanno accolto con immensa gioia.

Guardare insieme le fotografie di famiglia è un'occupazione che in genere è apprezzata anche dai bimbi più grandicelli che amano rivedersi, scoprire come erano da piccoli e sentirsi raccontare dai genitori aneddoti ed episodi legati alla propria nascita. Condividere questi ricordi felici è anche un modo per sottolineare che le attenzioni e le cure di cui il fratellino avrà bisogno sono state riservate anche al primogenito.

Un'alleata preziosa di genitori e bimbi che si muovono insieme verso qualcosa di nuovo è la lettura condivisa. Sfogliare e leggere insieme libretti in cui si parli della nascita di un fratellino può aiutare il primogenito a comprendere meglio cosa succederà. Per scegliere il libro "giusto" è opportuno che i genitori operino una prima selezione (il mercato editoriale garantisce un'ampia offerta di volumi illustrati che affrontano questa tematica, ma non tutti i libri sono adatti al periodo della gravidanza, alcuni sono più indicati per il dopo[4]) e poi si lascino guidare dalle preferenze del bambino. È molto probabile che, una volta individuato il libro che fa per lui, chieda a mamma e papà di leggerlo e rileggerlo decine e decine di volte. Una richiesta da accogliere e assecondare, perché risponde a un preciso bisogno del bambino. Tra l'altro i libri possono aiutare anche i genitori, poiché la richiesta di rileggere spesso lo stesso volume o una determinata pagina, può segnalare l'interesse del bimbo per un aspetto particolare di questa esperienza.

Infine, se avete degli amici o dei parenti con un bimbo piccino, andate a trovarli! Vedere dal vero un bebè può aiutare il bambino a farsi un'idea più precisa di quello che sarà. E potersi fare un'idea, in genere, è molto rassicurante quando ci si prepara ad affrontare un'esperienza nuova e sconosciuta[5].

In fondo le emozioni del bambino non sono diverse da quelle dei genitori quando pensano al dopo e cercano di immaginare come sarà: c'è l'entusiasmo per quella che è una bella notizia, ma anche un po' di timore, poiché non si può prevedere quanto e come la nostra vita e le nostre abitudini cambieranno.

Coinvolgere il bambino

Abbiamo detto che l'attesa del fratellino è una faccenda di famiglia. E allora, viviamola insieme, grandi e piccoli, anche nei suoi aspetti pratici.

Durante la gravidanza, il bambino potrà essere coinvolto attivamente in alcuni preparativi, ad esempio nella preparazione di un cassetto o di un

4 Ci sono volumi illustrati che affrontano la tematica della gelosia e mettono in scena i dubbi e i disagi del primogenito: secondo me questi libri sono più adatti nel periodo successivo alla nascita perché, se proposti nell'attesa a un bimbo sereno e tranquillo, c'è il rischio di creargli dubbi e preoccupazioni che altrimenti non avrebbe avuto. In questa situazione può essere molto utile la biblioteca, che dà la possibilità al genitore di prendere visione di vari testi per scegliere i titoli che più si adattano alle esigenze del proprio bambino. Nell'appendice *Libri consigliati* potete trovare alcuni titoli destinati ai più piccini che sono indicati per i mesi dell'attesa.

5 Scrive Howard Phillips Lovecraft: "*La più antica e potente emozione umana è la paura, e la paura più antica e potente è la paura dell'ignoto*".

'angolo' destinato al bebè o affidandogli l'incarico di scegliere il primo vestitino che indosserà il fratellino appena nato.

Se avete conservato alcuni giocattoli, sonagli, libretti in stoffa di quando il primogenito era piccino, potete invitarlo a controllarli insieme a voi per vedere se, secondo lui, ci sono dei giochi "da piccoli" che si potrebbero destinare al fratellino. Lasciando che sia lui a scegliere (eventualmente suggerendo, ma non imponendo), gli darete l'opportunità di scoprirsi gentile e generoso, sensazioni molto gratificanti!

Se il nuovo nato dormirà nella culla o nel lettino che è stato del fratello, il pediatra Marcello Bernardi suggerisce di dare al primogenito: "*la sensazione che il sopraggiungere del neonato significhi per lui una 'promozione': per esempio il diritto a un lettino più grande, o una nuova coperta ('quella vecchia e piccola la utilizzeremo per il fratellino'), a o dei piatti più belli 'da bambino grande'*"[6].

A seconda dell'età, inoltre, i genitori potranno valutare l'eventuale opportunità di portare con sé il primogenito in occasione dell'ecografia morfologica, quella del secondo trimestre, che in genere meglio si presta per riconoscere e interpretare le immagini sul monitor dell'ecografo. Ci sono mamme che hanno portato con sé il loro bimbo, per scelta o perché non avevano parenti cui affidarlo, anche in occasione degli appuntamenti con l'ostetrica e/o dei prelievi di sangue. Quando a un bambino si spiega dove si va e cosa si fa, non è un problema coinvolgerlo e in genere ai piccoli piace seguire la mamma (ovviamente se c'è da aspettare mamma e bimbo avranno con loro una bella scorta di libretti da sfogliare, storie da raccontare, filastrocche e canzoncine da cantare pian pianino).

Un ultimo suggerimento è quello di parlare, parlare tanto con il proprio bambino. La mamma è stanca o ha male alla schiena? Il bimbo, anche se lei non lo dice, noterà il suo disagio e si preoccuperà. Come sempre è meglio spiegargli con parole semplici qual è il problema della mamma, rassicurandolo del fatto che se riposa o si stende sul divano, poi starà meglio.

A un bimbo si può chiedere anche un po' di collaborazione (invitandolo, ad esempio, a essere più ordinato perché la mamma non debba chinarsi per raccogliere i suoi giocattoli dal pavimento): i piccoli di solito sono contenti

6 Bernardi M., *op. cit.*, p. 419.

e orgogliosi di rendersi utili. Tra l'altro i bambini sono gentili: se la mamma spiega di aver bisogno di rilassarsi per qualche minuto, se chiede di abbassare il tono di voce perché ha mal di testa, o di aiutarla a sparecchiare la tavola perché è stanca, molto probabilmente lo faranno volentieri. Quello di saper cogliere e accogliere i bisogni delle persone che amiamo è un bell'insegnamento, per la vita!

– Se la famiglia è "allargata"

Oggi sono in aumento le famiglie allargate e i fratelli che hanno in comune solo un genitore. Se il fratellino nascerà nella famiglia in cui il bambino vive perché è la mamma che aspetta un bimbo, sono validi tutti i suggerimenti dati per coinvolgere il maggiore. I genitori terranno presente che il bambino potrebbe avere qualche timore in più di perdere l'affetto del compagno della mamma: in questo caso sarà bene aiutarlo a esprimere le sue preoccupazioni e rassicurarlo del fatto che tutti in famiglia continueranno a volergli bene come prima.

Se il fratellino atteso è il figlio del papà, potrebbe essere meno immediato coinvolgere il bambino nei preparativi. Eppure è importante trovare il modo: se i rapporti tra famiglie sono buoni (come si spera che sia per il bene dei figli), il futuro fratello maggiore potrà essere reso partecipe e invitato a "comunicare" con il bebè nel pancione. Se il bambino ha rapporti solo con il papà (e non con la compagna del papà), è comunque fondamentale spiegargli che c'è un fratellino in arrivo e rassicurarlo del fatto che il papà resterà il *suo* papà e gli vorrà sempre un mondo di bene. In tutti i casi i genitori sono chiamati a sottolineare i vantaggi di avere un fratello.

– Se c'è qualche problema

Il suggerimento di parlare con il bambino, e riferirgli con parole adatte all'età quello che succede in famiglia, è valido anche se si presentano delle difficoltà. Come abbiamo detto i bimbi percepiscono in ogni caso se qualcosa non va, e ignorare cosa sta succedendo può essere molto più inquietante che ricevere le spiegazioni semplici e rassicuranti di mamma e papà. Ad esempio, se la mamma non sta bene e deve restare a letto, è bene spiegare al piccolo la situazione, specificando che alla mamma dispiace molto non poter giocare con lui come al solito. Forse finché la mamma non starà meglio, il suo bambino potrà farle compagnia in camera (o in salotto se lei riposa sul divano) e potranno divertirsi con puzzle, libretti da colorare o qualche gioco "tranquillo"?

La chiarezza è d'obbligo anche se si rende necessario un ricovero ospedaliero: nell'agitazione del momento potrebbe non esserci il tempo per spiegare gli eventi al bambino, ma è importante che il papà (o un nonno o un adulto di riferimento) trovi presto un momento da dedicare a lui per rispondere a ogni sua domanda.

Spesso i bambini sorprendono i genitori per la loro capacità di comprendere e adattarsi ad ogni situazione.

* * *

Purtroppo alla trentaduesima settimana è stata scoperta una malformazione intestinale e sono stata ricoverata con urgenza. È stato uno shock per Camilla: non ci eravamo mai separate. Camilla veniva spesso in ospedale e a giorni alterni tornavo a casa per dormire con lei. Nonostante le mie paure (credevo che avrebbe odiato la sorellina), è sempre stata molto protettiva con Isabella e ora a distanza di un anno sono molto legate! Quando la piccola piange Camilla si affretta a dirmi: "Dài mamma, non vedi che vuole la tetta?"

Michela, mamma di Camilla, 4 anni, Isabella, 1 anno

Francesco è venuto a tutte le ecografie, ha vissuto ogni momento di questa gravidanza che tanto tranquilla non è stata. Quando mi hanno ricoverato alla trentatreesima settimana per colestasi è entrato in crisi, aveva paura di perdere il suo fratellino. Una volta dimessa mi ha detto che sarei dovuta andare in ospedale di nuovo solo per far nascere Alessandro. Alessandro ora ha un anno. È stato un anno denso di emozioni, Francesco ha un po' sofferto per non avere la mamma tutta per sé, ma con pazienza e soprattutto amore abbiamo superato ogni brutto momento. E anzi spesso mi chiede un altro fratellino "Perché se sono tutti così belli mamma, fanne tanti altri"...

Ivana, mamma di Francesco, 10 anni, Alessandro, 1 anno

Per un'attesa serena

- Coinvolgere il primogenito già durante la gravidanza, spiegandogli che è in arrivo un fratellino.
- Rispondere ai suoi dubbi e alle sue domande relative alla gravidanza, alla nascita, al "dopo".
- Invitarlo a parlare con il piccino nella pancia o a cantargli una canzoncina.
- Quando, posando la mano sul pancione, lo sente scalciare, spiegargli che in quel modo il fratellino gli sta rispondendo e lo sta salutando. Sottolineare il fatto che il bimbo nel pancione conosce molto bene la sua voce e la riconosce.
- Guardare insieme le foto di quando era appena nato e raccontargli degli episodi legati alla sua attesa e alla sua nascita.
- Leggere (e rileggere) insieme dei libretti sulla nascita di fratellini e sorelline.
- Coinvolgerlo nella preparazione del corredino o di qualche giochino per il fratellino.
- Parlare della nascita con serenità, senza sollecitare reazioni particolari da parte del bambino (insistendo perché si mostri entusiasta o contento), ma anche senza farsi problemi nel mostrare la propria contentezza.

Le mamme raccontano

Ecco la testimonianza di alcune mamme che raccontano come hanno preparato il primogenito all'arrivo del fratellino. Dalla loro esperienza possiamo trarre numerosi spunti e suggerimenti pratici che potrebbero rivelarsi utili anche per la nostra famiglia.

* * *

Quando Sirio si è installato nella mia pancia abbiamo cominciato subito a parlarne con Aynarah che all'epoca aveva un anno e mezzo. Abbiamo fatto un fotolibro con le foto della gravidanza di Aynarah e di lei che poppava e lo abbiamo guardato e commentato spesso. Lei ha seguito la gravidanza passo per passo, a ogni visita ostetrica, ecografia, addirittura a ogni prelievo di sangue andavamo tutti insieme. Abbiamo fatto il possibile per far sì che fosse chiaro che quella pancia era una cosa di famiglia, non qualcosa "della mamma" che avrebbe preso posto prepotentemente nella vita degli altri.

Quando a trentasette settimane Sirio si è improvvisamente capovolto posizionandosi podalico, anche lei gli ha parlato come noi dal pancione chiedendogli che si rimettesse a posto, che nascesse da solo senza bisogno di bisturi. "Girati fratello su!" gli diceva. E lui ci ha ascoltati, per fortuna!

Veronica, mamma di Aynarah, 3 anni, Sirio, 8 mesi

Le abbiamo comprato un libro, *Aspetto un fratellino* di Marianne Vilcoq, Camilla l'ha praticamente consumato a forza di sfogliarlo, le piaceva vedere come cresceva la pancia della mamma e come cresceva il fratellino.

Una sera, guardando un CD di Barbapapà in cui uno dei personaggi si prende cura di una neonata, lei ha realizzato che quel fratellino sarebbe nato "piccolo": non un bambino con cui giocare, ma un cucciolo di cui prendersi cura. Per diversi mesi voleva solo sentire storie di lei che curava il piccolo: gli cambiava il pannolino, gli insegnava a parlare, a camminare, a nuotare…

Un mese prima della nascita le ho chiesto se voleva aiutarmi a preparare il corredino.

Lei ha scelto tra le sue cose quelle che gli voleva regalare (quello che non voleva, come il seggiolone, è rimasto in soffitta; avrei cercato di convincerla più avanti), ha comprato il primo bavaglino con i soldini del suo salvadanaio, ha scelto la culla e il pupazzetto per Chicco.

Le ho detto che non mi ricordavo tanto bene com'è avere per casa un bimbo piccolo, abbiamo fatto dei giochi di ruolo in cui lei era la piccolina (le facevo i massaggi, le mettevo il borotalco, le davo il biberon, le parlavo facendo vocine e faccine) e nel giro di poco lei ha deciso che la piccola ero io e lei la mamma. Ho assecondato questa idea e forse calarsi in tutti e tre i ruoli le è servito. Forse è servito anche a me che vivevo questa gravidanza con un po' di ansia visto che sono figlia unica e ancora adesso guardo il rapporto tra fratelli con un po' di sospetto.

Roberta, mamma di Camilla, 4 anni e mezzo, Federico, 2 anni

Mano a mano che cresceva la pancia abbiamo condiviso l'esperienza dei primi calcetti e abbiamo cercato tutti insieme un nome per il bebè. Ho portato Alessandro ad assistere a una delle ultime ecografie, così ha visto quel pescetto che nuotava nella mia pancia e si ciucciava il pollice e ha sentito il cuoricino di suo fratello che sembrava un cavallino al galoppo.

Maria Cristina, mamma di Alessandro, 4 anni, Francesco, 1 anno

Noi non abbiamo mai fatto preparativi particolari, abbiamo sempre cercato di essere il più tranquilli e sinceri possibile. Eleonora ha visto la pancia lievitare e io le raccontavo che dentro stava crescendo un/a bimbo/a. Lei a volte era indifferente, a volte chiedeva qualcosa. Diceva che era un maschietto (secondo me ci prendeva in giro) oppure che non era un bimbo ma un "cocò" (uccellino). Ha partecipato alle visite dell'ostetrica con la quale ci preparavamo al parto in casa e ha sentito il battito della sorellina. Gli ultimi tempi era impaziente, ma lo eravamo anche noi!

Gemma, mamma di Eleonora, 6 anni, Manuela, 4 anni, Gabriele 6 mesi

La mia primogenita aveva solo dieci mesi quando sono rimasta incinta. Ho cercato di spiegarle quello che stava succedendo con più entusiasmo possibile (ho passato la gravidanza a vomitare) e mi sono sforzata di prepararla anche "concretamente" alla novità abituandola, ad esempio, a dormire con la nonna e dicendole che sarei dovuta andare via qualche giorno (ho partorito con cesareo programmato) e che sarei tornata a casa con la sua sorellina.

Ho scelto, però, di non coinvolgerla mai direttamente portandola alle ecografie, perché sono convinta che le pratiche mediche siano cose da adulti e i bambini è meglio ne siano esclusi, ed è per questo motivo che ho pensato fosse meglio non portarla neanche in ospedale dopo il parto.

Arianna, mamma di Sara, 3 anni, Ghaia, 17 mesi

Abbiamo cercato di coinvolgere Sofia, leggendole il libro *Alice e il fratellino nel pancione*, andando a far visita a chi aveva un fratellino, portandola alla seconda ecografia. Usciti dall'ospedale, è voluta andare a comprare un paio di scarpe per la sorellina. Da allora, ancora adesso, ogni volta che prendo una cosa per lei, Sofia vuole che ne prenda una per la sorellina.

Giada, mamma di Sofia Luna, 3 anni, Morgana Maia, 3 mesi

Fratelli: comunicare attraverso il pancione

> *Allora appoggiavo le labbra alla pancia della mamma e gli sussurravo:*
> *"Non ti preoccupare, Zuccavuota, stai tranquillo!*
> *Ti racconto io un sacco di storie e ti insegno tante cose...*
> *e se tu vorrai, ti tengo sempre vicino e ti proteggo dai nemici".*
> Da *Fratellino Zuccavuota*[7]

Che magia quei calcetti che arrivano in risposta ai saluti del fratellino grande. Un bimbo accarezza il pancione dall'esterno, un bimbo dall'interno. Sono fratelli e sono già in grado di comunicare.

Una manina posata sul pancione, mentre la mamma è seduta o sdraiata. Una canzoncina cantata per il fratellino che è in ascolto. I bimbi, anche se piccini, amano questo appuntamento un po' magico con il fratellino. E anche i fratellini nel pancione apprezzano la voce, le carezze, la presenza del fratello maggiore. Così come imparano a conoscere e a riconoscere la voce materna e quella del papà, questi piccini conoscono la voce del fratellino ancor prima di nascere.

Invitiamo il bambino a posare la mano sul pancione e dire qualcosa al fratellino. Basta anche un saluto. E poi spieghiamogli che il fratellino lo sente e gli risponde con calcetti e capriole. Ovviamente senza forzare se il bambino non è interessato, ma provando a riproporre l'invito in altri momenti.

Spesso le coccole al pancione sono anche un'occasione per coccolare il primogenito: mamma e bambino sono vicini, magari sdraiati sul lettone, e trascorrono dei bei momenti insieme.

Attraverso il tocco, il contatto, la voce, i fratellini iniziano a conoscersi e il maggiore realizza pian piano che c'è un bimbo nella pancia della mamma (e presto nella vita della sua famiglia).

* * *

Man mano che la pancia cresceva, ad Alice piaceva chiacchierare con la sorella.

Daria, mamma di Alice, 4 anni, Elena, 1 anno

7 Panzieri L., *Fratellino Zuccavuota*, Lapis, 2006.

Quando sono rimasta incinta per la seconda volta, Maria aveva solo diciotto mesi. Non appena ho incominciato a sentirlo muovere la rendevo partecipe, cercavo di farglielo sentire, e lei era sempre entusiasta ed emozionata. Le chiedevo di parlargli, di raccontare quello che aveva fatto, di cantargli e Maria, sempre contenta, gli parlava come se lo avesse avuto lì davanti a lei.

Alessandra, mamma di Maria, 3 anni e mezzo, Nicola, 16 mesi

Ho avuto due figlie gemelle, e quando avevano quasi cinque anni sono rimasta incinta. Quando abbiamo scoperto che era una femmina e abbiamo scelto il nome hanno cominciato a chiamarla attraverso la pancia e lei scalciava!

Sara, mamma di Diana ed Hellen, 6 anni, Michelle, 10 mesi

Lorenzo: "Sai mamma, quando io faccio un bacino al fratellino (baciandomi il pancione) lui anche mi fa un bacino, ma fa le bave, perché i bimbi piccoli non sanno ancora fare i bacini".

Stefania, mamma di Lorenzo, 3 anni e mezzo, in attesa del secondo bimbo

Con Gianluca ci siamo preparati all'arrivo di Raffaele facendo insieme il massaggio della pancia con l'olio di mandorle o la "minna" (cremina) a quattro mani. Aveva un anno e mezzo e questi gesti mi sono sembrati molto più efficaci delle parole, che comunque pronunciavo, sull'arrivo di un fratellino…

Beatrice, mamma di Gianluca, 22 mesi, Raffaele, 3 mesi

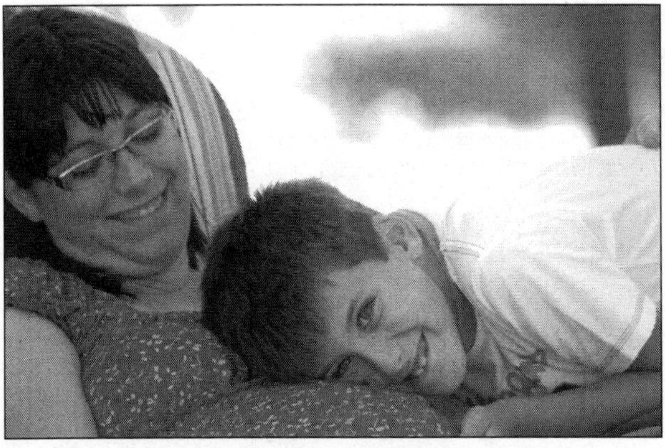

LE EMOZIONI DELLA MAMMA

Quante emozioni quando si aspetta un bambino. Sensazioni, timori, speranze e preoccupazioni si affollano nella mente e nel cuore. Molti dubbi che hanno accompagnato la prima gravidanza ora non ci sono più, la donna che sta aspettando questo bambino non è la stessa che era in dolce attesa del suo primo figlio. Ora è una madre. Sa già cosa vuol dire diventare mamma e prendersi cura della propria creatura. Si è scoperta capace e competente. Ha già sperimentato quell'amore unico che unisce madre e figlio. Ma non per questo la seconda gravidanza scorre senza timori. I dubbi ci sono, eccome. Ormai sappiamo bene come si accudisce un bambino, ma non sappiamo ancora come si accudiscono... due bambini.

Essere madre di due figli è diverso dall'essere madre di un figlio solo.

Un nuovo cambiamento è in arrivo, e porta con sé una promessa di grande felicità, ma anche tante domande. Come sarà la nostra vita con due bambini? Riusciremo a gestire le esigenze di due piccini? Quali saranno le nostre emozioni quando stringeremo il nostro secondo figlio tra le braccia? E il primogenito? Cosa proverà, come vivrà l'arrivo del fratellino?

I dubbi spaziano dal piano pratico a quello emotivo.

È normale. Chi più chi meno – dipende ovviamente dal carattere e dal contesto in cui si trova a vivere la mamma –, tutte le future bis-mamme possono avere qualche timore da affrontare. Ma in fondo non sono timori troppo pesanti; sono pensieri, domande sul dopo, che è naturale farsi. L'importante è tenere sempre a mente che... andrà tutto bene. Siamo state buone mamme per il nostro primo bambino, lo saremo ancora per lui, e lo diventeremo anche per il secondo.

Riuscirò ad amarlo come il primo bimbo?

Ecco uno degli interrogativi più comuni, quando si attende il secondo figlio. L'amore sperimentato con la nascita del primogenito è stato talmente grande, travolgente, totalizzante che non sembra possibile poter provare gli stessi sentimenti per un secondo bimbo. Con tutto il bene che vogliamo al nostro primo meraviglioso bambino, possibile ce ne sia ancora di disponibile?

Certo, questo è un timore che sappiamo bene essere irrazionale. E sappiamo anche che quando stringeremo il nostro bambino tra le braccia, quando lo nutriremo di sguardi, latte e tenerezza, quando ci regalerà il suo primo incredibile sorriso, saremo di nuovo travolte da quell'immenso amore che già abbiamo conosciuto.

Perché come garantisce la saggezza popolare... l'amore della mamma non si divide, si moltiplica. Ma per averne la certezza, non resta che attendere il primo incontro con il nostro bambino nuovo. E allora ogni timore si scioglierà come neve al sole...

Quel primo figlio unico e speciale

È la creatura che ha fatto di noi una madre. Un bambino, una bambina che ha trasformato la nostra vita. Che ha acceso nel nostro cuore un amore così grande, così totalizzante, così unico che non ne esistono di eguali. Con la sua nascita ha sconvolto certezze, esigenze, desideri, con il suo arrivo tutto è cambiato, tutto si è concentrato su di lui, di lei.

Ogni battito del cuore, ogni respiro. Quante ore trascorse stringendolo al cuore. Cullandolo. Disperandoci per ogni suo pianto. Controllando il suo respiro nel sonno. Felici. Stanche. Piene di dubbi. Stravolte. Innamorate. Innamorate di quella pelle morbida, di quel profumo unico al mondo, di quelle minuscole manine.

I giorni sono diventati settimane, le settimane mesi, ogni ora scandita da questo nuovo incredibile amore. Mamma. Mamma stai qui con me. Mamma guarda. Mammina bella. Mamma vieni. Noi e il nostro bambino. Insieme. Separati a volte. Con il pensiero che corre a lui, a lei. Come si fa, come si può immaginare ora un amore altrettanto grande, unico, esclusivo? Sembra già un miracolo averlo vissuto una volta un amore così grande. Possibile replicare questa esplosione di emozione con una nuova nascita?

E il nostro bambino meraviglioso, cosa penserà quando arriverà un altro bimbo? Cosa sarà di noi? Noi due che diventiamo tre. Mamma di un figlio. Mamma di due figli. Che ne sarà del nostro amore? Di quel tempo per noi? Di noi due che camminiamo per strada, la sua manina stretta nella nostra... Davvero nel nostro cuore c'è spazio per un altro amore così grande? Sem-

bra incredibile, lo so. Dobbiamo stringere al cuore questa nuova creatura, questo piccolo figlio che ora ci saluta con i suoi calcetti e le sue capriole. Dobbiamo contare le sue piccole dita, perderci nel suo sguardo, respirare il suo profumo, sfiorare la sua pelle di velluto. E allora ecco… Non ci sarà più bisogno di parole. Nulla da aggiungere, né da spiegare. Tra le nostre braccia, posato sul nostro petto, l'amore scorrerà libero, colmerà ogni dubbio, cancellerà ogni paura. Di nuovo. Sarà amore puro. Immenso. Indescrivibile. Mamma di nuovo. Mamma di più, ancora di più. Con il cuore che scoppia d'amore, inondato d'amore. Di tenerezza, di stupore.
E se fino ad oggi abbiamo pensato di essere felici, be', scopriremo che possiamo esserlo ancora di più.
E quel primo figlio, quella prima figlia… è e resterà la creatura che ci ha reso madre, che per prima ci ha chiamato mamma, che ha stretto la nostra mano con le sue piccole dita. E ogni sua prima volta sarà la nostra prima volta da madre. Il primo giorno di scuola, il primo amore, il primo lavoro, la prima partenza… noi e lui, e lei. Per sempre. Con un dono, una grazia in più. Un fratello, una sorella. Un compagno di vita, unico, speciale. Per camminare insieme, per non restare soli, mai. Perché camminino insieme anche quando noi non potremo più camminare con loro.
Mamma di due bimbi. Due volte mamma. L'amore illumina il cammino. Nei giorni felici, nei giorni tristi, nei giorni in cui sembra tutto sbagliato, nei giorni in cui ricordiamo che laddove ci si ama tutto si aggiusta, tutto si risolve.
Passo dopo passo… l'amore ci accompagna.

E il primo bimbo?

Quando si aspetta il secondo figlio, le preoccupazioni non riguardano più solo i futuri genitori. C'è un bambino in famiglia che dipende da noi per ogni sua esigenza, un bambino che abbiamo amato e coccolato a dismisura, con cui abbiamo coltivato un'intesa profonda… E ora? Cosa succederà con l'arrivo di un altro bambino? Come si inserirà questo nuovo elemento nel rapporto d'amore tra noi e il nostro primogenito? Saremo costretti a trascurarlo? Gli faremo mancare qualcosa, in termini di affetto, di attenzioni, di tempo?

Talvolta i dubbi sono così tanti che ci si chiede se non sarebbe stato meglio attendere ancora un po' per una nuova gravidanza! In realtà, il timore di privare di qualcosa il primogenito non è strettamente legato alla sua età. Certo, se è molto piccolo può aver bisogno di cure e attenzioni più assidue, ma ogni età ha i suoi bisogni; se il primogenito frequenta la scuola ci sono i compiti da fare, il desiderio di uscire a giocare, di trovarsi con i coetanei…

In effetti se possiamo affermare con certezza che l'amore cresce a dismisura con il crescere della famiglia, non possiamo dire la stessa cosa del tempo. Le ore del giorno non si dilatano per permettere alla mamma di dedicare al figlio maggiore le stesse attenzioni in esclusiva che era solito ricevere o per dedicare al secondo bimbo le stesse attenzioni in esclusiva che ha ricevuto il primo. Questo è vero, ma… sapete una cosa? Non importa.

Non importa perché le attenzioni condivise non valgono meno di quelle in esclusiva, perché il secondogenito può contare sugli stimoli e l'affetto dei genitori, ma anche sull'affetto e gli stimoli che gli giungono da un mitico fratello maggiore, perché il primogenito presto potrà assaporare lo sguardo colmo di ammirazione che gli riserverà il fratellino minore…

Quando la famiglia cresce, cresce anche l'amore "in circolazione"!

Per quanto riguarda gli aspetti pratici, le bis e tris mamme assicurano che quando si ha più di un figlio si impara rapidamente a ottimizzare tempi, energie e risorse per dare a ogni bimbo l'attenzione necessaria.

* * *

Il mio timore più che altro è stato: riuscirò a fare in modo che Letizia si senta amata molto anche con l'arrivo del secondo, cui dovrò/vorrò rivolgere mille cure?

Marta, mamma di Letizia, 2 anni, Gabriele, 3 mesi

Daniele ha venti mesi e io aspetto il secondo bimbo (cercatissimo, io avrei cominciato la gravidanza anche prima ma mio marito ha voluto aspettare un po'). Sicuramente una paura davvero davvero forte è di non amare il piccolo in arrivo quanto Daniele! Daniele è la gioia più grande che io abbia mai provato, e vale anche per quell'orso di mio marito! Mi chiedo come possa essere possibile amare ancora e altrettanto! Questo terrore mi insegue e non mi dà tregua, perché ho visto che può accadere: si può amare un figlio meno di un altro e farglielo pesare per tutta la vita! Che ansia! Sia io che Marek non abbiamo mai voluto far dormire Daniele da un'altra parte se non nel lettone con noi, non c'è niente di più bello che guardarlo mentre si sveglia... Con quegli occhioni da lucertola che provano a mettere a fuoco la realtà! Ti vede e ti sorride... L'ho portato nella fascia sin da piccolo, lo allatto (quando vuole perché, sarà che il latte sta cambiando un po' sapore, ma sta anche dei giorni senza chiedere il seno), sia io che il papà gli leggiamo tantissimi libri, libricini, libri di cucina, riviste; qualunque cosa Daniele chiede che gli venga letta è per noi un piacere e una gioia. Cosa succederà? Smetteremo di amarlo in questo modo? Avremo ancora il tempo di coccolarlo così tanto e lui di coccolare noi? E il piccolo in arrivo? Ci sarà altrettanto amore per lui? Riusciremo a non trascurarli? Io credo nella famiglia, se numerosa meglio! Mi piacerebbe che i bambini crescessero insieme, fossero di supporto l'uno per l'altro (e magari di un altro bimbo ancora se superassi queste paure!) ma come funziona l'amore? È come il latte materno che più ne dai e più se ne crea?

Stefania, mamma di Daniele, 20 mesi, in attesa del secondo bimbo

Le mie paure? Quella di non poter provare un amore altrettanto grande e assoluto per il secondogenito... ma alla sua nascita mi sono ricreduta e ho capito che è vero che l'amore non si divide, si moltiplica. Ma anche la paura di non riuscire a gestire tutto (la piccola era ancora allattata, non prendeva ciuccio o biberon, faceva i pisolini solo in braccio, di notte si svegliava per ciucciare) e soprattutto quella di aver sbagliato nel decidere di avere un altro figlio così presto, di toglierle qualcosa.

Adesso sono legatissimi e sono felice di aver scelto di farli crescere insieme, perché davvero sono complici, litigano ma poi non riescono a stare l'uno senza l'altra.

Mary, mamma di Gaia, 5 anni, Peppe, 3 anni, Flavio, un anno

Ce la farò a far tutto?

Quando è nato il nostro primo bimbo abbiamo potuto constatare che accudire un bebè è molto bello, ma anche... stancante. Un bimbo piccino ha bisogno dei suoi genitori di giorno e di notte, nei primi mesi di vita i risvegli notturni possono essere numerosi, la fatica può essere tanta. È normale domandarsi come andrà, ora che i bambini sono due! In realtà, quando il bimbo che nasce è il secondo, almeno la parte di fatica che è legata all'inesperienza, l'incertezza, l'insicurezza non c'è più. La mamma di un secondo figlio è una madre molto più sicura di sé e delle sue competenze. Certo ogni bimbo è diverso, unico e speciale, ma molte ansie la seconda volta sono superate. L'esperienza conta!

* * *

Scoprire di essere incinta per la seconda volta ha suscitato in me un turbinio di emozioni, diverse da quelle provate per la mia prima gravidanza, forse perché diverse erano le condizioni, diversi i progetti di vita, diversa io rispetto ai due anni e mezzo precedenti. Elena, la mia primogenita, era stata cercata; Aurora, invece, è arrivata in maniera inaspettata. Identica la felicità nel vedere quelle lineette colorarsi di rosa, ma adesso, con Elena vicina ai tre anni, il colloquio di lavoro appena sostenuto, l'impegnativo incarico ottenuto da pochi mesi, c'era anche una forte preoccupazione, legata alla consapevolezza che tutto stava nuovamente per cambiare. La mia famiglia stava per completarsi e questo mi dava gioia, ma avevo una gran paura di non essere all'altezza della nuova situazione. Due figli piccoli da crescere è impresa da mamme "vere"!

Oriana, mamma di Elena, 3 anni, Aurora, 3 mesi

Non ho mai avuto dei dubbi sull'amore che avrei potuto dare... sono la sesta di sei figli e mia madre è un esempio vivente di come l'amore si moltiplica! Le mie paure riguardavano il menage quotidiano e il sonno, perché con il mio primo bimbo non ho dormito per un anno e mezzo.

Michela, mamma di Elio, 3 anni, Eva, 5 mesi

Andrea ha quindici mesi e io sono in attesa di un altro bimbo alla ventunesima settimana di gravidanza. Le paure sono tantissime. Soprattutto quando mi vedono in giro con Andrea, o dico che ho già un figlio, e mi sento chiedere: "Ma sei matta? Aiuto, ma come fai così piccoli?" "Non sarà geloso?" "Vedrai che fatica, Andrea non ti lascerà in pace"... E via discorrendo. Poi scopro che invece molte persone, che magari di prima battuta si sorprendono, hanno figli vicini e ne sono felici, lo rifarebbero. Quindi...

Ho una paura matta, perché Andrea non dorme tutta la notte, ha almeno due o tre risvegli in cui vuole solo me, è molto coccolone, affettuoso, e mi chiedo come sarà. Quando Andrea è nato, nei primi mesi abbiamo sperimentato un pelle a pelle continuo, giorno e notte, per un suo bisogno molto forte di contatto, ma al secondo non potrò mai dare le stesse attenzioni! Però so che sarà più stimolato per la presenza del fratello maggiore.

Inoltre, già in gravidanza cambiano gli approcci, con il secondo niente piscina (costa in soldi e tempo), niente ostetrica privata, niente corso di accompagnamento alla nascita, meno ascolto… Ma è stupendo sentire che sobbalza quando sente la voce del fratellone! Credo che il secondo bimbo perda qualcosa, ma guadagni altrettanto.

E io? Io sono già distrutta ora, tra casa, figlio, lavoro, pancia… e dopo?

Ma sono fiduciosa, perché se il mio corpo era pronto ad accogliere un'altra vita significa che è in grado di sostenere tutto il "quarantotto" che ne verrà fuori…

Paola, mamma di Andrea, 15 mesi, in attesa del secondo bimbo

Come affrontare dubbi e preoccupazioni

La ricetta magica per affrontare e superare le preoccupazioni ovviamente non c'è. Però quando la mamma si sente agitata o preoccupata, forse può esserle d'aiuto "pensare positivo". Può sembrare un suggerimento scontato, ma è valido un po' in tutte le situazioni della vita. Se ci accordiamo fiducia, se ci diciamo che tutto andrà bene, molto probabilmente… andrà bene davvero.

Il sorriso del nostro primogenito, i suoi abbracci e i suoi baci possono darci forza. E i calcetti del nostro secondogenito ci fanno compagnia e ci regalano coraggio. Abbiamo i nostri bambini stretti al cuore, uno ci abbraccia dall'esterno, uno dall'interno, quanta forza ci possono dare?

Detto questo, quando c'è una preoccupazione che ci turba, in genere può essere di grande aiuto, confidarla a qualcuno. Se esprimiamo i nostri dubbi al partner, a una parente o a un'amica, mentre parliamo "tiriamo fuori" i nostri timori, prendiamo le distanze e riusciamo a considerarli con maggior distacco e obiettività. Inoltre un peso condiviso diventa subito molto più leggero.

Una risorsa preziosa per le mamme che si pongono dubbi o interrogativi oppure, semplicemente, che hanno voglia di raccontare e condividere le proprie sensazioni, è rappresentata da gruppi e associazioni composte da mamme, che organizzano degli incontri periodici. Occasioni per incontrare altre donne che stanno vivendo o hanno vissuto situazioni simili a quelle che stiamo vivendo noi, e così scoprire che certi timori sono comuni e che si possono superare.

– Preoccupazioni preventive? No grazie

A volte dubbi e preoccupazioni "preventive" rischiano di turbare la serenità della mamma. Se il timore che il primogenito possa mostrarsi geloso o che possa non essere contento della nascita del fratellino si fa troppo ingombrante, ricordiamo a noi stesse che si tratta per lo più di... preoccupazioni inutili. È normale essere un po' gelosi di un fratellino, così come è normale essere contenti di averlo. I momenti di "crisi" potrebbero esserci, così come potrebbero non esserci, quindi non ha senso e non è utile preoccuparsi in anticipo. Se ci troveremo nella situazione, la affronteremo. Ora godiamoci la gravidanza!

* * *

Tanti preparativi cuore a cuore prima della nascita della sorellina, tanta condivisione e tante parole dopo e "inaspettatamente" nessun problema (tutti ci dicevano "Eh arriverà il contraccolpo"). Solo qualche piccolo conflitto da sciogliere, come per altre situazioni della vita!

Eva, mamma di Niccolò, 7 anni, Zoe, 3 anni

Corso di accompagnamento alla nascita

Diverse ricerche hanno evidenziato che i corsi di accompagnamento alla nascita sono molto utili: la partecipazione agli incontri condotti dalle ostetriche aiuta la futura mamma a vivere la gravidanza e il parto con maggior serenità e le garantisce informazioni e suggerimenti pratici per gestire il periodo successivo. Ma quando la donna è già mamma è quindi sa già come si svolge il parto e come accudire un neonato, è ancora necessario frequentare un corso? Ecco la riflessione di Marta Campiotti, ostetrica e presidente dell'Associazione nazionale culturale ostetriche parto a domicilio e case maternità[8]:

> "L'utilità di un percorso di accompagnamento alla nascita non riguarda solo le informazioni che si possono ricevere ma anche e soprattutto la possibilità di condividere il proprio vissuto con altre donne. Per chi è già mamma il corso rappresenta quindi un'occasione preziosa per riflettere sulla propria esperienza di parto e su ciò che si vorrebbe per la nuova nascita. Ora la donna è più consapevole e quindi le risulta più facile individuare quali sono le sue priorità e le sue esigenze per vivere al meglio la nuova esperienza. Non solo. Se durante il primo parto qualcosa non è andato secondo i suoi desideri, in gruppo si possono 'tirare fuori' dubbi e sensazioni, esprimerli è infatti il primo indispensabile passo per rielaborarli.
> Inoltre, se la donna ha un bimbo, molto probabilmente il tempo da dedicare alla gravidanza non sarà moltissimo: l'appuntamento con il corso diventa quindi un appuntamento con il piccino nel suo grembo, un momento di attenzione speciale da riservargli in esclusiva".

LE EMOZIONI DEL PAPÀ

Quando il bimbo in arrivo è il secondo, molti timori e molti dubbi che possono aver accompagnato la prima gravidanza sono ormai risolti. L'esperienza dell'attesa è qualcosa di noto, il futuro papà sa già cosa aspettarsi e, di solito, vive questi mesi con maggior consapevolezza e serenità.

* * *

La prima gravidanza è stata intrisa di più pathos, era tutto un batticuore. Non mi perdevo un'ecografia, ogni minimo doloretto ero vigile e attento. Con la seconda gravidanza eravamo entrambi molto più rilassati, era tutto più noto, l'attesa è filata talmente liscia quasi da non accorgercene. Mi

8 Marta Campiotti è la fondatrice della Casa Maternità Montallegro di Induno Olona (www.casamaternitamontallegro.it)

son sentito in colpa perché forse stavo trascurando la mia futura seconda figlia, non essendoci fisicamente tutte le volte che avrei dovuto. Comunque dentro di me Annalisa c'è sempre stata, bastava che chiudessi gli occhi per salutarla. Non so come dire, ero meno onnipresente, ma più fiducioso e presente nella sostanza. Eravamo a un mese dalla nascita e non avevamo ancora deciso il suo nome... avevamo una rosa di nomi molto circoscritta, ma presi dalla vita continuavamo a rimandare dicendoci "tanto c'è tempo". Proprio mentre ce lo dicevamo si sono rotte le acque ed è nata... un mese prima! Uno dei grandi insegnamenti che mi torna da questa esperienza è quello di "collaborare con l'inevitabile".

Dubbi e timori ce ne sono stati, ma tutti relativi all'aspetto economico: come facciamo con i soldi, ci vorrà una casa più grande, per fortuna che è femmina così non dovremo comprare troppi vestiti nuovi...

Gioele, papà di Emma, 3 anni, Annalisa, un anno

LE EMOZIONI DEL BAMBINO

Cosa prova un bambino alla notizia che c'è un fratellino in arrivo? Se è un primogenito, probabilmente, le sue emozioni saranno simili a quelle di una futura mamma che non ha figli: attesa, entusiasmo, contentezza, ma anche un po' di agitazione, curiosità e timore... Cosa vorrà dire che c'è un fratellino in arrivo? Come sarà avere un fratellino? Come cambierà la sua vita? Queste sono soltanto alcune delle domande che a livello più o meno consapevole il primogenito potrebbe farsi. È difficile per un adulto immaginare la vita con un neonato, figurarsi per un bambino. È normale quindi che nei mesi dell'attesa la gioia per l'arrivo di un fratellino possa convivere con un accresciuto bisogno di rassicurazione. Si tratta di una reazione comune che non riguarda solo la nascita di un fratellino ma, più in generale, qualunque situazione di cambiamento (l'ingresso alla scuola dell'infanzia, un trasloco, il rientro al lavoro della mamma, ecc.), perché di fronte al nuovo, quando ci si prepara ad affrontare qualcosa che ancora non si conosce, anche se è qualcosa di bello, è normale provare un po' di timore.

A seconda dell'età e del carattere del nostro bambino alcune reazioni ed emozioni potranno essere più accentuate di altre: non è possibile prevedere quanto sarà coinvolto nell'attesa, quanto felice e quanto preoccupato, ma è possibile aiutarlo a vivere questa esperienza con più serenità possibile. La tranquillità e la positività dei genitori sono il primo rimedio per ogni ansia o timore del bambino!

Se mamma e papà accompagnano il proprio piccino verso la nascita, offrendogli conferme del loro amore e un surplus di coccole e rassicurazione, il bimbo saprà di poter sempre contare su di loro e sul loro affetto. Affetto che, in definitiva, per lui è la cosa più importante al mondo.

Futuri fratelli maggiori entusiasti e orgogliosi

Quando i genitori spiegano al bimbo che, con la nascita del bebè, diventerà un fratello maggiore e sottolineano che si tratta di un ruolo molto importante, solitamente al bambino piace molto questo concetto. Tanti bimbi, anche piccini, sono stati felici di diffondere la notizia che c'era un fratellino nella pancia, proprio perché era il *loro* fratellino e loro sarebbero presto diventati fratelli maggiori.

Un orgoglio e un entusiasmo spontanei che si potranno alimentare, ponendo l'accento sui privilegi che spettano solo a un fratello maggiore e sul rapporto del tutto speciale che lui avrà con il nascituro. Ad esempio, se quando si va a trovare un'amica che ha avuto un bambino, nostro figlio può solo osservarlo o fargli una piccola carezza, una volta tornati a casa potremo raccontargli che il suo fratellino potrà tenerlo in braccio, baciarlo, cullarlo...

Ma non solo. Un fratello maggiore è l'aiutante preferito della mamma[9]. È lui che può darle una mano nella cura del bebè, avvisandola se il piccino si è svegliato, portando un pannolino pulito al momento del cambio, facendo ridere il piccolo con una smorfia buffa... E poi nessuno sa far ridere un bebè come il suo fratello maggiore!

D'altronde la preferenza del piccolo si nota già ora che è nel pancione: a chi risponde sempre con calcetti e capriole? Ma naturalmente a lui, il fratellino maggiore! Con spontaneità e naturalezza, i genitori sapranno sottolineare quanto può essere bello assumere il nuovo ruolo di fratello.

9 Ovviamente, non si vuol gravare il bambino di responsabilità "da grandi", ma farlo sentire importante e coinvolto, affidandogli semplici incarichi che per lui sono come un gioco.

* * *

Quando andavamo in giro o a scuola, Sofia indicava il mio pancione dicendo tutta orgogliosa: “Sarò una sorellona! Una sorella maggiore!”

Giada, mamma di Sofia Luna, 3 anni, Morgana Maia, 3 mesi

Praticamente da subito ho iniziato a soffrire di nausea, perciò ho spiegato a Valentina che le mamme che cercano di avere un fratellino o una sorellina spesso hanno il vomito. Così a tutti quelli che incontrava diceva: “La mia mamma vomita perché mi porta una sorellina!”

Daniela, mamma di Valentina, 6 anni, Vittoria, un anno

Quando c'è un po' di inquietudine

Lo abbiamo detto, il pensiero che nascerà un fratellino, per quanto atteso con entusiasmo, può destare un po' di inquietudine nel primogenito. Mamma e papà sono contenti e gli hanno assicurato che diventare fratello maggiore è molto bello, ma in fondo le situazioni nuove fanno sempre un po' paura. Questa inquietudine può manifestarsi con una maggior richiesta di attenzioni e di coccole. Una maggior richiesta che in genere riguarda in modo particolare la mamma; d'altronde è nella sua pancia, non in quella del papà, che sta crescendo il fratellino…

* * *

Ho notato in Edoardo atteggiamenti diversi nei miei confronti: maggior attaccamento, insistenza, volontà di stare in braccio (aveva già tre anni e mezzo e camminava senza passeggino da tanto tanto tempo), difficoltà ad addormentarsi senza di me…

Beatrice, mamma di Riccardo, 9 anni, Edoardo, 5 anni

Già dall'inizio della gravidanza, quando ancora non capiva razionalmente cosa stesse per succedere, Shakil ha iniziato a richiedere la mia presenza come mai aveva fatto: fin da neonato era sempre stato molto legato al papà, preferendo addormentarsi con lui che con me. All'improvviso io sono diventata l'unico suo punto di riferimento nei momenti più delicati e importanti della giornata: per dormire, giocare, leggere ci dovevo e ci devo essere io. Se qualcun altro si avvicina, urla e mi chiama disperato. Era un comportamento nuovissimo.

Monica, mamma di Shakil, 2 anni, Omar, 2 mesi

* * *

Quella di un bimbo che aumenta la sua richiesta di attenzioni è una reazione normale, e anche sana. In fondo è di questo che il bimbo ha bisogno: di rassicurazione. Ed è questo che chiede con più o meno insistenza, a seconda del suo temperamento, ma anche delle risposte che riceve. Se i genitori appaiono infastiditi dalle sue richieste, molto probabilmente i timori del bambino tenderanno ad aumentare e così le sue richieste. In questo modo si crea un circolo vizioso che è causa di stress per mamma e papà e che aumenta l'insicurezza del bambino.

Rispondere a un bimbo che chiede "più mamma", replicando che ormai è grande, o che sta facendo i capricci, o addirittura arrabbiarsi... può essere molto controproducente. D'altronde, quando magari si è stanche, affaticate, un po' impacciate nei movimenti a causa del pancione, non è facile accettare di tenere il bimbo in braccio più del solito o cullarlo per farlo addormentare o acconsentire ad altre richieste. Per fortuna, però, quello che ci chiede il primogenito sostanzialmente è di confermargli che gli vogliamo ancora molto bene e che continueremo a volergliene anche dopo l'arrivo del fratellino. Ciò significa che se non riusciamo a prenderlo in braccio, possiamo farlo ugualmente contento se ci sediamo sul divano e gli diciamo di venire vicino vicino a noi per un abbraccione. O se, sempre da sedute, gli facciamo un massaggio, il solletico, tante coccole...

Se la mamma ha mal di schiena o fa fatica a portarlo in braccio per strada, potrà dirglielo con parole semplici e sincere: "Vorrei tanto prenderti, ma mi fa molto male la schiena. Guarda c'è una panchina là, ci sediamo stretti stretti e mi dài dieci baci?"

O ancora, se il bimbo è grandicello ma si rifiuta di camminare: "Vedo che sei stanco di camminare. Io non riesco proprio a prenderti in braccio adesso. Dato che siamo molto stanchi tutti e due, possiamo tenerci per mano e sederci su quella panchina... Ecco mi aiuti ad arrivare fin là? E poi che ne dici se ci abbracciamo fortissimo?"

A volte il bambino si mostrerà comprensivo e farà il possibile per accontentare la mamma (e in questo caso sarà bene ringraziarlo e sottolineare che la sua collaborazione è preziosa per noi!). A volte invece potrebbe non funzionare, perché magari in quel momento il bambino è stanco o nervoso o affamato per cui è meno "recettivo" e non riesce a prestare attenzione alle parole materne. Càpita, vorrà dire che ci siederemo sulla panchina e aspetteremo che la "crisi" pian piano passi.

In generale, se i genitori sono prodighi di gesti d'affetto e, quando non è possibile accogliere le richieste del bambino, si spiega il motivo e si offrono delle alternative comunque soddisfacenti, pian piano il bisogno di "continua rassicurazione" si placa (e torna ad essere un bisogno di "normale rassicurazione").

– Il potere dell'ascolto

Per aiutare il primogenito a superare la sua inquietudine e recuperare serenità, il primo passo è quello di mettersi in ascolto. A volte, infatti, è una preoccupazione specifica che turba il bambino, un dubbio che, una volta chiarito, può essere archiviato definitivamente.

* * *

La nostra è una situazione particolarmente complicata: io e il babbo di Sofia ci siamo separati quando la piccola aveva un anno. Sofia chiama il suo papà "babbo", mentre il mio compagno è "il papà", e gli è attaccatissima, vuole che sia lui a metterla a letto la sera… Se si fa male viene da me, per i vestiti da me, ma obbedisce più a lui, durante i pasti è lui che può tagliarle la pizza o la carne, ecc. Ecco perché io avevo paura di un'ondata di super gelosia verso il papà, che sarebbe stato papà al cento per cento della nuova arrivata. A un certo punto ha detto che non voleva dormire da sola. Strano, Sofia aveva sempre rifiutato il lettone, diceva che stava scomoda.Alla fine, un'intuizione del papà: "Ma tu sai dove dormirà Morgana?"

"Nel lettone con te papà!" e via un pianto… Al che sono intervenuta io e le ho spiegato che non sapevo ancora dove la sorellina volesse dormire: per me lettone, culla o lettino era lo stesso. Ma se Sofia voleva potevamo scegliere insieme. Vuoi nel lettone? No, che io sono scomoda! Vuoi in salotto con il cane? No, che si sente sola! Allora? "Allola mamma sarei più tlanquilla se c'è una stanza solo per bambine". In due giorni abbiamo montato il lettino in camera sua e Sofia ha ripreso a dormire.

Giada, mamma di Sofia Luna, 3 anni, Morgana Maia, 3 mesi

– Quando sono i grandi a preoccupare i piccoli

I genitori che parlano dell'arrivo del bebè con gioia e serenità trasmettono gioia e serenità ai loro primogeniti. Qualche dubbio, qualche insicurezza, potranno esserci, ma la serenità resterà l'elemento dominante.

A volte però i normali dubbi del primogenito sono amplificati proprio dagli adulti. Parenti, amici, conoscenti, passanti incontrati per strada che con qualche osservazione infelice destano nel bambino preoccupazioni che magari non avrebbe mai avuto. È il caso di chi, parlando con la mamma, evidenzia gli aspetti negativi dell'arrivo del fratellino, sottolineando la fatica che lei dovrà fare o le difficoltà che incontrerà. O, ancora, di chi parlando con il primogenito (in perfetta buona fede!) svilisce il fratellino ("Arriva un piccolo seccatore", "I bimbi piccoli piangono sempre/non sanno fare niente"), o profetizza una serie di cambiamenti poco graditi ("Quando nasce il fratellino devi imparare a dormire/mangiare/lavarti da solo", "La mamma non potrà più tenerti in braccio come adesso", ecc.).

Cosa fare in questi casi? Come proteggere il primogenito da commenti infelici che rischiano di risvegliare in lui dubbi che altrimenti non avrebbe avuto o di amplificare i timori che già nutre?

Con parenti e amici, i genitori potranno giocare d'anticipo, spiegando qual è la loro linea, ovvero come hanno deciso di presentare l'arrivo del bebè (in termini positivi ed arricchenti per tutta la famiglia) e chiedendo nei limiti del possibile di adeguare i propri commenti a questa visione.

Se invece i commenti sgraditi giungono imprevisti, ad esempio quando si incontra qualcuno per strada, si potrà intervenire con una battuta scherzosa ("Quando nascerà il fratellino staranno in braccio in due, ho le braccia molto grandi, io!") o, se come spesso accade la battuta non viene in mente al momento giusto, si potrà affrontare l'argomento con il bambino quando si resta soli con lui. La mamma potrà chiedere al piccolo se ha sentito la frase "incriminata" e dirgli chiaramente che si trattava di una sciocchezza o di una cosa non vera ("Figuriamoci se le mamme non prendono in braccio i loro bambini... è proprio un'idea matta!").

* * *

Abitiamo in un paese piccolo e spesso le persone ci fermavano per strada con lo stesso ritornello: "Allora? Ma quando arriva questo fratellino? Guarda che tu sei più grande, devi aiutare la mamma!"

E Camilla ha iniziato a farsi qualche domanda.

"Ma mamma quando nasce Chicco tu torni a scuola?" (Lei frequenta la scuola dove io insegno). "Ma adesso che diventi la mamma di Chicco sei ancora la mia mamma?"

"Facciamo che tu sei la mia mamma e per Chicco ne cerchiamo un'altra?"

Camilla è una bambina che ragiona molto su quello che si sente dire. Spesso non commenta e pensi che non ti abbia ascoltata, poi dopo qualche giorno scopri che non solo ti sentiva ma rielaborava il concetto a modo suo.

L'ho sempre rassicurata sul mio amore per lei. Sul fatto che avrei voluto bene ad entrambi nello stesso modo e soprattutto che lei sarebbe stata sempre la mia principessa, anche quando sarebbe stata grande: lei una mamma e io una nonna.

Questa cosa le è molto piaciuta e l'ha rassicurata tanto.

Roberta, mamma di Camilla, 4 anni e mezzo, Federico, 2 anni

– E se il bambino non ne vuol sapere?

E se il bambino non solo non è felice dell'arrivo di un fratellino, ma dichiara a gran voce di non volerlo? Per i genitori questa reazione può essere molto inquietante (e dolorosa). Cosa fare per aiutare un bimbo che non riesce ad accettare il fratellino? Il primo passo è quello di non rimproverarlo. Il primogenito deve sapere che può esprimere i suoi sentimenti, anche se non sono positivi, e che i suoi genitori sono in grado di accettarli. Dire a un bambino che "deve" essere contento non è utile… Perché sappiamo bene che non si può essere contenti a comando.

Accettiamo le sue emozioni. Se ci riesce, cerchiamo di capire quali sono i motivi di questo rifiuto, rassicuriamo il bambino del nostro amore, che non perderà mai, anche se non si dimostra felice del fratellino.

D'altra parte, non rinunciamo a coinvolgerlo nell'attesa. Quello per cui non è pronto oggi (aiutarvi a scegliere un giochino per il piccolo, leggere un libro sui fratellini, accompagnarvi ad acquistare un vestitino), potrebbe non essere più un problema tra qualche giorno o tra qualche settimana.

La sensazione di essere escluso dai preparativi potrebbe invece acuire il suo disagio. Il suggerimento è di proporre, invitare, chiedere la sua collaborazione, senza però forzare.

Quando c'è l'occasione ribadite che crescere con un fratello è un'opportunità; magari portando ad esempio i vostri fratelli, o i fratelli che, nella cerchia di parenti e amici, sono particolarmente uniti e si sono aiutati in diverse occasioni della vita.

E in ogni caso, cercate di non rattristarvi, le emozioni e le reazioni del vostro bambino cambieranno in momenti diversi dell'attesa, in occasione della nascita, quando farà finalmente conoscenza con il fratellino… Grazie alla vostra guida e alla vostra presenza rassicurante, alla fine anche il vostro primogenito scoprirà i lati positivi dell'arrivo di un fratellino.

Fratelli già prima di nascere

La madre appoggia la testa del bimbo sulla pancia –
"senti il suo cuore che batte?", mette la sua mano proprio là dove adesso
il feto si stiracchia – "ecco un piedino".
E il pancione cresce di giorno in giorno, i rumori si fanno più forti,
i movimenti più impetuosi. La mamma è felice.
Si sta verificando un evento naturale – ed il bambino vi prende parte.
Questa relazione prenatale è il segno precursore dell'amore fraterno.
Horst Petri

Con la manina posata sul pancione, il futuro fratello maggiore accarezza il fratellino. Con i suoi calcetti il piccolino risponde a questo saluto. Il primogenito gli parla, il piccolino lo ascolta, e riconosce la sua voce. È felice di sentirla, e risponde rimanendo fermo fermo, in ascolto. Oppure intensificando i suoi movimenti come per rispondere, per dire "Sì, ti sto ascoltando!"

Una visione troppo poetica della comunicazione tra fratellini? Ebbene no. Sono ormai numerosi studi e ricerche giunti a confermare che il bimbo nel grembo materno sente le voci dei famigliari e impara a conoscerle e riconoscerle; sì, perché, non solo sente bene, ma ricorda. Tanto che dopo la nascita mostra di riconoscere la fiaba che la mamma gli ha letto tutte le sere nelle ultime settimane dell'attesa, o la ninna nanna che gli cantava. E reagisce in modo diverso a una musica che i genitori erano soliti ascoltare nei nove mesi.

Quella del fratellino è, molto probabilmente, la voce che ha più occasioni di ascoltare, subito dopo o al pari di quella materna.

E se sappiamo che i fratelli possono iniziare a comunicare già prima di nascere, sappiamo anche che possono iniziare a volersi bene. Come una futura mamma comincia ad amare il suo bambino già prima di abbracciarlo, così il futuro fratello maggiore prepara pian piano un posto nel suo cuore per quel fratellino che risponde al suo saluto con calcetti e capriole.

E la mamma è il tramite fisico, ma anche emotivo, che favorisce e nutre gli albori dell'amore fraterno.

* * *

Era bellissimo vedere Elena coccolare la sorellina attraverso il mio pancione. Io mi sentivo il mezzo attraverso cui le mie due bimbe potevano già entrare in contatto tra loro e iniziare ad amarsi.

Oriana, mamma di Elena, 3 anni, Aurora, 3 mesi

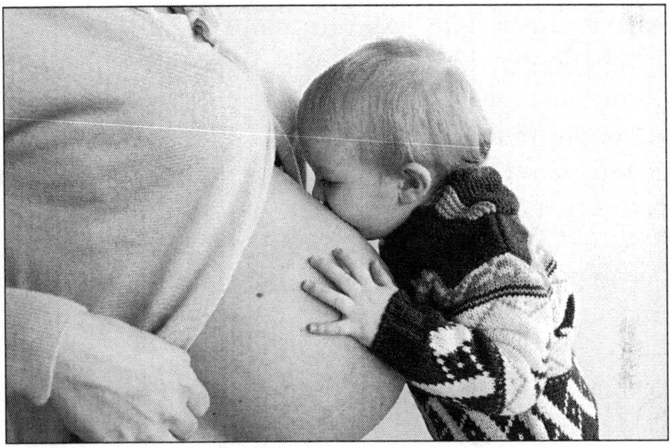

Per i cambiamenti non è il momento giusto

Quando il termine della gravidanza è ormai prossimo e nel periodo immediatamente successivo alla nascita sarebbe meglio evitare o ridurre al minimo eventuali cambiamenti che riguardano la vita e le abitudini quotidiane del primogenito.

L'arrivo di un secondo bebè non è il momento ideale per chiedere al bimbo di fare dei passi avanti nel cammino verso l'autonomia: meglio evitare quindi di spostare in cameretta un bambino abituato a dormire nella stanza dei genitori proprio quando nasce il fratello, o di proporgli l'uso del vasino se ha raggiunto l'età per dire addio al pannolino.

I cambiamenti dovrebbero essere programmati in modo da avvenire con un certo anticipo, ad esempio quando l'attesa è ancora all'inizio, e se questo non è possibile meglio posticiparli di qualche settimana, per non far coincidere la nascita del fratello e la perdita di abitudini particolarmente care al bimbo.

SE LA MAMMA STA ALLATTANDO

Negli ultimi anni è in corso una riscoperta dell'allattamento, dopo il *blackout* degli anni Sessanta-Ottanta, quando moltissime mamme non riuscirono a nutrire al seno o lo fecero per un periodo decisamente breve, in seguito alla diffusione del biberon e della formula artificiale. Il ritorno al latte di mamma, incoraggiato anche dagli esperti[10] per i benefici che questa pratica di salute garantisce sia al bimbo, sia alla mamma, a breve e lungo termine, riguarda anche la durata dell'allattamento stesso: oggi sono in aumento le donne che allattano dopo il primo compleanno, contente di portare avanti questa bella forma di relazione con il loro bambino, lasciando che si esaurisca spontaneamente con lo svezzamento spontaneo del piccolo. Ed ecco che può accadere che la mamma si accorga di essere in dolce attesa, mentre sta ancora allattando.

Una situazione che, fino alla metà del secolo scorso, non sarebbe risultata rara o desueta, ma per cui oggi siamo un po' impreparati. Non potendo contare sull'esperienza e sui suggerimenti di altre donne che hanno gestito poppate e gravidanza i dubbi possono essere numerosi. Cosa fare quando si scopre di aspettare un bimbo? È necessario interrompere immediatamente le poppate? Cosa succede al latte con il trascorrere dei mesi? Allattare in gravidanza può privare il nascituro di sostanze necessarie per la sua crescita? E ancora, il fisico della mamma rischia di debilitarsi?

10 L'Organizzazione Mondiale della Sanità raccomanda di allattare in modo esclusivo fino al sesto mese, quando al latte di mamma – che resta l'alimento principale fino all'anno di vita –, si accostano gli alimenti solidi. Si suggerisce inoltre di proseguire l'allattamento fino al secondo compleanno e oltre, secondo i desideri di mamma e bambino.

Ogni mamma dovrà decidere se continuare ad allattare o interrompere, in base alle sue sensazioni, all'età del piccolo, all'importanza che le poppate hanno per loro. Per poter fare delle scelte è però fondamentale disporre della risposta alle tante domande elencate sopra. E poiché reperire informazioni scientifiche, corrette e aggiornate, non è sempre facile e immediato, ora vediamo insieme cosa succede, allattando in gravidanza, al latte, alla mamma e al bimbo che cresce nel pancione.

Il latte della mamma in gravidanza

Cominciamo dal latte. Gli ormoni legati alla gravidanza causano, in genere negli ultimi mesi dell'attesa, una diminuzione nella produzione. Anche il sapore del latte può modificarsi a causa della maggior concentrazione di proteine e sodio[11]. Infine, nell'ultimo periodo della gestazione il latte si trasforma in colostro.

Questi cambiamenti possono favorire uno svezzamento spontaneo del bambino, che non trovando più il sapore e/o la quantità di latte cui era abituato, pian piano abbandona il seno, così come possono non interferire con il proseguimento dell'allattamento. Ci sono infatti bimbi che non appaiono disturbati dalla novità ma, se la mamma è d'accordo, continuano a poppare come in precedenza.

Due ricerche hanno mostrato che la maggior parte dei bambini (in un caso il 57%, nell'altro il 69%) si sono svezzati prima della nascita del fratellino[12]. Le cause dello svezzamento possono essere diverse: in alcuni casi l'abbandono del seno è legato ai cambiamenti del latte (infatti la maggior parte dei bimbi si è svezzata nel secondo trimestre, in concomitanza con la riduzione del latte disponibile), in altri casi è la mamma che riduce le poppate, e in altri, semplicemente, il bimbo era pronto a svezzarsi.

11 La Leche League, *Allattamento al seno: il libro delle risposte* (LLLIt, 2003) Traduzione italiana a cura di Antonella Sagone di *The Breastfeeding ANSWER BOOK*, La Leche League Editore, 2003.

12 Moscone S., Moore J., *Breastfeeding during pregnancy*, "J.Hum. Lact.", 1993; 9(2), pp. 83-88. Newton N., Theotokatos M., *Breastfeeding during pregnancy in 503 women: does a psychobiological weaning mechanism exist in humans?* "Emotions and reproduction", 1979; 20 B, pp 845-49.

Se il primogenito è molto piccino quando ha inizio la nuova gravidanza, con il trascorrere dei mesi è bene tenere sotto controllo la sua crescita per verificare l'eventuale necessità di un'integrazione di latte.

Si è riscontrato infine che alcuni bambini, trovando meno latte al seno della mamma, aumentano spontaneamente il consumo di cibi solidi.

Se mamma e bimbo decidono di continuare le poppate non ci sono controindicazioni per il bambino: eventuali ormoni della gravidanza contenuti nel latte non rappresentano un problema[13].

Sensazioni fisiche ed emozioni della mamma

A livello fisico, se la gravidanza non è a rischio, ovvero se non ci sono state minacce d'aborto o di parto pretermine e in assenza di problemi particolari di salute, l'allattamento non è controindicato nei nove mesi[14].

Un dubbio che può sorgere riguarda però la salute materna: allattando l'organismo non rischia di debilitarsi? Ad oggi sappiamo che se la mamma segue un'alimentazione adeguata – sana e variata –, può contare su tutti i nutrienti necessari e non rischia di debilitarsi o stancarsi troppo.

Senza dubbio accudire un bimbo piccolo durante la gravidanza è faticoso, sia che la mamma allatti oppure no. A questo proposito La Leche League (Lega per l'allattamento materno)[15] chiarisce:

> "L'allattamento al seno in sé e per sé, non è qualcosa che sottrae energie fisiche, sebbene molte donne si sentano affaticate quando sono incinte. Un vantaggio dell'allattamento durante la gravidanza può essere quello che risulta più facile convincere il bambino a sdraiarsi vicino alla mamma per poppare, quando lei sente il bisogno di riposarsi di più"[16].

13 La Leche League, *Allattamento al seno: il libro delle risposte*, p. 238.

14 A questo proposito si veda nel capitolo Voci di Esperti, l'approfondimento della dottoressa Mariangela Porta, ginecologa.

15 La Leche League è un'associazione internazionale che offre informazioni e sostegno alle donne che desiderano allattare. Le Consulenti volontarie in Italia sono 140. Ogni Consulente organizza nella propria città degli incontri mensili in cui vengono trattati vari temi riguardanti l'allattamento e la cura del bebé e offre consulenze telefoniche (e se necessario a domicilio) alle madri che hanno dubbi o difficoltà da risolvere nella gestione delle poppate. Il sito è www.lllitalia.org

16 La Leche League, *Allattamento al seno: il libro delle risposte*, p. 239.

Ma quali sono le sensazioni, fisiche ed emotive, della mamma che allatta in gravidanza?

A questa domanda non c'è una risposta univoca, ogni donna è diversa e reagisce in modo differente. Ci sono mamme che non notano particolari cambiamenti, se non una maggior sensibilità dei capezzoli soprattutto nel primo trimestre dell'attesa, che non rappresenta però un disturbo. E ci sono mamme che invece mentre allattano provano un fastidio (anche molto intenso) ai capezzoli.

Poiché non è possibile prevedere quali sensazioni proverà la donna, se è intenzionata a proseguire le poppate non resta che provare e vedere come va.

Lo stesso vale per quanto riguarda l'aspetto emotivo. Vi sono donne per cui continuare le poppate è una consuetudine piacevole che garantisce una rassicurante continuità in un momento di imminente cambiamento. Con il loro piccino al seno, eventuali dubbi sul periodo successivo sembrano meno urgenti e si la ha sensazione che tutto andrà bene.

Per altre invece le poppate diventano un po' faticose a livello emotivo, si sentono meno disponibili verso le richieste del bambino e allattare non è più un piacere come prima.

E il nascituro?

Un'altra preoccupazione riguarda il benessere del nascituro: l'allattamento può interferire con il suo sviluppo e la sua crescita?

Secondo gli studi condotti in proposito, se la mamma ha la possibilità di alimentarsi in modo adeguato (con una dieta varia ed equilibrata) questo rischio non c'è.

Il via libera del Ministero della Salute

Nel 2013, il Ministero della Salute ha pubblicato le raccomandazioni della Società Italiana di Medicina Perinatale (SIMP) e del Tavolo Tecnico Operativo Interdisciplinare per la Promozione dell'Allattamento al Seno del Ministero della Salute[17]: dalla revisione della letteratura disponibile sulla

17 Qui trovate il testo integrale http://www.salute.gov.it/portale/documentazione/p6_2_2_1.jsp?lingua=italiano&id=2136

sicurezza della coesistenza tra allattamento al seno e gravidanza è emerso che "per la maggior parte delle donne la coesistenza di gravidanza ed allattamento al seno risulti sicura per madre, embrione, feto e lattante".

A ogni famiglia la sua soluzione

Abbiamo chiarito che allattare in gravidanza, se mamma e bimbo lo desiderano, si può. A questo punto, ogni famiglia dovrà valutare e decidere come preferisce procedere. Non ci sono regole o disposizioni generali, valide per tutti.

Alcune mamme si sono trovate bene scegliendo di non scegliere, ovvero "vivendo alla giornata" e osservando i segnali del proprio bambino (che potrebbe svezzarsi da solo) e valutando di giorno in giorno le proprie sensazioni fisiche ed emotive.

Ecco a questo proposito una riflessione di Carla Scarsi, consulente e responsabile relazioni esterne de La Leche League:

> "È importante chiarire che non esistono ricerche scientifiche che dimostrino che allattare in gravidanza (in una gravidanza fisiologica) faccia male. A meno che il ginecologo non metta la mamma a riposo e non ponga un divieto ai rapporti sessuali e alla prosecuzione dell'allattamento dichiarando quindi la gravidanza a rischio, non esistono motivi fisiologici per interrompere l'allattamento quando si è incinte. Tante mamme hanno provato un'aumentata sensibilità dei capezzoli, che ha richiesto a volte di 'contrattare' col bambino una diminuzione delle poppate, o una minor durata di ogni poppata, e a volte altre mamme hanno riscontrato un nervosismo maggiore (indipendente dall'allattamento, ma che può interferire con esso). Però solitamente le donne che allattano il loro bambino durante la gravidanza riescono a trovare una soluzione per proseguire. Alcune donne non hanno resistito al fastidio e hanno sospeso l'allattamento promettendo al 'fratellone' o alla 'sorellona' che sarebbe ripreso una volta nato il piccino. A volte infine è successo che loro, i fratelloni, una volta nato il fratellino, non ne abbiano più voluto sapere del latte della mamma. Succede; l'importante è sapere che – come sempre – una regola giusta per tutte e tutti non esiste. La regola giusta è quella giusta per noi, mamma e bambini".

Smettere di allattare: consigli pratici

Se la mamma – all'inizio della gravidanza o nel corso dei nove mesi – sente che è il momento di concludere l'allattamento, sarebbe opportuno svezzare il piccolo in modo comunque graduale, ad esempio cominciando a eliminare una poppata o due e aspettando alcuni giorni per scalare ulteriormente, concedendosi una certa flessibilità se il bimbo mostra di essere sofferente.

Se la decisione di interrompere è legata al disagio fisico della mamma, si potrà spiegare al piccolo con parole semplici che "il seno fa male" e proporgli un'altra coccola, diversa dalla poppata, ma ugualmente piacevole, come un bell'abbraccio, il gioco del solletico, un massaggio, cento baci... Ogni coppia mamma-bambino troverà la sua formula, individuando quelle modalità e quei gesti a loro più graditi.

Com'è naturale, più il bimbo è piccino e più tempo potrebbe essere necessario perché capisca e accolga la richiesta materna, ma se la mamma non si stanca di ripetere la sua spiegazione, pian piano il bambino si abitua al cambiamento.

Per ridurre le poppate diurne, la mamma potrà provare a distrarre il bambino, portandolo al parco giochi, a fare una passeggiata, a trovare parenti e amici.

Se invece il piccolo, trovandosi in situazioni nuove, tende a chiedere il seno, si adotterà la strategia contraria: si resterà a casa, leggendo, disegnando, giocando insieme.

In questa fase può rivelarsi molto preziosa la collaborazione del papà. Può essere lui infatti a distrarre il bimbo dal desiderio di poppare, offrendogli delle alternative accattivanti. Ci sono tanti giochi che ai bambini piace fare con il papà: rotolarsi insieme sul pavimento, fare la "lotta", andare a cavallo del babbo che procede a quattro zampe, uscire per una passeggiata, giocare con la palla...

– Due bisogni da soddisfare

Al seno il bebè trova nutrimento, affetto, rassicurazione. Quando vengono meno o si riducono le poppate, si dovranno trovare altre modalità per soddisfare i suoi bisogni.

Il bisogno di suzione che accomuna i bimbi nei primissimi anni di vita dovrà comunque trovare soddisfazione, meglio quindi non impedire al piccolo di consolarsi succhiando un fazzoletto, il dito, un ciuccio.

Per i bambini piccoli il seno ha una fortissima valenza affettiva, e rinunciarvi non è facile; per questo la mamma dovrà trovare nuove modalità per rispondere a questo bisogno del piccolo, coccolandolo molto. Anche se è ancora piccino, il bimbo si accorge che la mamma non è più disposta a offrirgli il seno come in precedenza e potrebbe sentirsi rifiutato. La reazione in questi casi potrebbe essere proprio quella che si vuole evitare, poiché il bimbo tende a richiedere con maggior frequenza di succhiare. Per evitare che si crei una situazione faticosa per entrambi è indispensabile rassicurare il bimbo con un surplus di coccole.

– Allattamento “ridotto”

Non sempre l’esigenza della mamma è quella di interrompere del tutto l’allattamento: se a pesare sono le poppate notturne, o al contrario, quelle diurne, si possono adottare delle soluzioni intermedie.

Se la mamma sente il bisogno di sospendere l’allattamento notturno, potrà trovare delle soluzioni alternative: offrire una bottiglietta con un po’ d’acqua, tenere il bimbo vicino durante la notte perché sia comunque rassicurato dalla presenza materna, coinvolgere il papà per aiutare il piccolo a riaddormentarsi. Se al contrario, la mamma vuole eliminare le poppate diurne, abituerà il bimbo ad attendere la sera per questo appuntamento speciale.

Infine, alcune mamme si sono trovate bene riducendo la durata delle singole poppate: per il bimbo può essere una soluzione dolce, poiché non c’è un rifiuto netto da parte della madre. Si potrà far ciucciare il bimbo per qualche minuto e poi invitarlo a fare qualcosa di divertente insieme (“Appena hai finito di ciucciare, leggiamo il tuo libretto preferito”, “Andiamo a giocare al parco”, ecc).

– Se lo svezzamento non può essere graduale

Ci sono alcune situazioni in cui lo svezzamento non può essere graduale. Ad esempio, se la gravidanza è dichiarata a rischio o se, pur non essendoci specifiche controindicazioni, la mamma sente il bisogno di interrompere l’allattamento in tempi brevi.

In questo caso, il suggerimento è sempre quello di offrire al piccolo un sovrappiù di coccole, per rassicurarlo. È inoltre opportuno spiegargli con parole semplici che non potrà più poppare, ma che lui e la mamma faranno le coccole con baci, abbracci e altre modalità piacevoli per entrambi.

Durante la giornata, siccome può non essere semplice rifiutare la richiesta del seno, l'ideale sarebbe agire d'anticipo, cogliendo con prontezza i segnali del bebè. La mamma sa quali sono le situazioni in cui il suo piccolo cerca il seno (quando è stanco, ha fame, sete, è nervoso, è annoiato...) quindi potrà prevenire la richiesta, soddisfando i suoi bisogni in altro modo (se si tratta di fame o sete), distraendolo se è solito poppare nei momenti di noia, trovando nuove abitudini per l'addormentamento.

Sarebbero invece da evitare le soluzioni drastiche, come l'applicazione sul seno di sostanze dal sapore sgradevole (che delusione per il bimbo dover collegare una consuetudine tanto amata a un brutto ricordo) o le separazioni improvvise (separarsi dalla mamma per diversi giorni può essere traumatico, se il bimbo non è abituato: meglio una mamma "non allattante", di una mamma che non c'è).

Continuare ad allattare: consigli pratici

Se la mamma ha deciso di continuare ad allattare, il suggerimento è quello già offerto, di vivere l'allattamento alla giornata, assecondando le proprie sensazioni e i segnali del proprio bambino.

Ci sono coppie mamma-bambino che portano avanti il loro allattamento come prima, con gli stessi ritmi e lo stesso piacere.

Altre invece vedono il loro allattamento modificarsi gradualmente, perché il bimbo riduce la richiesta o perché la mamma riduce la sua disponibilità e preferisce sviluppare nuove modalità di relazione.

Se la mamma è determinata ad allattare ma prova fastidio ai capezzoli, può essere d'aiuto ridurre la durata delle singole poppate. E mentre il piccolo sta poppando, cercare di rilassarsi il più possibile, assumendo una posizione confortevole, leggendo un bel libro, ascoltando la propria musica preferita...

– Una faccenda di famiglia

La scelta di proseguire l'allattamento, così come quella di interromperlo, è una faccenda di famiglia. Riguarda infatti la mamma e il bambino, ma anche il papà. Se è necessario o se si preferisce interrompere, il coinvolgimento del papà può rivelarsi di grande aiuto per intrattenere, distrarre, consolare il bimbo.

Se la mamma non decide di sospendere, ma desidera diminuire il ritmo, riducendo le poppate quotidiane (o notturne), ancora una volta la presenza del papà può fare la differenza per coinvolgere il bambino e offrirgli alternative interessanti.

Se, infine, la mamma decide di continuare l'allattamento, sarebbe bene che il papà le offrisse il suo sostegno e fosse pronto a incoraggiarla nei (normali) momenti di maggior stanchezza.

E se il papà non fosse convinto della bontà di questa scelta? Allora è importante discuterne con calma. Innanzitutto è necessario chiarire le motivazioni di entrambi: perché la mamma ritiene importante proseguire e perché invece il papà non si sente d'accordo. Quali sono i suoi dubbi? Forse teme che l'allattamento possa nuocere alla gravidanza, alla salute della mamma e/o a quella del nascituro? In questo caso è sufficiente rassicurarlo dell'assenza di controindicazioni per superare l'incomprensione.

Se invece, il papà non è convinto "solo" perché si tratta di una situazione ancora poco comune, la mamma potrà sottolineare che per lei e per il loro bambino l'allattamento è importante, e chiedere espressamente il suo sostegno.

– Come gestire i commenti altrui?

Allattare in gravidanza non è comune nella nostra cultura. Le mamme che lo fanno sono sempre più numerose, ma restano pur sempre una minoranza. A dire il vero, nella nostra società sono una minoranza anche le mamme che allattano dopo il primo e il secondo compleanno. Questo fatto si traduce inevitabilmente in una mole di consigli non richiesti, commenti tra lo stupito e l'irriverente, a volte critiche aperte nei confronti delle scelte della famiglia. Ai commenti basati su vecchi luoghi comuni ("Lo allatti ancora? Così lo vizi!" "Non si svezzerà mai" "Il tuo latte ormai è acqua, non è più nutriente", ecc.) si aggiungono quindi commenti "mirati" ("Togli il nutrimento al piccolo", "Così ti consumi", "Il tuo latte gli fa male", ecc.).

In alcuni casi questi commenti interferiscono con la serenità della mamma, che nei mesi dell'attesa può essere più vulnerabile del solito. Talora le pressioni sociali interferiscono addirittura con la sua scelta di proseguire.

Come gestire consigli e commenti?

Qui forse può essere utile un distinguo. Se i commenti arrivano da persone che sono vicine alla mamma e a cui lei tiene, vale la pena sedersi a un tavolo e spiegare che ci siamo informate e persone competenti (il ginecologo, il pediatra, l'ostetrica) ci hanno incoraggiato a proseguire l'allattamento. Chiarito questo, si potrà valorizzare il ruolo di mamme, sorelle, amiche dichiarando che il loro sostegno è importante per la nostra serenità.

Se i commenti arrivano da persone cui non si è particolarmente legati, vale il detto "fare orecchi da mercanti", sorridere e andare avanti per la propria strada. Se il commentatore non demorde e diventa molesto, proviamo con l'ironia, come suggerisce La Leche League: "Ma come sei gentile a interessarti tanto di noi"...

Poppate nell'attesa: le mamme raccontano

Riportiamo di seguito il racconto di quattro mamme che hanno allattato in gravidanza. La loro testimonianza mostra come emozioni e reazioni siano differenti e come non ci siano regole generali valide per tutti.

* * *

Per scelta e con il parere contrario di tutti i nonni, che millantavano che non si sarebbe mai staccato e che paventavano problemi enormi di gestione e di gelosia con l'arrivo della sorella, ho continuato l'allattamento a richiesta. So che è un argomento scottante per molte mamme e non mi dilungo, ma la natura umana si autoregola e se le diamo fiducia tutto si sistema da sé! Ovviamente la produzione di latte con il prosieguo dei mesi di gravidanza è cambiata e anche la composizione dello stesso; Edoardo ha continuato e continua a chiedermi tuttora la "ciucci", come la chiamiamo noi, ma le richieste sono sempre andate calando tanto che ora la coccola al seno è richiesta solo all'ora della nanna pomeridiana e serale. Non ha nemmeno più risvegli notturni e quando, raramente, si presentano, basta un po' d'acqua e una carezza per riaddormentarsi! Non so dire come sarà dopo l'arrivo di Erica, ma per ora mi sento tranquilla per l'approccio scelto e per le reazioni serene di mio figlio.

Silvia, mamma di Edoardo, 2 anni, e in attesa della seconda bimba

All'inizio della gravidanza Nicola ciucciava ormai solo la sera prima di dormire. Verso il quarto mese di gravidanza si è svezzato spontaneamente, quasi senza che ce ne rendessimo conto: ha iniziato saltando una sera, poi due, poi tre… Finché ci siamo accorti che questa forma di relazione si era conclusa. Non so se siano responsabili i cambiamenti del latte in gravidanza, o se semplicemente, fosse giunto il suo momento.

Giorgia, mamma di Mattia, 12 anni, Nicola, 10 anni, Maddalena, 7 anni

Quando sono rimasta incinta del mio secondo bimbo, allattavo ancora Emma, che aveva tredici mesi e non aveva mai preso né ciuccio né biberon, né latte artificiale o di mucca. Avevo letto parecchio riguardo all'allattamento in gravidanza, e ho trovato di tutto e il contrario di tutto. Io sono un medico, e con le mie conoscenze di fisiologia reputavo non ci fossero vere controindicazioni all'allattamento in una gravidanza non a rischio, per cui ho fatto di testa mia e ho continuato, fino al settimo mese. Non ne avevo neanche parlato col mio ginecologo, non lo ritenevo necessario. A quel punto allattare stava però diventando veramente faticoso, anche perché probabilmente, diminuendo il mio latte, Emma diventava sempre più vorace e iniziava a farmi male.

Inoltre, volevo toglierle il seno con un pochino di anticipo rispetto alla nascita del piccolino, in modo che non collegasse l'arrivo del fratellino con questa privazione. Tuttavia, Emma non era affatto d'accordo. Mio marito cercava di distrarla come poteva, ma la nostra bimba è molto caparbia! Sono stati mesi molto difficili.

Margherita, Emma, 3 anni e mezzo, Leo, 2 anni, Pietro, 4 mesi

Ho sempre avuto il desiderio di avere due figli con poca differenza di età. Dopo la nascita di Simone, la natura mi ha aiutato: nonostante l'allattamento a richiesta, il capoparto è arrivato molto presto, e così pure una nuova gravidanza. A quel punto, nonostante l'esperienza indiretta (sono un'ostetrica), ero piena di dubbi, insicurezze e preoccupazioni sull'allattamento in gravidanza e pure su quello in tandem, se Simone ne avesse fatto ancora richiesta.

Mi sono rivolta a una consulente per l'allattamento, esponendole tutti i miei dubbi, lei mi ha sostenuta, rassicurata e informata. A quel punto non avevo più dubbi, volevo provarci, mi sono detta: "Se funziona, perché no?"

Mi sono accorta che il tema dell'allattamento in gravidanza e in tandem (con due figli di età diversa) è poco conosciuto dagli addetti ai lavori (operatori sanitari, ostetriche, ginecologhe), ma molto dibattuto tra mamme in rete, che si consigliano e si sostengono a vicenda. Quando è nato Stefano, Simone era ancora allattato, e io ho avuto tutti i benefici di questa cosa: la montata è quasi passata inosservata, non c'è stata la tensione mammaria dolorosa che avevo avuto con Simone, non c'è stata scarsità di latte materno, anzi...

Laura, mamma di Simone, 4 anni, Stefano, 2 anni e mezzo, Chiara, 3 mesi

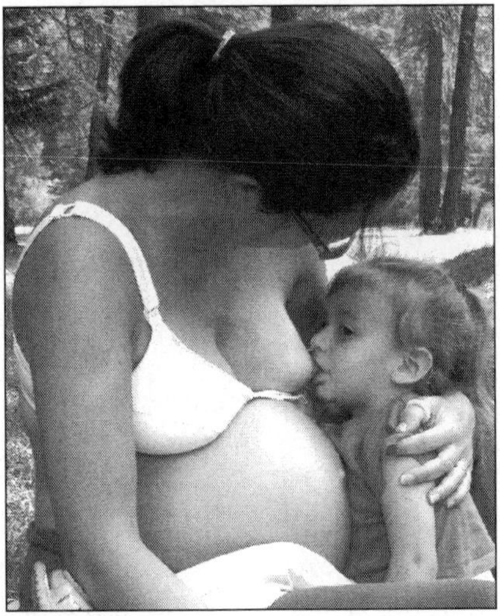

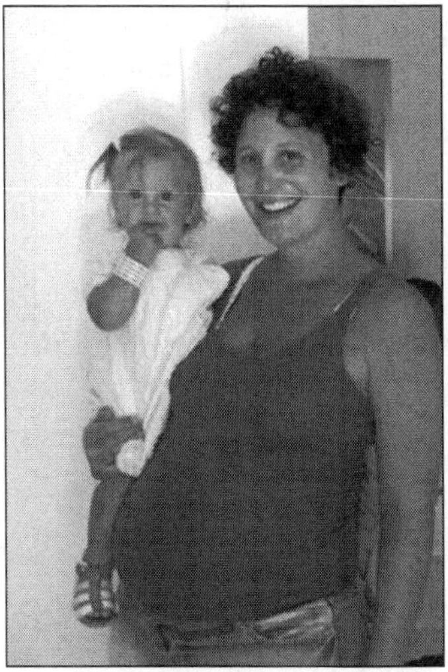

Sorriso di bimbi

Quando ero incinta di Maria, Tommaso, che aveva due anni e mezzo, ogni volta che parlavamo del “bimbo nella pancia della mamma”, diceva: “Sì, sono io!”

Cristina

Lorenzo, quasi 4 anni, mi chiede: “Con cosa sta giocando il fratellino nel pancione?”

“Con niente, tesoro, non ha giochi”.

Si guarda in giro preoccupato. “Tieni mamma, dagli questo” e mi mette un orsacchiotto sotto la maglia.

Stefania

Leonardo aveva 3 anni e mezzo e io preparavo il corredino al fratellino/sorellina. Mentre stiravo delle robine minuscole mi dice: “Mamma, ma sono per me?”

Io: “No, sono per il fratello/sorella”.

E lui: “Ma non viene con la sua valigia?”

Silvia

Aynarah aveva un anno e mezzo e quando le dissi che avevo un bimbo nella pancia mi rispose: “Ah sì? Anche io ce l’ho!”

E da quel giorno abbiamo fatto la gravidanza insieme... Tanto che a volte andava in giro sostenendosi la schiena con le mani!

Veronica

Dopo aver spiegato al fratellone di due anni e mezzo che stava per arrivare una sorellina, lui a cena si ferma all’improvviso e dice: “Mamma, ma una cosa non ho capito. Chi sarà la mamma della sorellina?”

Ecco in effetti una domanda pertinente!

Paola

III

Mi è nato un fratellino, mi è nata una sorellina

Tesoro mio, eri nascosto nel mio cuore, eri il suo desiderio.
Tu, piccolo del cielo, che hai per sorella gemella la luce del primo mattino (...)
Rabindranath Tagore

Ci siamo! Il momento del parto si avvicina, presto tutta la famiglia potrà abbracciare il nuovo nato e presto il vostro bambino diventerà fratello maggiore!

Come organizzarsi perché il primogenito non senta troppo la mancanza della mamma mentre lei è in ospedale? Come sarà il primo incontro tra fratellini? Vediamo insieme come i genitori possono accompagnare il loro bambino ed essere al suo fianco in questi momenti forti, ricchi di stupore, emozione, tenerezza.

Organizzarsi per la nascita

La data del parto è ormai prossima e la mamma dovrà assentarsi per due o tre giorni, affidando il primogenito alle cure del papà e dei nonni.

Il suggerimento è di preparare il bambino con un po' di anticipo, raccontandogli che la mamma andrà in ospedale per accogliere il fratellino e spiegandogli dove trascorrerà i giorni in cui lei non c'è e chi si prenderà cura di lui.

Se il bambino non ha mai dormito lontano dai genitori, sarebbe d'aiuto che fossero i nonni a venire a casa; in questo modo non dovrebbe affrontare più cambiamenti in una volta sola.

Se questo non fosse possibile, la mamma potrà accompagnare il bimbo dai nonni qualche giorno prima per mostrargli la camera e/o il letto in cui dormirà. Se lo desidera il piccolo potrà già preparare qualcosa di suo da portare dai nonni per la sua piccola "vacanza".

In questa occasione i nonni potranno raccontargli le cose belle che faranno insieme... E nella lista potrebbe esserci anche a una sorpresa per la mamma, da consegnarle al suo ritorno: un bel disegno colorato, un lavoretto preparato con l'aiuto dei nonni o ancora una torta impastata con le sue mani.

I genitori potranno inoltre rassicurare il primogenito spiegandogli che, non appena nato il fratellino, il papà o i nonni lo accompagneranno in ospedale per conoscerlo.

Come sempre, è importante rispondere a ogni sua domanda perché, anche se piccino, possa avere un quadro abbastanza chiaro di quello che succederà.

* * *

Negli ultimi tempi si parlava della "vacanza" (non assenza) della mamma che sarebbe andata in ospedale per accogliere il fratellino. Ed è stata "potenziata" la presenza della nonna paterna che si sarebbe occupata di Letizia insieme al papà, durante il soggiorno ospedaliero.

Marta, mamma di Letizia, 2 anni, Gabriele, 3 mesi

Nell'ultimo periodo dell'attesa, io ero a casa in maternità con Maria: me la sono coccolata e l'ho preparata anche a stare un po' dai nonni, ogni tanto. Lei tutti questi cambiamenti li ha sempre vissuti con serenità. Poi è arrivato un giorno... Maria non voleva andare via con mio papà, voleva stare con me, così sono andata anch'io dai nonni, abbiamo trascorso la mattinata assieme, abbiamo pranzato e poi le ho detto: "Ora la mamma va un po' a casa a riposare". E lei serena: "Ciao mamma, ti voglio bene" e mi abbraccia. Dopo due ore si è rotto il sacco e alla sera è nato Nicola!

Alessandra, mamma di Maria, 3 anni e mezzo, Nicola, 16 mesi

– Spiegare la nascita

Con l'avvicinarsi del momento della nascita può capitare che il primogenito domandi come farà il fratellino a uscire dal pancione. Qui ogni famiglia deciderà come raccontare la nascita, l'importante è non evitare di rispondere, ma soddisfare la curiosità del bambino (che altrimenti cercherebbe di immaginare la risposta, arrivando a conclusioni spesso molto fantasiose). Questa può essere l'occasione per spiegare con parole semplici e immagini adatte all'età del bambino, come si svolge la nascita, presentandola come un evento naturale, bello e importante.

* * *

Non ho mai mostrato le cose diversamente da come sono nella natura e nella realtà, ho magari ridotto i particolari dolorosi o un po' complicati per la sua età, ma non ho nascosto ad Arianna come stanno le cose. Tanto che da allora e ancora adesso ogni tanto fa nascere le sue bambole dalla sua pancia facendole passare tra le gambe, e poi le allatta quando dice che piangono. Poi molto ha fatto il libro *La mia nascita*, che pur essendo per bambini un pochino più grandi, ha permesso ad Arianna di capire (a modo suo) che il fratellino era arrivato dall'amore di mamma e papà, che era nella pancia e che cresceva, che sarebbe nato dal corpo della mamma e avrebbe preso il latte dal seno...

Ilaria, mamma di Arianna, 3 anni, Ettore, 6 mesi

Quando Maddalena era piccola c'è stato un periodo in cui a casa nostra era di scena la nascita: figlie bambole e figli peluche nascevano sul divano del salotto con parti super veloci e venivano allattati e portati in fascia... Nel caso nostro a partorire però erano i maschi!

Giorgia, mamma di Mattia, 12 anni, Nicola, 10 anni, Maddalena 7 anni

– È il momento!

Il momento tanto atteso è arrivato e le prime contrazioni annunciano che state per abbracciare il vostro piccino. Conviene spiegare al bimbo cosa succede e avvertirlo che state andando in ospedale per accogliere il fratellino, ricordandogli come e quando lui potrà incontrarlo. Se avete deciso di farlo accompagnare in ospedale dal papà o dai nonni, rassicuratelo del fatto che vi vedrete entro un tempo breve ("Appena il fratellino sarà nato, il papà verrà a prenderti e ti porterà a conoscerlo", o "I nonni ti accompagneranno da me e potrai conoscere il fratellino").

Se avete stabilito di non portare il primogenito in ospedale, ricordategli l'appuntamento, così come l'avete organizzato ("Ti aspetto, quando verrai con il papà a prendere me e il fratellino per portarci a casa" o "Appena il papà ci riporterà a casa faremo festa tutti insieme", ecc.).

IL PRIMO INCONTRO

È nato! Per il fratellino maggiore, così come per i genitori, il primo incontro con il bebè è un re-incontro, è il momento in cui quel piccolino che faceva capriole nel pancione e rispondeva con i suoi calcetti al saluto del primogenito, finalmente si rivela e può essere osservato, toccato, abbracciato.

In ospedale subito dopo la nascita

Molte famiglie si sono trovate bene accompagnando il fratello maggiore in ospedale perché potesse conoscere il fratellino e riabbracciare la mamma subito dopo la nascita. In questo modo la mamma non "sparisce" per un periodo troppo lungo e, ancora una volta, il primogenito viene coinvolto e reso partecipe[1].

Se si è deciso per un primo incontro nel punto nascita, la mamma potrà aspettare il suo bambino in camera e accoglierlo con tante coccole. E non appena il bimbo chiede del fratellino… è il momento di mostrargli il piccino nella cullina e lasciare che lo accarezzi o lo prenda in braccio. Se il primogenito è molto piccolo sarà sufficiente farlo sedere sul letto, posargli il bimbo tra le braccia e restare al suo fianco per aiutarlo a sorreggerlo.

Se possibile, il bambino dovrebbe poter vivere questo primo incontro in una situazione tranquilla e intima: per lui è un momento denso di emozioni

1 A volte si ha il dubbio che l'ambiente ospedaliero possa intimorire il piccolo, ma il reparto di maternità non assomiglia agli altri reparti dove ci sono persone ammalate o sofferenti. E la figura del medico non dovrebbe far paura, in generale è utile presentare il dottore come una persona che si prende cura della salute delle persone!

da condividere con i genitori. L'ideale sarebbe quindi organizzarsi in modo da evitare il via vai di visitatori, quando il bambino incontra suo fratello per la prima volta.

Una volta fatte le presentazioni, la mamma potrà affidare il bebè al papà o appoggiarlo nella cullina, per dedicarsi al fratello maggiore, chiedendogli cosa ha fatto nel tempo in cui sono rimasti separati e coccolandolo un po'.

In questa occasione la mamma potrà consegnare un piccolo dono al primogenito per festeggiare questo momento felice e il fatto che il bambino è diventato un fratello maggiore[2]. Per lui sarà bello (e rassicurante) vedere che la mamma lo ha pensato anche mentre erano lontani. Anche un bigliettino con una frase della mamma e tanti cuori per lui, saranno una sorpresa molto gradita.

Per farlo sentire importante, inoltre, il papà potrà portare con sé il bambino e fargli scegliere un fiore, una pianta o un altro pensierino da acquistare per la mamma e, naturalmente, anche la consegna del dono sarà affidata a lui.

* * *

Abbiamo aspettato tanto prima di avere un secondo figlio ed eravamo pieni di paure. Francesco è stato figlio unico per ben nove anni, come avrebbe accettato un fratellino? Tutte le nostre paure sono state spazzate via in un micro secondo. Quando Alessandro è nato, le ostetriche hanno aspettato che entrasse Francesco in sala parto per lavarlo. E si sono conosciuti così, il grande che gli parlava mentre con la mano lo accarezzava, il piccolo che lo guardava estasiato, riconoscendo la voce che tanto gli aveva parlato mentre era nel pancione. E non appena vestito, l'ostetrica l'ha messo in braccio al suo fratellone…

Ivana, mamma di Francesco, 10 anni, Alessandro, un anno

Avevo letto in un libro che far trovare un regalo da parte del nuovo arrivato sarebbe stata una bella sorpresa per il fratello maggiore. Questa cosa mi è piaciuta e nella valigia dell'ospedale ho incartato con una bella carta e un grosso fiocco un puzzle e un libro (le due attività preferite del momento di Federico). Quando sono andata in ospedale per la nascita di Elena ho

2 Il pediatra Alessandro Volta in *Nascere genitori*, suggerisce di regalare al bimbo un libretto da leggere insieme alla mamma e al fratellino.

abbracciato forte il mio Fede, consapevole che sarebbe iniziata una nuova magia a quattro tra di noi.

Ho insistito con mio marito affinché nessuno venisse a disturbare questo nostro momento: al primo nostro incontro dovevamo esserci solo noi quattro. E così è stato. Ricordo ancora la gioia nel vedere entrare il mio ometto, due anni e mezzo alla nascita di Elena, nella stanza dell'ospedale… Il suo sguardo incredulo nel vedere la sorella nella cullina. L'ho baciato e poi insieme abbiamo preso Elena e ce la siamo guardata per un po'. Poi gli ho detto: "Lo sai che tua sorella mi ha dato questo pacchetto per te?" L'abbiamo aperto e ha iniziato a giocare con il puzzle e a farsi leggere il libro. Poi foto di gruppo con tutti i miei cuccioli sulla pancia e mio marito a stringerci…

Quando è venuta la dottoressa a chiamarmi per portare Elena alla visita di controllo, Federico ha iniziato a piangere perché voleva sua sorella! I momenti più difficili per me sono stati quelli che ho vissuto nel vederlo andare via tutto magonato…

Valentina, mamma di Federico, 3 anni, Elena, 10 mesi

La prima visita in ospedale è stata dolcissima: nella mia valigia avevo messo un regalo per Alessandro e gli ho detto che lo aveva portato suo fratello che era felice di conoscerlo finalmente! Poi ho preso la manina del piccolo e l'ho messa in quella di Ale che se ne stava un po' in disparte e accigliato. Ho visto che si illuminava e quando il piccolo si è messo a piangere lui gli ha detto: "Non devi avere paura, sono tuo fratello e ti proteggo io se hai male al pancino"!

Maria Cristina, mamma di Alessandro, 4 anni, Francesco, 1 anno

L'espressione di felicità che le ho visto in viso quando è entrata nella stanza in ospedale non la dimenticherò mai! E ancora oggi è entusiasta di sua sorella, che mostra con orgoglio a chiunque. E quando a una festa, una bambina ha detto a Valentina: "La mia mamma nella pancia ha un fratellino!", la risposta di Valentina, piccata, è stata: "La mia mamma me l'ha già fatto, un sorellina, ah! Ah!"

Daniela, mamma di Valentina, 6 anni, Vittoria, 8 mesi

Il primo incontro è stato a dir poco tragico: il giorno della nascita, dopo cinque ore, Gianluca, appena sveglio, arriva in ospedale in spalla al papà mentre io cercavo di attaccare Raffaele al seno. In pochi secondi è scoppiato a piangere Gianluca, poi io, poi Raffaele, col papà inerme che ci guardava.

Questione di pochi minuti e poi è girato tutto, ho preso in spalla Gianluca e li ho tenuti assieme, poi solo il grande. Grazie alle infermiere che hanno chiuso un occhio sono riuscita a cenare con lui sul letto e a restituire un po' di quotidianità al nostro rapporto.

Beatrice, mamma di Gianluca, 22 mesi e Raffaele, 3 mesi

Ho rotto il sacco alle 3,45, ho aspettato che Camilla si svegliasse, abbiamo fatto colazione e poi le abbiamo spiegato che il fratellino era pronto a nascere, si muoveva tanto tanto e il dottore in ospedale lo avrebbe fatto uscire da un taglietto nel pancione. Il papà l'ha accompagnata dai nonni e quando Federico è nato, lei era fuori dalla sala parto.

Quando si sono conosciuti era intimorita, emozionata, curiosa, lo voleva prendere in braccio ma non osava. Nella culla ha trovato un pacchettino da parte di Chicco per lei. L'ha scartato con le mani tremanti e poi è corsa a ringraziarlo.

Si è seduta sul letto e gliel'abbiamo messo tra le braccia. Ridacchiava tesa, imbarazzata. Lo accarezzava piano, come fosse di vetro.

È tornata ogni giorno a trovarci chiedendo continuamente quando avrebbe potuto portare a casa il bambino.

Roberta, mamma di Camilla, 4 anni e mezzo, Federico, 2 anni

Avevo un po' paura dei primissimi giorni, in cui siamo stati in ospedale. Arianna non era mai stata per così tanto tempo sola col papà (soprattutto mai la notte) e non sapevo come avrebbe preso il fatto di vedere "davvero" il fratellino tra le mie braccia.

Avevo organizzato uno scambio di doni: lei aveva scelto per Ettore un sonaglino di peluche, per lei avevo preso una bambola, che le ho spiegato essere il regalo da parte del fratellino. Nella mia testa avrebbe potuto usarlo sia come bimbo da cambiare, allattare, lavare, (cosa che ha fatto varie volte), sia magari come "sostituto" per eventuali rabbie da esprimere (l'ha sempre trattato bene).

Se li sono "scambiati" in ospedale, la prima volta che è venuta a trovarci, insieme al papà (ho preteso visite separate da parte degli altri parenti). Lei non ha dimostrato di essere particolarmente sorpresa del bimbo ed è stata molto contenta del regalo.

Tornando a casa Arianna e il papà sono andati in un negozio a comprare i fiocchi azzurri e la vaschetta per il bagnetto. Lei si è sentita molto partecipe: un fiocco l'ha messo sul suo balcone e le prime volte che facevo il bagno a Ettore nella vaschetta era felice di ricordarmi che l'aveva presa LEI per "nino mio", come lo chiamava.

Ilaria, mamma di Arianna, 3 anni, Ettore, 6 mesi

L'indomani mattina viene a trovarmi mio marito con Maria. Nicola era al nido, così mi sono coccolata Maria un bel po' e dopo siamo andate insieme a conoscere il fratellino. Maria lo ha accarezzato, lo ha baciato sui piedini...

Poi il rientro a casa: credo che in tutti i padiglioni dell'ospedale abbiano sentito che Maria voleva la sua mamma!

Alessandra, mamma di Maria, 3 anni e mezzo, Nicola, 16 mesi

Ricordo benissimo lo sguardo di mio figlio Lorenzo quando ha visto suo fratello Gabriele: i suoi occhi grandi e gioiosi per la prima volta mi sembravano diversi, scrutava suo fratello senza toccarlo e per ben tre giorni non mi ha teso una sola volta le braccia, anzi voleva andare via subito quando veniva a trovarmi. Momenti di puro panico per me, ho pianto per tre giorni di fila.

Per mia fortuna, però, una volta tornata a casa anche Lorenzo ha avuto la sua reazione: si è aggrappato al mio collo cominciando a piangere. Poi, per assurdo, ha chiesto di Gabriele. Lo ha preso in braccio, lo guardava, gli sorrideva, guardava me e poi con il suo solito tono mi da detto: "Mammina, ma questo bambino resterà per sempre con noi?"

"Certo amore mio, è tuo fratello!"

"Fratello... come tu e la zia Tecla e la zia Robi fratelle?"

"Sì amore, proprio come noi tre".

"Ma dove dorme?"

"Dormirà vicino a noi".

"Vabbene... facciamo così: tu al centro e noi due 'allato'".

Ovviamente la storia continua con alti e bassi, pianti e sorrisi. Il tempo passa ma ancora oggi mi ritrovo a dormire nel mezzo con i miei figli... "allato"!

Nadia, mamma di Lorenzo, 8 anni, e Gabriele, 5

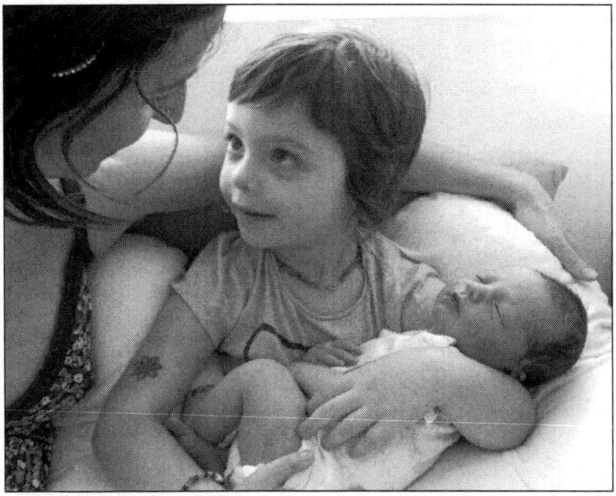

Al rientro a casa

Se i genitori hanno deciso che il primo incontro avverrà a casa, il primogenito potrà essere coinvolto nei preparativi per l'accoglienza della mamma e del fratellino. I nonni o la persona che si occupa di lui potrà invitarlo a preparare un bel disegno o un biglietto per la mamma e/o per il piccolino che è nato. Se il primogenito non si dimostra interessato non è il caso di insistere, ma sarebbe un peccato non provare a coinvolgerlo.

Resta valido anche il suggerimento di invitare il primogenito a scegliere insieme al papà un piccolo dono, una pianta, un fiore per la mamma.

Quando la mamma arriva a casa con il piccolino, potrà subito coccolare il primogenito e, non appena lui lo chiede, mostrargli il fratellino e lasciare che lo osservi, lo sfiori, lo prenda in braccio.

Anche in questo caso, sarebbe opportuno che il primo incontro avvenisse in una situazione il più possibile intima e tranquilla; per festeggiare con parenti e amici ci sarà tempo!

* * *

La mattina, accompagnandola al nido, ho detto a Letizia che a breve sarebbe arrivato il fratellino. La sera, quando il papà è tornato a casa dall'ospedale con la notizia che Gabriele era nato, lei ha iniziato a dire: "Gabiele fatellino". Al nido, il giorno dopo, lo ha annunciato alle educatrici e ai bambini.

Quando lo ha visto in ospedale il giorno in cui saremmo rincasati, era tutta seria e impegnata a studiarlo. La sera abbiamo vissuto un momento splendido familiare: lei non sapeva più cosa fare per intrattenerlo, per farlo giocare, gli mostrava i giochi, i pupazzi, le costruzioni, gli puliva la bocca con la bavaglia, gli sorrideva... e, cara, era basita, dalla totale assenza di risposta del fratellino.

Marta, mamma di Letizia, 2 anni, Gabriele, 3 mesi

Eccolo! È nato il fratellino

- In occasione del primo incontro, lasciamo che il bambino accarezzi o prenda in braccio il bebè.
- Un piccolo regalino o un bigliettino, che la mamma potrà preparare preventivamente nella borsa per l'ospedale, può essere utile per rinforzare la certezza del primogenito di essere sempre nei pensieri materni.
- Se il bimbo conoscerà il fratellino solo successivamente al rientro a casa di mamma e bebè, la mamma potrà lasciare un pensierino per lui che gli verrà consegnato mentre lei è in ospedale.
- Per farlo sentire importante, il papà potrà coinvolgere il bambino nella scelta di un fiore o di un piccolo dono da consegnare alla mamma.

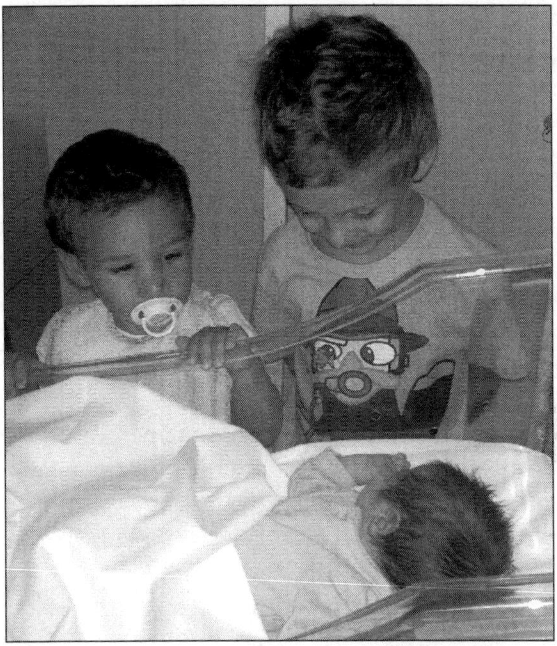

Mentre la mamma non c'è

Per alcuni bimbi separarsi dalla mamma per due o tre giorni e altrettante notti non è affatto facile. Soprattutto se sono piccini o non sono mai stati senza di lei. Durante la degenza ospedaliera, una figura importante è quella del papà che può intrattenere il neofratello maggiore coinvolgendolo in attività interessanti, giocando con lui, ma anche portandolo con sé a fare commissioni, preparando un cartello di bentornato per la mamma e di benvenuto per il fratellino, facendo "cose da grandi", (una gita in bicicletta, una cena a base di pizza o qualunque altra cosa possa far piacere e distrarre il primogenito).

Altri potenziali alleati in questa situazione, di solito, sono i nonni (o altri parenti cui il piccolo è affezionato): se il bimbo è occupato c'è meno spazio per sentire la mancanza della mamma (la si sente comunque, ma meno).

* * *

Aynarah è sempre stata una bimba ad alto bisogno, molto attaccata a noi genitori e alla mamma in particolare. Io ero davvero terrorizzata al pensiero di lasciarla a casa e di ritornare a cose fatte con Sirio in mezzo a noi. Purtroppo un piccolo problema genetico su un fattore di coagulazione non ci ha lasciato la tranquillità dell'opzione parto in casa né in una casa del parto come il Centro Nascita La Margherita, dove i papà e i fratellini possono restare a dormire. Come previsto, lei ha sofferto molto per la mia assenza (tornassi indietro vorrei cercare un ospedale che dia la possibilità delle dimissioni dopo dodici ore dalla nascita) tanto che il primo giorno non voleva nemmeno rivolgermi la parola! Per me è stato molto difficile affrontare il suo atteggiamento restio, ma il papà è stato davvero bravo, sostenendo me e facendo di tutto per cambiare la sua quotidianità in modo che non facesse quasi niente di quel che faceva con la mamma per farle sentire il meno possibile la mia mancanza (anche il menù della colazione le ha cambiato... ed è stato davvero utile!).

Poi finalmente siamo tornati tutti a casa, con le nostre fasce colorate addosso: io con Sirio e lei con la sua bambola "storica" (mentre la bambola-fratello che le avevamo regalato ha preso il posto in braccio).

Veronica, mamma di Aynarah, 3 anni, Sirio, 8 mesi

– All'asilo per dare la buona notizia

Che bella sorpresa per un bimbo che esce dall'asilo scoprire che il fratellino è nato e il papà (o i nonni) lo accompagneranno a conoscerlo!

E se il fratellino nasce di notte? Se sapete che il vostro bambino sarebbe contento di saltare un giorno di asilo... la nascita di un fratello è una buona giustificazione! D'altronde non ti nasce un fratellino tutti i giorni, si tratta di un evento molto speciale. Al mattino, anziché andare all'asilo, il piccolo potrà andare subito in ospedale a incontrarlo.

Se invece il bambino frequenta l'asilo o la scuola con gioia, i genitori valuteranno, ed eventualmente si potrà posticipare al pomeriggio il primo incontro. Nei giorni successivi conviene tornare a scuola per mantenere la normale routine del bambino; in questo modo, tra l'altro, potrà annunciare l'arrivo del fratellino alla maestra e ai compagni!

– Le visite in ospedale

Nei giorni in cui la mamma è ricoverata, i genitori potranno valutare se accompagnare il primogenito a farle visita ogni giorno o se, dopo il primo incontro con il fratellino, aspettare che lei torni a casa.

Se il bambino va volentieri a trovare la mamma e il fratellino non c'è motivo di non accompagnarlo!

E se al momento del commiato il bimbo si intristisce?

Può essere utile pensare a qualcosa di bello da fare insieme – il bimbo e la persona che lo accompagna (il papà o i nonni) – quando lasceranno l'ospedale. Papà e bimbo potranno accordarsi per andare a prendere una pizza o per preparare un bella sorpresa per la mamma, un disegno o un lavoretto che il bimbo le porterà il giorno dopo.

L'appuntamento speciale potrà essere stabilito in anticipo, per poi ricordarlo al bimbo nel momento di tristezza, sottolineando il fatto che l'indomani torneranno a raccontare tutto alla mamma.

– Se il ricovero dura un po' di più

E se il fratellino nasce prima del termine o, seppur nato a termine, purtroppo ha un problema di salute per cui si rende necessario un ricovero ospedaliero più lungo del previsto? In questo caso la preoccupazione dei genitori è giustamente rivolta al nuovo nato, ma è importante che si trovi un momento tranquillo per comunicare al primogenito, con parole semplici, comprensibili e sincere, qual è la situazione. A volte, spinti dal desiderio di proteggerlo, si ha la tentazione di non affrontare l'argomento con il bambino, ma il "non detto", è pesantissimo per tutti: i genitori che non possono fingere che vada tutto bene e il piccolo che pur non sapendo cosa sta succedendo "sente" che c'è qualcosa che non va (e una minaccia sconosciuta è molto peggiore di qualcosa che si conosce e quindi si può comprendere e fronteggiare). Anche se il bambino è molto piccolo si potrà spiegare che il fratellino è nato prima del tempo e quindi è piccino piccino e deve restare per un po' in ospedale in una culla speciale. Rassicuriamo il primogenito dicendogli che quando il fratellino sarà cresciuto abbastanza (o quando starà bene, se c'è un problema di salute), verrà a casa e potranno stare finalmente tutti insieme. Anche se il neonato è ricoverato, potrebbe essere d'aiuto, non appena possibile, portare il primogenito a conoscerlo.

Infine, è imperativa la disponibilità a rispondere a ogni dubbio o domanda del bambino.

PER AFFRONTARE LA LONTANANZA DALLA MAMMA

Per molti bimbi la nascita del fratellino coincide con la prima separazione dalla mamma. Come aiutare il piccolo ad affrontare la lontananza?

- Lasciare al bimbo un fazzoletto che "sa di mamma" (o un altro oggetto), che il piccolo possa tenere in tasca, per simboleggiare fisicamente il legame con la mamma che non è presente.
- Scambiarsi un oggetto significativo – alla mamma un giochino o un peluche o un fazzoletto del bimbo, al bambino qualcosa che appartiene alla mamma –, con la promessa di pensarsi "fortissimo".
- Preparare una scatolina o un barattolo di "pensieri di mamma", con dentro tanti bigliettini ripiegati: in ogni biglietto una frase, un disegnino, un bacio, un "ti voglio bene" che la mamma ha preparato per il bimbo. Da usare nei momenti di nostalgia, uno o due biglietti secondo il bisogno…

Se il bimbo nasce in casa

Riportando il parto in un ambiente gestito dalle donne, trasformandolo in un evento di vita famigliare, coinvolgendo i bambini, ce ne riappropriamo e prepariamo i bambini a riappropriarsene a loro volta quando saranno adulti.
Sheila Kitzinger

Quando i genitori decidono di accogliere il loro bambino tra le mura domestiche, il primogenito non deve affrontare la separazione dalla madre e può essere molto presente e partecipe nei primi momenti e nei primi giorni di vita del fratellino. Le famiglie che hanno vissuto questa esperienza ne conservano un ricordo molto dolce, di grande intimità e tenerezza.

* * *

Manuela è nata in casa, nella notte, mentre Eleonora dormiva. Quando si è svegliata il papà l'ha portata da noi e dopo aver guardato un po' quell'esserino piccolo e rossiccio le ha offerto la sua colazione!

Gemma, mamma di Eleonora, 6 anni, Manuela, 4 anni, Gabriele 6 mesi

Elena ha avuto la grande fortuna e mi ha fatto il grande regalo di nascere a casa e questo è stato importantissimo anche per la sorella, che non ha vissuto il distacco da me e ha conosciuto Elena subito dopo il parto, circa un'oretta dopo.

Ogni tanto le ritorna in mente e mi chiede: "Mamma, ti ricordi di quando era nata Elena e che aveva ancora la testolina tutta sporca? Poi le abbiamo fatto il bagnetto…" Infatti lei era presente al primo dolcissimo bagnetto di Elena, fatto nel lavandino del nostro bagno con l'ostetrica e il papà.

Daria, mamma di Alice, 4 anni, Elena, 1 anno

Il mio primo figlio è nato in ospedale: avevo ventisei anni, gravidanza perfetta, un parto sereno, nessun problema ad allattare. Dopo un divorzio, un trasloco e una breve carriera lavorativa in una casa editrice, ecco una nuova gravidanza… per totale merito del mio compagno, che mi ha presentato l'ostetrica giusta, ho – abbiamo – deciso di far nascere Alice a casa nostra, nel nostro nido. Alessandro aveva ormai quasi undici anni. Non volevamo assolutamente farlo sentire escluso, a maggior ragione essendo figlio di un papà diverso, quindi abbiamo dato a lui la libertà di scegliere se salire al piano superiore dove vivono i nonni, se stare in camera sua a guardare l'Italia che giocava contro forse il Lussemburgo, se stare con noi… insomma era libero. Ma l'avevo preparato, spiegandogli che ovviamente un parto è un parto e quindi mi avrebbe vista in una situazione dove un po' di dolore c'è. Fatto sta che, alla fine, lui fra un calcio e l'altro dell'Italia, quando Alice stava nascendo è arrivato e l'ha vista nascere! E poi è scoppiato a piangere e così anche noi, incluse le due (stupende) ostetriche.

Diciassette mesi dopo Alice, è nato Lorenzo. Durante il parto, che è stato molto veloce, mia mamma ha portato Alice al parco per un paio d'ore. Poi Alice è tornata e alla sera l'ho messa a nanna io come sempre. Lorenzo si è attaccato subito al seno, ha dormito con noi, l'ho portato nel marsupio… Ce lo siamo goduti da subito e per la sorellina non è stato assolutamente un trauma il suo arrivo. Alice, e poi Lorenzo, sono nati con il

Lotus[3]. Un'esperienza meravigliosa dopo l'altra. La magia di far nascere i nostri figli nel calore della nostra casa, in un ambiente rispettoso, silenzioso e poco illuminato, stracolmo di amore e di serenità...

Maria, mamma di Alessandro, 13 anni, Alice, 3 anni, Lorenzo, 2 anni

* * *

La scelta di quanto e come coinvolgere il primogenito in occasione della nascita è molto personale. I genitori devono valutare con attenzione e sensibilità le possibili reazioni del figlio e la mamma deve anche valutare se si sentirebbe a suo agio avendolo accanto. Detto ciò, ovviamente non esistono regole universali e non c'è una scelta giusta o sbagliata. C'è la vostra scelta che è quella giusta per voi e per la vostra famiglia.

Se i genitori preferiscono che il primogenito non sia in casa nella parte conclusiva del parto, basterà organizzarsi, mettendosi d'accordo con i nonni perché vengano a prendere il bambino e lo portino a casa loro per alcune ore o lo accompagnino a fare una passeggiata o a giocare al parco. Per chi ha una casa molto grande, il bimbo potrebbe essere "intrattenuto" anche senza uscire, giocando in un piano diverso da quello in cui si svolge il parto.

– Cosa serve per il parto in casa?

Per quanto riguarda la preparazione dell'ambiente domestico non è necessario nulla di particolare. Come spiega Ivana Arena, ostetrica libera professionista che assiste parti a domicilio a Roma:

> "L'ostetrica fornisce alla donna un elenco di accessori che possono essere utili, lenzuola lavate, telini di cotone (che si possono ottenere tagliando delle vecchie lenzuola), qualche traversa impermeabile.
> Non sono invece necessarie le attrezzature che si possono trovare in ospedale: per assumere posizioni diverse, la donna può sfruttare il proprio letto, le sedie, il divano. Se desidera approfittare degli effetti an-

3 Quando i genitori scelgono il Lotus Birth, il cordone ombelicale non viene tagliato, ma placenta e bebé restano legati, finché il distacco non avviene in modo spontaneo nel momento in cui il cordone si stacca dall'ombelico. Per chi volesse saperne di più c'è un libro: *Lotus Birth: il parto integrale Nati con... la placenta!* di Shivam Rachan, Amrita, 2004.

talgici dell'acqua calda, può utilizzare la doccia e/o la vasca. Inoltre, molte ostetriche sono dotate di vasche gonfiabili per il parto in acqua e la portano loro a casa della coppia.
Infine, non servono pulizie particolari di arredi e locali. La normale igiene domestica è sufficiente. L'ambiente famigliare garantisce, infatti, le condizioni più favorevoli per accogliere il neonato che alla nascita viene colonizzato dai batteri materni e non rischia di venire a contatto con i batteri antibiotico-resistenti, che sono invece presenti nell'ambiente ospedaliero".

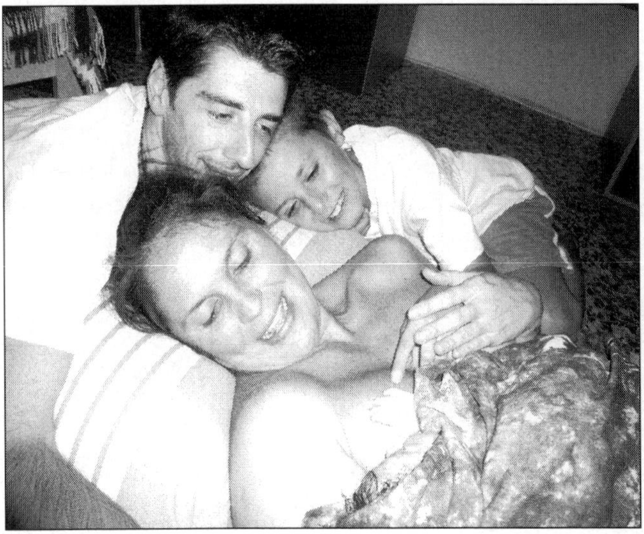

– In Casa di Maternità

Un'altra soluzione interessante per le donne che desiderano vivere un'esperienza di nascita naturale, in un ambiente non medicalizzato, è quella di partorire in una Casa di Maternità, ovvero una normale abitazione, con l'assistenza di ostetriche qualificate che hanno seguito la mamma nel corso dell'attesa. Dopo la nascita, la neofamiglia resta nella Casa di Maternità per ventiquattro ore e i fratellini e le sorelline maggiori sono benvenuti. In alcuni Paesi europei questa modalità di nascita è molto diffusa e le Case di Maternità gestite da ostetriche sono numerose, in Italia invece si tratta di una soluzione ancora poco nota e le strutture di questo tipo pubbliche (ovvero collegate a un ospedale) o private (gestite da ostetriche libere professioniste) sono solo una decina[4].

Festeggiare con parenti e amici

Nei giorni successivi alla dimissione dall'ospedale, quando parenti e amici arrivano in visita per festeggiare la nascita e dare il benvenuto al nuovo nato, è bene sottolineare anche un altro evento, ovvero il fatto che il primogenito è diventato fratello maggiore: in questo modo anche lui si sentirà importante e considerato.

Dato che la reazione di "rapimento" di fronte alla tenerezza ispirata da un neonato è del tutto normale, toccherà ai genitori ricordare ai familiari di riservare delle attenzioni anche al primogenito. Ovviamente non si suggerisce di ignorare il nuovo nato – non sarebbe giusto e non farebbe piacere neanche al fratello maggiore – ma di coinvolgere il primogenito e non farlo sentire trascurato.

Sorriso di bimbi

Chicco voleva una sorellina. Aveva 3 anni e mezzo quando è nato Lorenzo. Una sera in cui il fratellino piangeva molto (ha sofferto tanto di coliche) Chicco mi dice: "Mamma, ma quando arriva la sorellina, Lorenzo lo diamo indietro?"

Elisa

Alice, 26 mesi, parlando della sorellina: "Mamma, l'abbraccio perché sono più grande, e lei è piccolina e io voglio bene all'Ariannina!"

Agnese

4 Per chi desidera saperne di più ecco alcuni siti ricchi di informazioni: www.nascereacasa.it sito dell'Associazione Nazionale Ostetriche Parto a Domicilio e Casa Maternità e www.nascereincasa.it sito dell'associazione Nascere in Casa, fondata da un gruppo di genitori di Torino interessati al parto a domicilio.

Daniele, 4 anni, dopo la prima notte a casa di Mattia: "Mamma il fratellino è bello però è un piagnone!"

Sabrina

Franco, 2 anni, davanti alla sorellina appena nata: "Ma… non ha i denti! E nemmeno il pisello! Andiamo a comprarli!"

Claudia

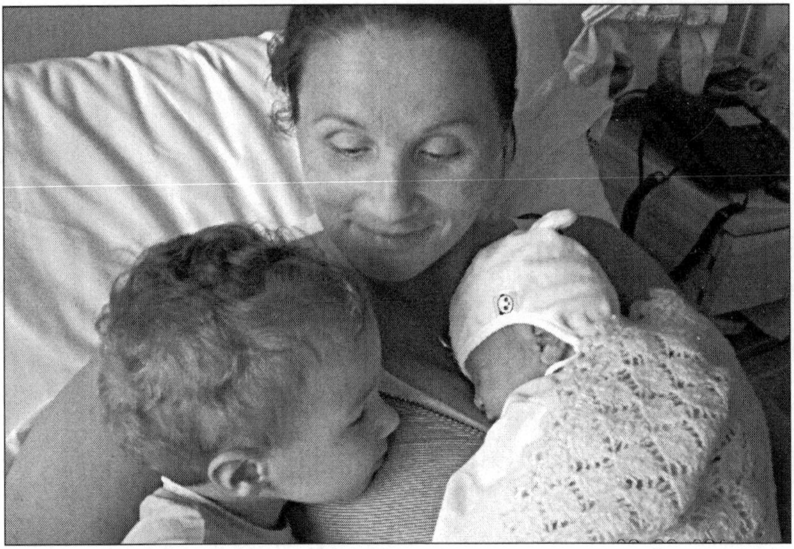

IV

Una mamma e un papà per due

Sono felice di avere due bambini e di imparare da loro. La gioia che viene dall'averli insieme è ben più della della somma della gioia che viene da ciascuno di essi.
Valentina, mamma di Margherita, 4 anni, Iago, 2 mesi

Per me ogni giorno è fantastico! Vedere gli occhi di Alessandro illuminarsi quando arriva Francesco, dà senso alle mie giornate.
Ivana, mamma di Francesco, 9 anni, Alessandro, 11 mesi

Quando nasce il primo figlio, nascono anche una mamma e un papà. Quando in famiglia arriva un secondo bimbo, mamma e papà sono già genitori, non c'è più l'inesperienza della prima volta e anche tanti dubbi pratici sono superati. I gesti legati all'accudimento di un bebè dal cambio del pannolino, al bagnetto, alle poppate sono ormai noti, ma le emozioni… sono tutte nuove! Cosa si prova quando si stringe tra le braccia questo "nuovo" bambino? Cosa vuol dire essere una mamma e un papà per due?

Le emozioni della mamma

Ogni nascita, ogni figlio, regala alla sua mamma emozioni uniche e irripetibili. Il fatto di essere una mamma già esperta, permette alla donna di vivere la seconda nascita con più fiducia in se stessa e quindi con meno dubbi e incertezze. Certo, ogni bambino è diverso e può avere un temperamento e dei bisogni differenti dal fratello maggiore, quindi è necessario un periodo di "rodaggio", per conoscere e capire il proprio piccino e entrare in sintonia con lui, ma di base c'è una maggior sicurezza. La mamma che è riuscita una volta, con il primogenito, a interpretare i bisogni del suo bambino, sa di poterci riuscire di nuovo. Forse anche per questo, perché le ansie sono minori (o assenti), molte mamme hanno avuto l'impressione di godersi di più il secondo bebè. Questa maggior sicurezza favorisce spesso anche il buon avvio dell'allattamento: sono numerose le mamme che con il primo figlio non erano riuscite a superare le difficoltà iniziali (per mancanza di informazioni e/o sostegno o comunque perché la situazione era sembrata loro troppo complicata da gestire), che hanno allattato felicemente il secondo bambino.

E il timore di non poter amare il nuovo bebè come il primogenito? Le mamme assicurano che una volta abbracciato il loro piccino, questo timore è svanito come neve al sole. Il cuore di una mamma può dilatarsi all'infinito, non solo c'è amore per tutti, ma questo amore cresce a dismisura, alimentato da sguardi, sorrisi, abbracci…

– Una doppia dose di amore e tenerezza

Che meraviglia stringere al cuore il proprio bambino. Che emozione immensa quando ci sorride, quando ci chiama mamma, quando è felice per il semplice fatto che noi siamo vicini a lui. Per la mamma di due bimbi, tutta questa gioia, questa tenerezza, questa consapevolezza di essere importante (tanto importante) per qualcuno… raddoppiano! Ora, le creature che ci amano con tutto il cuore, sono due.

Già era un dono grande, un privilegio, essere la mamma di un bambino; ora siamo la mamma di due bambini. Abbiamo tanto di cui essere felici, vero?

– Un puerperio di emozioni forti

Il puerperio è un periodo di emozioni intense: c'è l'innamoramento per il bebè che è nato, ci sono l'orgoglio e la tenerezza per il fratello maggiore, ma ci sono anche la stanchezza e lo scombussolamento legato al particolare assetto ormonale del post parto.

In alcuni casi, la bismamma può sperimentare un bisogno molto intenso di dedicarsi al neonato, coccolarlo, ritagliarsi del tempo solo per lui, e restare sorpresa dall'intensità di questa esigenza.

* * *

Quando è nata Adele, Maria aveva tre anni e mezzo. Avevo tante belle idee in testa: una volta nata la piccola, Maria mi avrebbe aiutato a massaggiarla e cambiarla e io non avrei esitato a lasciare la piccola ai nonni per dedicare qualche ora solo alla maggiore. Non avevo fatto i conti, però, con quell'incredibile marea di emozioni che ti sommerge dopo il parto. Maria, naturalmente, non aveva perso la sua voglia di giocare e di avere le attenzioni della sua mamma. Io invece avevo una gran voglia di stare con la piccola e quando Maria si addormentava ero felice di potermi coccolare Adele in santa pace. Poi mi sentivo in colpa, ma era così forte il bisogno di stare con la piccola, che ero quasi felice di poter stare sola con lei. Mi chiedevo perché non me l'avesse detto nessuno che poteva succedere... Ero l'unica? Ma poi ho chiesto a chi ci era già passato, era capitato a tante altre. Allora mi sono rimboccata le maniche, ho chiesto aiuto a nonni e al papà e abbiamo ristabilito l'equilibrio. Mi sono infilata Adele nella fascia e avevo finalmente la mani libere per potermi prendere cura della maggiore. Maria è stata davvero paziente e da vera sorellina maggiore è stata di sostegno anche a me!

Ora Adele adora la sorella, la chiama in continuazione (ia, ia!) e anche Maria è serena. Certo a volta un po' di gelosia c'è ancora... del resto la mamma è una sola!

Manuela, mamma di Maria, 4 anni, Adele, 16 mesi

– Sensi di colpa, no grazie!

A volte la mamma ha l'impressione di non riuscire a dedicare a ogni bimbo abbastanza attenzioni. Ed ecco che i sensi di colpa sono in agguato... In realtà una mamma per due è una mamma che fa del suo meglio e ha nel cuore tantissimo amore per entrambi i figli. E questa, davvero, è la cosa più importante per i suoi bambini!

* * *

Un'impresa da "*mission impossible*" riuscire a non togliere niente a Elena e niente ad Aurora. Mi sentivo in colpa anche verso la più piccolina, per non poterle dare tutte le attenzioni che avevo riservato alla sorella. E poi c'è il tempo che non ti basta, la difficoltà di gestire contemporaneamente entrambe cercando di soddisfarne le esigenze e di non impazzire mentre fai l'equilibrista. Ma soprattutto, devo dire, a distanza di due mesi dalla nascita di Aurora, c'è la gioia di aiutarci a crescere a vicenda e di sapere che tra non molto saranno l'una il sostegno dell'altra, l'una la compagna dell'altra, l'una – forse – il modello dell'altra.

Oriana, mamma di Elena, 3 anni, Aurora, 3 mesi

– Se la mamma è in difficoltà

Quando nasce un bimbo nella mente e nel cuore della mamma si smuovono emozioni, ricordi, timori, speranze. Qualche volta, la felicità che porta con sé una nuova nascita è offuscata da sensazioni impreviste, difficili da accettare e metabolizzare. A volte la mamma non è serena. Laddove tutti si aspettano da parte sua solo gioia ed entusiasmo, lei sente di non stare affatto bene. Può capitare quando nasce il primo bambino, può capitare quando nasce il secondo.

Se il bimbo in arrivo è il secondo, le difficoltà materne possono riguardare il rapporto con il primogenito, come racconta questa mamma nella sua toccante testimonianza:

* * *

Trovo che molte volte si parli dell'arrivo del fratellino come di una faccenda che riguarda l'emotività del grande che ama/odia, attacca/abbraccia il piccolo, e la fatica della madre e dei genitori nel gestire la situazione.

Poco ci si concentra sugli stati d'animo della mamma rispetto a quei due (o più) bambini dopo l'arrivo del secondogenito o del terzogenito. E di quanto il nuovo assetto "a tre" rischi di risultare inaspettato e sconvolgente – da un punto di vista emotivo – per la mamma. Quando si ha un solo figlio si è concentrati unicamente su di lui: lo si ama in modo totale, esclusivo. Poi arriva il secondo e...

La mia esperienza so non essere comune a tutte – o a molte mamme – e quindi non voglio parlare per le altre mie colleghe. Ma voglio raccontare quello che è successo di "brutto" e amaro a me, come l'arrivo del fratellino abbia sconvolto me prima ancora che mio figlio grande.

Abbracciato Edoardo, tanto piccolo lui e – rispetto al passato – più consapevole io di cosa avesse bisogno e di come stare con lui, dimenticai tutto il resto. Esclusi è il termine esatto. Da quel preciso istante ero la mamma di Edoardo, volevo essere *solo* la mamma di Edoardo, tanto che la vista del mio primo bambino mi infastidì sin dalla prima visita in ospedale, quando il mio povero quattrenne chiedeva di entrare nel letto con me perché gli mancava la sua mamma...

E dopo il rientro a casa le cose non sono andate molto meglio, anzi... Non so (o meglio, non sapevo) spiegarmi cosa mi succedesse, fatto sta che il mio "rifiuto" nei confronti di Riccardo si esprimeva con un vero e proprio dismorfismo verso di lui, che mi appariva enorme, e brutto...

Posso giustificarmi in mille modi, razionalizzando con l'effettiva solitudine nella gestione di entrambi, l'immancabile stanchezza che una mamma appena rientrata a casa prova senza poter trovare un briciolo di posa tra la gestione di un bimbo appena nato e le esigenze di un altro con una vita sociale e familiare strutturata, tra asilo e uscite. In verità le cose erano ben diverse. Mi sentivo come tagliata a metà: infinitamente disponibile e presente per il piccolino, e infinitamente lontana e respingente nei confronti del grande.

Mi piange il cuore (e gli occhi) a rivangare e metter su carta tutto questo, perché per superare quello stato ho dovuto riprendere un lavoro su me stessa, che avevo interrotto anni prima, nel terrore di procurare danni seri al mio primo bambino.

Oggi? Posso autoassolvermi guardando, con il giusto distacco che il tempo regala, la madre di allora come una donna alla quale forse veniva chiesto troppo, e che probabilmente si chiedeva troppo. Cresciuta con un modello di amore esclusivo che, guarda caso, escludeva proprio lei...

Ora Riccardo e suo fratello trascorrono le giornate tra liti e abbracci come penso tutti i fratelli. Ma sono anche il miglior compagno di giochi l'uno dell'altro: protettivo il grande, adorante il piccolo. Ma quando vedo una mamma alle prese con un bimbo appena nato e uno più grandicello subito chiedo: "E lei come sta?"

Beatrice, mamma di Riccardo, 9 anni, Edoardo 5 anni

Il suggerimento quando la mamma sente di essere in difficoltà è di non tenersi tutto dentro, ma di confidare il proprio disagio alle persone che le vogliono bene. Può trattarsi del partner, di un parente, di un'amica fidata, ma quando non si sta bene è davvero necessario trovare la forza di parlare, raccontare, esprimere i propri sentimenti. Parlarne è il primo passo che permette di prendere atto del problema e allo stesso tempo di iniziare a elaborare la situazione e pian piano risolverla.

Anche la condivisione da mamma a mamma, se la donna ha la possibilità di frequentare gli incontri organizzati dal consultorio e/o da gruppi e associazioni di genitori che operano sul territorio, rappresenta un'opportunità preziosa.

Qualunque problema, una volta condiviso, diventa meno pesante. A volte dal confronto con altri genitori emerge che certe difficoltà sono comuni, o comunque non così rare come si credeva.

Infine, quando la mamma si rende conto di non star bene con se stessa o con i suoi bimbi, è importante che non esiti a chiedere aiuto.

In alcuni casi esperienze che fanno parte del passato e devono ancora essere elaborate possono intralciare il nostro cammino e quello dei nostri bambini, offuscando la gioia del presente. Soffrire non ha senso quando confrontarsi con una figura esperta potrebbe aiutarci a ritrovare la serenità!

Diventare padre per la seconda volta

Cosa significa per un uomo diventare padre per la seconda volta? Come per la mamma, la maggior competenza e la confidenza ormai acquisita con il ruolo genitoriale regalano una maggior sicurezza in se stessi.

Parecchi padri raccontano che mentre la prima volta si sono sentiti un po' esclusi dall'intensa simbiosi che si crea tra mamma e bambino, con il secondo figlio sono riusciti a ritagliarsi uno spazio più definito, un ruolo più attivo. Da una parte il papà si sente più capace e sicuro, dall'altra i bambini da accudire sono due e il coinvolgimento del padre diventa ancor più necessario. Ecco perché uomini che hanno vissuto la prima paternità restando un po' al margine (pur amando moltissimo il proprio bambino), sono "sbocciati", si sono realizzati pienamente nel loro essere papà, alla nascita del secondo figlio.

* * *

Il momento della nascita è sempre magico. Il dopo-nascita è stato ed è decisamente più difficile rispetto a quando c'era solamente Emma. Adesso ogni cosa fatta insieme a loro è totalizzante, non c'è un attimo di respiro. Senza l'aiuto di nonni o baby sitter (perché non ce lo possiamo permettere) si arriva a sera veramente stanchi. In alcuni momenti è dura, ma credo che tutto sommato ce la caviamo bene. Nei primi tempi mi sono occupato molto di più della figlia più grande, cercando di aiutarla nell'accettazione di questo nuovo essere in camera sua, per cui la seconda è stata molto più tempo con la mamma.

Ci siamo divisi i momenti delle nanne: io insieme alla più grande con canzone e storia della buonanotte, lei con la più piccola. Questo per i primi tempi. Io con Annalisa ho cambiato pochissimi pannolini, un po' mi è dispiaciuto non potermi dedicare a lei come avevo fatto con Emma, ma adesso stiamo recuperando terreno.

Gioele, papà di Emma, 3 anni, Annalisa, 1 anno

Con il primo figlio io ero molto imbranato. Gli volevo bene, naturalmente, ma ero contento che di tanti aspetti (allattamento, pannolini, nanna) si occupasse di più mia moglie. Ora i bambini sono due e il mio aiuto è diventato davvero necessario, così sono diventato piuttosto abile anche nell'accudire il piccolo. Riesco persino a farlo addormentare (non sempre). Con Ettore invece, appena piangeva, preferivo che lo prendesse mia moglie.

Franco, papà di Ettore, 4 anni, Eros, 3 mesi

Primi tempi: la fatica

Nelle prime settimane di vita, il neonato ha molto bisogno della mamma con cui è stato un tutt'uno per nove mesi. Venuto al mondo, precipitato in questa realtà nuova e sconosciuta, il bambino ricerca le sensazioni di benessere sperimentate nel grembo materno: ecco perché tra le braccia della mamma, ritrovati il suo profumo, la sua voce, il battito rassicurante del suo cuore, il pianto del neonato si placa, la sua esigenza di contatto e contenimento è accolta e soddisfatta. Il bambino ha bisogno di questa vicinanza per sentirsi al sicuro, per sentirsi integro e protetto.

E accanto al nuovo nato, c'è un fratellino maggiore che ha bisogno della mamma e del papà, per sentirsi rassicurato, considerato, amato.

Conciliare le esigenze di tutta la famiglia si può, ma ovviamente nei primi tempi, quando mamma e bimbi devono prendere il ritmo, la stanchezza può essere tanta! In questa situazione è importante darsi tempo e ricordarsi che si tratta di una fase passeggera; in genere serve qualche settimana perché la famiglia trovi nuovi equilibri e la fatica dei primi tempi diventi pian piano solo un ricordo.

* * *

All'inizio è stato un po' complicato questo nuovo menage... Ero stanca, stressata, un po' di depressione, visto che anche stavolta me la sono dovuta cavare da sola, ma piano piano, abbiamo ritrovato gli equilibri. Alessio non ha mai mostrato segni di gelosia o perlomeno mai qualcosa di eclatante o particolare. Ora adora il fratellino e lo intrattiene volentieri quando piagnucola perché ha fame e ci vuole qualche minuto per preparare il biberon o la pappa.

Dora, mamma di Alessio, 4 anni, Andrea, 6 mesi

L'orario peggiore della giornata è tra le 6 e le 9 di sera. Il grande torna da scuola e vorrebbe mille attenzioni, la piccola ha sofferto di coliche e verso quell'ora è spesso nervosa e vuole stare in braccio, le nonne e le amiche in quel momento della giornata non ci sono mai, il papà torna tardi dal lavoro e tu devi preparare la cena... Ecco ci sono delle volte che vorrei mollare tutto e andarmi a fare un aperitivo. È tutta una questione di organizzazione, lo so benissimo... ma come è dura!

Michela, mamma Elio, quasi 4 anni, Eva 5 mesi

Io pensavo peggio. Mi aspettavo che i primi tempi con due bimbi piccoli sarebbero stati una grande baraonda e mi immaginavo distrutta dalla fatica. E invece no! Ci siamo trovati bene da subito: il piccolino al seno e in fascia, addosso alla mamma stava molto tranquillo, Alice accanto a me per giocare, chiacchierare, raccontare fiabe... Dato che Francesco è nato in primavera abbiamo trascorso tanto tempo fuori casa, passeggiando (con il piccolo in fascia e Alice per mano), giocando al parco... Ho dei ricordi bellissimi di quel periodo.

Clara, mamma di Alice, 3 anni, Francesco, 6 mesi

– Stanchezza? Parliamone!

Una mamma stanca dopo una nottata di risvegli frequenti può non aver voglia di giocare ai soldatini, di uscire per andare al parco, di cucinare un piatto elaborato. Cosa fare in questi casi? Diciamolo al nostro primogenito, con semplicità e schiettezza. Per un bimbo non è un problema se la mamma spiega di essere stanca perché ha dormito poco e allora proprio non se la sente, non ce la fa, a fare quel gioco che piacerebbe al primogenito. Se ai bambini spieghiamo le nostre motivazioni, in genere sono pronti ad accoglierle e sono pronti anche ad accettare le alternative che la mamma propone ("Anziché giocare a nascondino, ci mettiamo qui seduti a fare un puzzle?", oppure "Tu mi prepari un bel disegno e io ti guardo colorare qui seduta sul divano?" e ancora "Il risotto allo zafferano lo facciamo preparare stasera da papà e noi oggi pranziamo con gli spaghetti che ti piacciono?"). In questo modo non facciamo un torto al primogenito, ma lo aiutiamo a sviluppare doti quali l'empatia e la disponibilità che un domani faranno di lui un adulto sensibile e gentile.

Ovviamente i nostri non saranno tutti "no" (stiamo pur sempre parlando di un bambino!) ma non sottovalutiamo il desiderio di collaborare e la gentilezza dei più piccoli.

A volte il primogenito non ha richieste particolari, ma la mamma è di cattivo umore a causa della stanchezza. Anche in questo caso esprimere il proprio stato d'animo si può, sarà anche un modo per rassicurare il bambino del fatto che il viso scuro della mamma non dipenda da lui o da qualche sua azione.

Se i genitori hanno l'abitudine di esprimere i propri sentimenti e spiegare al bimbo quello che provano (quando sono stanchi, nervosi, tristi o felici), il piccolo impara a comprendere le reazioni e gli stati d'animo delle altre persone. Questo lo aiuta a immedesimarsi e a tenere in considerazione le emozioni altrui, e allo stesso tempo, lo incoraggia a dare voce a sua volta alle proprie sensazioni.

Un aiuto in casa

I pavimenti da lavare, i panni da stirare, il pranzo da preparare e due bambini che hanno bisogno di attenzioni. Cosa fare?

Il suggerimento è quello che viene dato anche quando nasce il primo bebè: nei primi tempi successivi al parto, farsi aiutare! Se si può, delegare faccende e commissioni a nonne, zie, amiche disponibili.

Se questa soluzione non fosse praticabile, la mamma potrebbe prendere in considerazione l'idea di rivolgersi a una persona che si occupi delle faccende domestiche per alcune ore alla settimana? Se anche questa strada non è percorribile, non resta che ottimizzare le risorse facendo il minimo indispensabile e chiudendo un occhio (magari due) sul disordine e le faccende da sbrigare. Quando si è stanchi è importante stabilire delle priorità: il benessere di mamma e bimbi è al primo posto!

Per alleviare la fatica…

- Riposare il più possibile… quando possibile! Se il primogenito è piccino forse si potrà fare un sonnellino tutti insieme dopo pranzo. Se la mamma non dorme, potrà comunque sdraiarsi e rilassarsi un po'.
- Chiedere aiuto per la gestione delle faccende domestiche, delegare, chiudere un occhio se la casa è disordinata.
- Se a mamma e bimbo piace, la fascia, il mei tai o il marsupio, rappresentano un'ottima soluzione per garantire al piccolo contatto e rassicurazione e avere le mani libere per giocare, passeggiare, coccolare il primogenito.

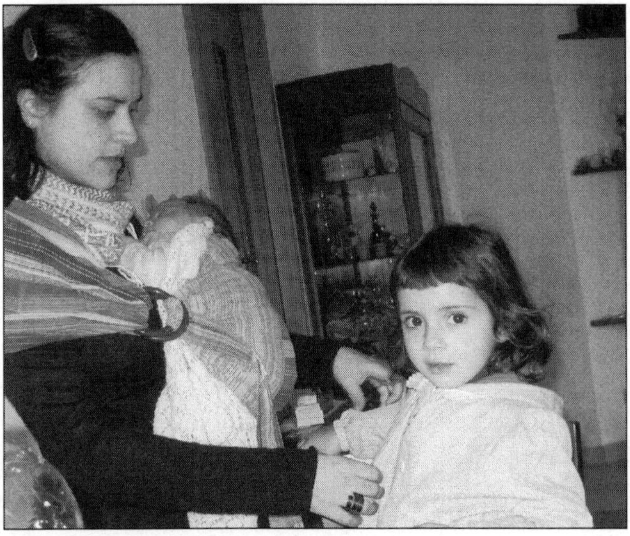

COCCOLE PER CHI COCCOLA

Quando nasce un bimbo, la mamma accudisce, nutre, protegge. È la fonte primaria del benessere psicofisico del suo piccino, a cui garantisce latte, vicinanza e amore. Ma per vivere bene il periodo del post parto, anche la mamma ha bisogno di coccole!

Un'esigenza che si ripropone quando nasce il secondo figlio e la mamma si prende cura di due bambini. Se la donna può contare sull'aiuto pratico e sull'incoraggiamento del partner, dei nonni, dei parenti, sarà una mamma meno stanca e più serena.

Ma cosa vuol dire coccolare una mamma? Vuol dire prepararle un bel pranzetto, fare la lavatrice, tenere i bimbi mentre lei fa un bagno caldo o un sonnellino. Ma significa anche sottolineare quanto è brava a fare la mamma, dimostrarle la propria ammirazione e il proprio sostegno.

Un po' il contrario di quello che spesso succede alle neomamme che vedono messe in dubbio le proprie capacità di nutrire al meglio il neonato ("Ma sei sicura di avere latte?") e messo in discussione il loro modo di accudire il bebè ("Lo tieni sempre in braccio? Così lo vizi!", "Cosa? Lo allatti nel lettone? Non si fa!", ecc.). Tanti, troppi consigli non richiesti, e commenti legati per lo più a vecchi luoghi comuni privi di fondamento scientifico che rischiano di creare dubbi alla neomamma e che, in ogni caso, sicuramente non le rallegrano la giornata.

E allora… massimo appoggio alle mamme e massimo rispetto per le loro scelte. Le mamme sanno e possono, ma a volte hanno bisogno di un po' di incoraggiamento per fidarsi di se stesse, del proprio intuito e delle proprie competenze.

Il papà, un ruolo prezioso

Il partner è la prima persona che può sostenere, aiutare, coccolare la mamma[1].

1 L'immagine della triade, quando nasce il primo figlio è quella di una neomamma che contiene e accudisce il neonato, mentre il papà contiene e accudisce la mamma. Ora non resta che ampliare l'immagine per far spazio a due bambini!

Un tempo c'erano le donne della famiglia allargata, mamme, nonne, zie, che collaboravano alla gestione dei bambini. Nelle prime settimane successive al parto si prendevano cura della neomamma, vietandole qualunque sforzo e permettendole così di riposare e dedicarsi al suo bambino. Solitamente c'era anche qualcuno che badava al bambino più grande, o comunque il primogenito giocava con i cuginetti o gli altri bimbi del vicinato. Oggi tutto questo è perduto, ed ecco che nella nostra società, necessariamente, la figura del padre acquista nuove valenze.

L'uomo è chiamato a una nuova sfida, quella di essere presente, collaborando attivamente per il benessere della compagna e dei loro bambini. E quando si parla di collaborazione ci si riferisce agli aspetti pratici della gestione della casa e dell'accudimento dei figli, ma – come abbiamo detto – anche agli aspetti emotivi, perché... dove c'è un papà che sottolinea la bravura e la competenza della compagna, c'è una mamma più contenta!

Quando nasce il secondo bambino, il ruolo del papà diventa forse ancora più importante: è lui infatti che aiuta il primogenito a scoprire i lati positivi del fatto di essere un fratello maggiore coinvolgendolo in attività "da grandi", ed è sempre lui, occupandosi del bebè, che permette alla mamma di ritagliarsi dei momenti da dedicare in esclusiva al primogenito.

* * *

Il papà è stato ed è tuttora una presenza importante. Lui e Arianna hanno imparato a fare tante cose assieme e il loro rapporto si è arricchito con l'arrivo del fratello. Per esempio, da quando ero agli sgoccioli della gravidanza è il papà che la prepara per dormire, le legge la storia e le fa compagnia nel letto per l'addormentamento.

Ilaria, mamma di Arianna, 3 anni, Ettore, 6 mesi

Il pomeriggio del mio primo giorno a casa si è svolto così: Sara in preda a una crisi inconsolabile che piangendo a dirotto mi diceva: "Vai via, vai via...", ma mi teneva ben stretta per una gamba, la neonata Ghaia che si comportava da neonata, io che piangevo disperata per la reazione di Sara e per il noto trambusto ormonale che segue al parto... Dopo una mezz'ora di tutto questo c'è stato il provvidenziale intervento di mio marito che ha stabilizzato la situazione.

Arianna, mamma di Sara, 3 anni, Ghaia, 17 mesi

Eleonora da indipendentissima che era è diventata mammosissima, non faceva un passo senza di me e voleva solo me! Intanto la sorella era ad alta richiesta, non dormiva, ce l'avevo sempre addosso e ciucciava sempre! Piano piano abbiamo trovato nuovi equilibri e lei si è riappacificata con il papà che è diventato il suo punto di riferimento.

Gemma, mamma di Eleonora, 6 anni, Manuela, 4 anni, Gabriele, 6 mesi

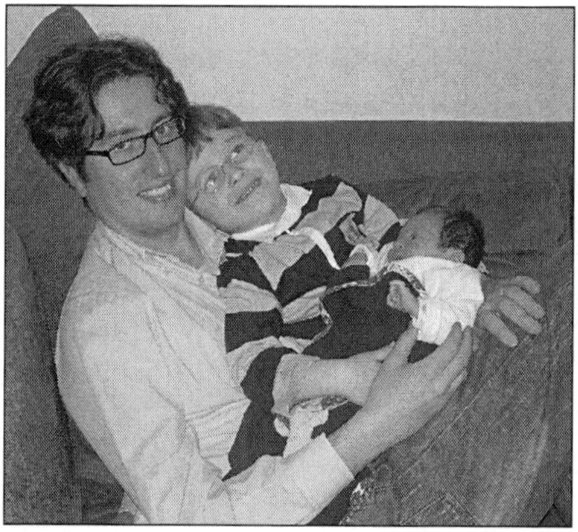

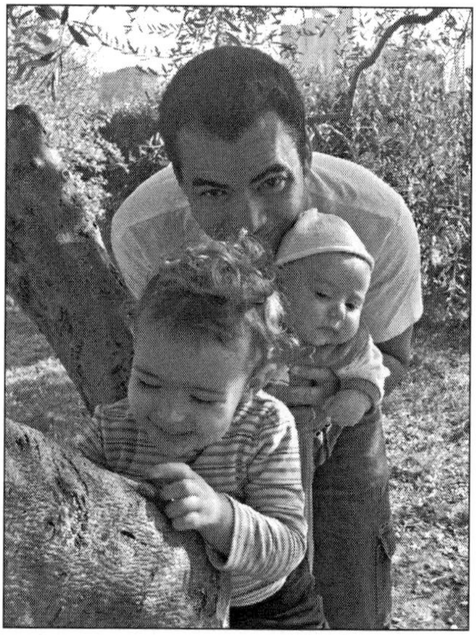

I nonni, validi alleati

Nonni e parenti disponibili possono aiutare la famiglia in molti modi. Possono dare una mano nella gestione delle faccende domestiche, possono preparare un pasto caldo per mamma e bimbi, possono accompagnare il primogenito al parco, mentre la mamma accudisce il piccolino (e se il bebè dorme, ne approfitta per riposare a sua volta!).

Ma un altro modo prezioso per dare una mano è occuparsi del piccolino, ad esempio, cullandolo o portandolo a fare una breve passeggiata dopo la poppata, affinché la mamma possa dedicare qualche momento di attenzione al primogenito. Non servono tempi lunghi, bastano una decina di minuti per scambiarsi tante coccole o fare qualcosa insieme da soli, mamma e figlio maggiore. O ancora, per fargli una sorpresa e andare a prenderlo alla scuola dell'infanzia, anziché farlo tornare a casa con il pulmino.

* * *

Io ho avuto due bimbi a distanza di ventidue mesi e devo dire che è stata durissima soprattutto all'inizio, quando il grande reclamava le mie attenzioni, voleva stare sempre in braccio e non dormiva mai (forse aveva paura di essere abbandonato se si lasciava andare al sonno profondo) e la piccolina voleva sempre stare attaccata al seno giustamente, di giorno e di notte!

Il papà c'è ed è molto dolce, adora i suoi figli ed è un vero e proprio mammo, ma è fuori casa a lavorare per la maggior parte della giornata.

Ora mi sembra di iniziare a respirare un pochino e posso dire che la fase più dura è passata. Ma sono sicura che, senza mia mamma che ancora mi coccola e mi accudisce amorevolmente, sarei crollata!

Tiziana, mamma di Mattia, 3 anni, Emma, 1 anno

Mamma e primogenito: qualche momento in esclusiva

È bello stare tutti insieme, mamma e fratellini, ma è anche bello, qualche volta, avere la mamma tutta per sé. Ecco perché può essere una buona idea approfittare della presenza del papà o di eventuali parenti e amici giunti in visita, per affidare loro il bebè e riservare qualche momento in esclusiva al fratello maggiore. E se non ci sono parenti e amici disponibili? La mamma potrà sfruttare i momenti in cui il piccino dorme per dedicarsi al primogenito e regalargli un surplus di coccole e attenzioni.

* * *

Quando il piccolo dorme, cerco di dedicare a Camilla dei momenti esclusivamente suoi per fare insieme quello che vuole lei: a volte una torta, a volte un cartone abbracciate sul divano, a volte un disegno.

Roberta, mamma di Camilla, 4 anni e mezzo, Federico, 3 mesi

Da qualche tempo, da quando Ettore resiste di più in compagnia del papà senza di me, cerco di ritagliarmi dei momenti esclusivi per Arianna, per farle il bagno o andare a prendere un gelato o al parco dietro casa. Una mezz'ora di tempo da dedicare solo a noi due, che lei apprezza moltissimo.

Ilaria, mamma di Arianna, 3 anni, Ettore, 6 mesi

LATTE PER IL PICCOLO, COCCOLE PER IL MAGGIORE

Alice è contenta quando Nino beve il latte,
perché lei e la mamma si siedono vicine e fanno delle belle cose insieme.
da *Alice sorella maggiore*[2]

Secondo un detto popolare, l'amore non si divide ma si moltiplica. Una massima sicuramente valida quando si parla di amore materno, per cui non si deve temere che la nascita di un secondo figlio possa privare di qualcosa, in termini di affetto e sentimenti, il primogenito. È anche vero, però, che quando si ha un neonato da accudire e un altro bimbo, comunque piccolo, che ha bisogno di attenzioni, quello che può scarseggiare è il tempo.

Nel primo periodo successivo alla nascita, le poppate al seno, che sono numerose e frequenti, possono essere sfruttate per riservare un'attenzione speciale anche al primogenito. Come? Predisponendo un angolo allattamento per tre, che comprenda una postazione confortevole (divano, letto matrimoniale, pavimento con tappeti e cuscini morbidi) per nutrire al seno comodamente e intanto dedicarsi al fratello maggiore raccontandogli una favola, leggendo i suoi libretti preferiti, facendo insieme un puzzle o giocando con la plastilina. Se il bambino ama disegnare si potrà preparare una bella scorta di fogli bianchi o album da colorare o, ancora, si potrà scegliere di guardare insieme un cartone animato. In questo modo, una situazione che avrebbe potuto far sentire il primogenito un po' escluso, si trasforma in una preziosa opportunità per dedicarsi insieme a lui alle sue attività preferite.

Infine, questi momenti potranno offrire l'occasione per una coccola, per stare insieme abbracciati, per un surplus di carezze…

E se il fratello maggiore è più grandicello, mentre la mamma allatta, potranno fare due chiacchiere, raccontarsi la propria giornata a casa e alla scuola dell'infanzia o alla scuola primaria, svolgere i compiti a casa.

* * *

Per me il momento più critico è stato senza dubbio quello dell'allattamento, Angela sfogava la sua aggressività contro Leonardo e dovevo fare l'acrobata per "parare i colpi" e permettere a lui di mangiare. Poi ho trovato

2 Cozza G., Agnelli M.F., *Alice sorella maggiore*, Il leone verde, 2011.

un rimedio: non ha funzionato al 100% eh, però ha riportato una notevole tranquillità nel momento dell'allattamento. Ho costruito per Angela un cuscino d'allattamento da usare con le sue bambole, così invece di scatenarsi su di me e sul fratellino, allattava anche lei…

Alessandra, mamma di Angela, 3 anni, Leonardo, un anno

Per le poppate abbiamo inventato alcuni giochi, così io allatto Riccardo e intanto gioco con Lorenzo. Ad esempio, fingiamo di girare il mondo in macchina e di incontrate vari animali. W la fantasia!

Roberta, mamma di Lorenzo, 2 anni e mezzo, e Riccardo, 3 mesi

Mentre allattavo Elena leggevo un sacco di libri a Federico oppure giocavamo al cagnolino: io gli lanciavo un oggetto e lui doveva correre a prenderlo e riportarmelo.

Valentina, mamma di Federico, 3 anni, Elena, 10 mesi

A lui il latte, a me la storia!

Intrattenere il fratellino mentre la mamma allatta, perché non si annoi, non si senta escluso, e non combini pasticci per richiamare l'attenzione si può, trasformando il momento della poppata in un appuntamento a tre: mentre il piccolino succhia al seno, la mamma è possibile leggere al primogenito libri, racconti, fiabe che avranno preparato insieme, scegliendo i suoi libri preferiti e portandoli nell'"angolo poppata".

Sarà un modo per tenere il primogenito vicino a sé, dedicargli un po' di tempo e rassicurarlo, dimostrandogli che la mamma c'è ancora per lui e che la loro consuetudine della lettura condivisa non si interrompe, anzi… E se mamma e bimbo non avevano l'abitudine di sfogliare e leggere libretti, ecco l'occasione per scoprire questa bella attività che può regalare momenti felici a entrambi, favorisce lo sviluppo cognitivo e le abilità linguistiche del bambino e pone le premesse per il futuro amore della lettura[3].

3 Per saperne di più sui benefici della lettura condivisa sin dai primi mesi di vita segnaliamo il nostro *Me lo leggi? Racconti, fiabe e filastrocche per un dialogo d'amore con il nostro bambino* Il leone verde, 2012.

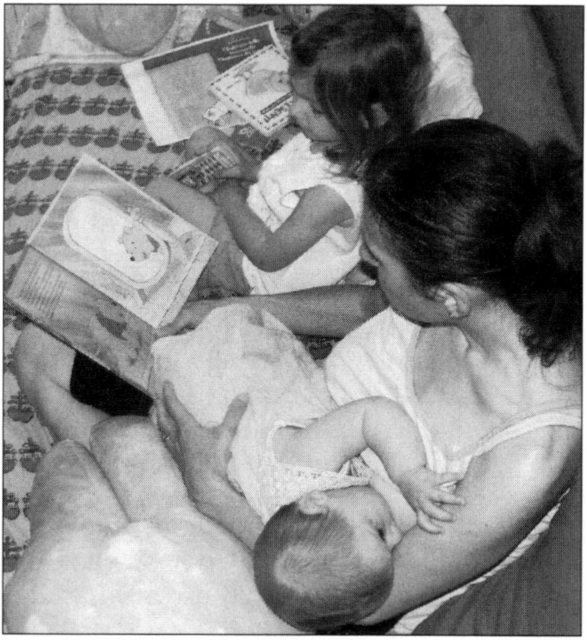

LATTE DI MAMMA PER DUE

Quando una mamma allatta il bebè e anche il fratellino maggiore si parla di "allattamento in tandem". Nutrire al seno due bambini se la mamma lo desidera, si può e, in alcuni casi, la suzione del fratellino più grande favorisce il buon avvio della produzione di latte per il neonato.

A questo proposito il pediatra spagnolo Carlos González spiega: "*Ci sarà latte per entrambi. È addirittura probabile che il maggiore, attraverso una suzione più forte, stimoli meglio il seno e grazie a questo ci sia più latte per il piccolo. All'inizio è ragionevole allattare sempre prima il neonato, ma dopo qualche settimana probabilmente non avrà più importanza*"[4].

L'allattamento condiviso, o meglio la condivisione del latte di mamma da parte dei fratellini, non ha controindicazioni nemmeno in caso di malanni di stagione. Citiamo ancora González: "*Il maggiore trasmetterà i suoi*

4 González C., *Un dono per tutta la vita*, Il leone verde, 2008, p. 313.

virus al più piccolo qualsiasi cosa faccia. In generale basta vivere nella stessa casa, ma oltre a ciò i fratellini maggiori tendono a lanciarsi sui neonati e a sbaciucchiarli". Quindi il contagio, se deve avvenire, avviene indipendentemente dalle poppate. Ma c'è di più. Proprio l'allattamento è un valido alleato della salute del bebè, grazie agli anticorpi mirati (specifici per il tipo di infezione che circola in famiglia), prodotti dal sistema immunitario materno e trasmessi al piccolo con la poppata. "*Fortunatamente*", conclude González "*il latte materno è provvisto sempre di anticorpi contro i virus che vanno* di moda *in famiglia; non è infrequente che mamma, papà e il fratellino abbiano l'influenza, mentre il bambino è sano. Non è necessario disinfettare il seno tra un bambino e l'altro*"[5].

Unica eccezione è rappresentata dal mughetto, un'infezione micotica che si trasmette dalla mamma al bimbo e viceversa. Se uno dei bimbi ha il mughetto, si suggerisce di dare a ogni fratellino l'esclusiva su un seno, finché l'infezione non è risolta[6].

Allattamento in tandem: come gestire le poppate?

Chiarito il fatto che la scelta di allattare in tandem è della mamma e non presenta controindicazioni, come si gestisce nella pratica l'allattamento? Deve poppare prima il piccolo o si possono allattare contemporaneamente i due bimbi? Non c'è il rischio che il grande succhiando con maggior vigore porti via nutrimento al neonato?

Abbiamo chiesto a Carla Scarsi, consulente e responsabile relazioni esterne de La Leche League di rispondere a questi interrogativi e darci alcuni suggerimenti pratici per gestire l'allattamento in tandem.

Non esiste una regola per la priorità delle poppate. Solitamente la mamma, per sentirsi più sicura della crescita, preferisce far poppare prima il fratellino più piccolo e poi attaccare il grande, ma tante donne si sono trovate ugualmente bene ad attaccare tutti e due insieme. Quando ci sono due bambini che ciucciano, di sicuro il latte non manca e quindi il rischio che il fratello grande porti via il cibo al più piccolo è privo di fondamento!

5 González C., *Un dono per tutta la vita*, cit., pp. 313-314.
6 La Leche League, *Allattamento al seno: il libro delle risposte*, p. 242.

Come sempre occorre prestare attenzione alla crescita del neonato, controllando i pannolini, ma non diversamente che se si trattasse di un allattamento singolo.

La mamma che allatta due bambini deve seguire una dieta particolare? Per il corpo materno può essere troppo stancante?

No a entrambe le domande. La dieta della mamma che allatta è sempre la stessa: mangiare sano ed equilibrato (a meno che non ci siano intolleranze o allergie conclamate in famiglia, nel qual caso, come sempre, è meglio prestare attenzione a quel cibo, ma si tratta di patologie...). Non occorre poi mangiare per due, meno che mai per tre! Ovviamente la mamma deve calcolare che per produrre il latte per due bambini necessita di un certo quantitativo di calorie in più, che sarà il medico a indicarle, e soprattutto di liquidi. Come se si trattasse di due gemelli, la mamma non può certo pensare di iniziare una dieta dimagrante mentre allatta. E, non finiremo mai di ripeterlo, certamente avere due figli piccoli è stancante per il corpo materno, ma a prescindere dall'allattamento! Le donne, che allattino oppure no, sono stanche perché due figli piccoli di età diverse sono tremendamente impegnativi ed è un compito che un tempo era impensabile svolgere da sole: c'era sempre qualche altra donna della famiglia con altri figli piccoli o qualche nonna che ci aiutava.

L'allattamento in tandem è l'unico modo in cui ci si può prendere una pausa con tutti e due i bambini contemporaneamente senza aver paura che mentre si allatta il piccolo il grande si metta in pericolo in qualche altro modo in un'altra stanza.

Quali sono i vantaggi, a livello pratico di produzione di latte e a livello emotivo di gestione della gelosia, della scelta di portare avanti l'allattamento del figlio maggiore?

I vantaggi per quanto riguarda la produzione di latte li abbiamo già citati: è praticamente impossibile che con un fratello grande che ciuccia venga a mancare il latte o scarseggi la produzione per il neonatino, in quanto la continua stimolazione dell'ipofisi della mamma da parte del fratello grande aiuterà il piccino a trovare la pappa pronta, è veramente il caso di dirlo! Chi ne guadagna è però soprattutto il fratello grande, perché il latte dopo il parto ritorna adatto ai fabbisogni di un neonato, e capita sovente di vedere il primogenito rifiorire!

Per quanto riguarda la gelosia, è sicuramente una maniera per tenerla sotto controllo. Uno dei principali problemi della nascita di un fratellino è infatti che la mamma è sempre occupata col neonato, lo tiene sempre in braccio; mentre lo allatta lo guarda... si innamora del nuovo nato, e questo il fratello grande lo sa benissimo. Esiste una poesia nordica che recita: "Le fate parlano solo con l'ultimo nato. Ed è per questo che il primogenito guarda con sospetto la mamma che rinfresca le trine della culla". Allattando i due fratelli contemporaneamente, la mamma si può dedicare a entrambi con la stessa intensità, avvolgendoli nello stesso intenso abbraccio dal quale nessuno è escluso.

Le donne che hanno allattato in tandem hanno spesso vissuto sentimenti contrastanti. Da un lato è possibile che si sentano sfinite dall'allattare, che si sentano "mucche" da competizione, sempre lì a produrre latte... Ed è indubbio che per qualche tempo sia così; d'altra parte però tutte sono concordi nell'affermare che il momento della poppata, nel quale i due figli di età diverse si tengono per mano, si sfiorano i capelli l'uno con l'altro e si guardano, e tutte e due guardano la mamma con occhi pieni di amore, sia uno dei momenti più esaltanti della loro vita.

Poppate per due

- Gestire le poppate di entrambi con flessibilità, ovviamente privilegiando le necessità del neonato per cui il latte è l'unico alimento.
- Controllare che il bebè bagni ogni giorno 5-6 pannolini usa e getta o 7-8 pannolini di stoffa, e siano regolarmente presenti feci.
- Per quanto riguarda l'alimentazione della mamma il suggerimento è lo stesso che si dà alle donne che allattano un bimbo solo: seguire una dieta sana e variata, che garantisca un adeguato apporto di tutti i nutrienti. È importante bere a sufficienza, senza mai arrivare a provare arsura (è utile tenere una bottiglia d'acqua a portata di mano quando si allatta).

Le mamme raccontano

Al secondo compleanno di Angelo, gli abbiamo annunciato che un fratellino era in arrivo. È stato bello aspettare insieme la sorellina, e continuare a coccolarci. Durante la gravidanza il latte è calato fino forse a scomparire, ma la coccola della ciucciatina prima della nanna è rimasta, fino alla sera prima del parto e, ovviamente, a quelle dopo. La gravidanza è stata ottima, e si è conclusa con un parto in casa (desiderato, preparato e riuscito).

Il grande ha sicuramente aiutato a produrre presto abbondante latte per la nuova arrivata, e ha imparato la pazienza di aspettare il suo turno, soprattutto la sera, quando la sorellina aveva più bisogno di stare in braccio alla mamma.

Ha smesso di ciucciare all'età di tre anni e un mese, durante una vacanza al mare: le cose da fare erano talmente tante, e il papà talmente presente, da fargli dimenticare di avere bisogno della "ciuciù".

Pur avendo allattato in tandem, non ricordo di aver allattato contemporaneamente, e il beneficio che ho dato a mio figlio è stato, a mio parere, la certezza che nessuno gli avrebbe tolto nulla della mamma.

Cinzia, mamma di Angelo, 11 anni, Giulia, 8 anni, Michela, 3 anni

Quando è nato Stefano, Simone – che aveva esattamente quattordici mesi –, era ancora allattato. Siccome Stefano ha avuto delle complicazioni post partum che l'hanno costretto a un ricovero di qualche giorno in terapia intensiva neonatale, non ho potuto iniziare ad allattarlo immediatamente. Non so come sarebbe andata a finire se non avessi avuto il fratello più grande quotidianamente attaccato al seno!

L'unica consolazione durante quei giorni difficili è stata proprio il latte, che per fortuna c'era in abbondanza. Il mio seno era abituato a produrlo da oltre un anno e, mentre le altre neomamme tiravano poche gocce di colostro, io ne producevo già 100 ml per volta. Se fossi stata maggiormente informata lo avrei donato alla banca del latte!

Quando parlo dell'allattamento in tandem penso a come i miei figli si siano sostenuti reciprocamente fin dal primo momento: Stefano ha evitato il latte artificiale, perché grazie a Simone io non ho mai smesso di produrre latte e Simone è aumentato di peso, in meno di due mesi circa 1500 grammi!, grazie al colostro.

A casa li allattavo contemporaneamente utilizzando il cuscino per l'allattamento; erano molto teneri da guardare: Simone spesso allungava la mano per tenere quella del fratello, tanto che li ho fotografati per poter un giorno raccontar loro questi momenti...

Avevano ritmi differenti, certo: Stefano si attaccava molto spesso, mentre Simone al mattino e prima di dormire. Quelli erano momenti solo per noi. Credo che il fatto di allattarli in contemporanea abbia evitato gelosie, anche se il fatto di avere poca differenza di età ha senz'altro contribuito in tal senso.

Laura, mamma di Simone, 4 anni, Stefano, 2 anni e mezzo, Chiara, 3 mesi

Durante la gravidanza ho allattato la mia prima figlia senza problemi. Certo, intorno ai tre anni non si tratta di allattamento intensivo, devo dire però che la suzione ha cominciato a darmi fastidio e non sono più riuscita a sopportare poppate lunghe (cambiamenti della gravidanza? Suzione diversa di bimba grande? Messaggio "biologico" che per la grande una fase è finita?) Dopo la nascita di Sandhya, Xeni ha avuto per qualche giorno una sorta di timore reverenziale e ci girava un po' alla larga, per cui pensavo: "Stiamo andando ad esaurimento". Invece no, poi c'è stato un ritorno di fiamma! Temevo che il tandem potesse nuocere alla piccola, che era sonnolenta e non poppava moltissimo, quindi ho dovuto fare attenzione a gestire la compresenza in modo che la piccola avesse tutto quello di cui aveva bisogno. Ma se gestito bene il tandem aiuta: grazie alla grande, ho mantenuto una buona produzione che forse la neonata non sarebbe riuscita ad assicurare, e mi sono fatta aiutare dalla poppatrice numero uno se si creavano ingorghi così ho evitato dolori e problemi. Devo dire che trovarsi fra Indonesia e Singapore in questi momenti è stato positivo, perché qui è normale che i bambini poppino fino a due anni, e non è così inusuale andare anche oltre, per cui ho sempre potuto parlare di allattamento con ginecologi e pediatri. Anzi, la pediatra che ha seguito Sandhya appena nata mi ha chiesto se avevo allattato la prima figlia e al sentirmi dire che si faceva tuttora qualche poppata ha esclamato: "*Great*!". In Italia sarei stata più evasiva sull'allattamento della figlia grande, se penso che avevo iniziato a subire pressioni per smettere di allattarla quando non aveva ancora un anno...

Silvia, mamma di Xeni, 4 anni, e Sandhya, 6 mesi

– E se la mamma vuole smettere?

E se la mamma non si sente più a suo agio nell'allattare due bambini? Non resta che svezzare il primogenito. L'ideale sarebbe ridurre gradualmente la disponibilità della mamma, limitando sempre più le poppate, fino a concludere questa forma di relazione, sostituendola con altre gradite al bimbo (fiabe, libretti, coccole, canzoni, ecc.). La mamma potrà inoltre spiegare le sue motivazioni, presentando al bimbo le consuetudini piacevoli e tutte nuove a cui si dedicheranno insieme (in questo può essere prezioso l'aiuto del papà).

* * *

Con il mio bimbo grande ci eravamo accordati così: la sua poppata era quella della sera prima della nanna, durante il giorno evitavo di attaccarlo. Quattro mesi dopo la nascita di Ines abbiamo stabilito che avremmo sostituito la poppata della sera con una storia di cavalieri. Una storia diversa ogni sera. Lui ama molto i cavalieri e così senza traumi è terminato il suo allattamento.

Adele, mamma di Oscar, 3 anni, Ines, 6 mesi

Da mamma a mamma

Fino alla metà del secolo scorso (e ancora oggi in altre culture) attaccare al seno un fratellino, mentre si allatta un piccino appena nato non era un gesto inconsueto. Oggi invece l'allattamento in tandem riguarda una minoranza di mamme, e potrebbe suscitare sorpresa in parenti e amici, e magari anche commenti sgraditi. Come sempre, il confronto e il supporto da mamma a mamma, può essere molto utile: la condivisione di esperienze permette di trovare spunti, idee, soluzioni per gestire le poppate in tandem (ma anche per rispondere a chi dovesse criticare le scelte della propria famiglia).

A SPASSO CON DUE BIMBI

Una mamma per due, gestisce due bimbi a casa e... fuori! Come organizzarsi per le passeggiate quando si hanno due bambini, magari entrambi piccini?

Alcune famiglie si sono trovate bene trasportando il bebè nel passeggino e applicando a questo accessorio una sorta di pedana per dare un passaggio al primogenito quando è stanco di camminare.

Altre famiglie hanno trovato molto comodo portare il piccolino usando la fascia, il mei tai o il marsupio e dando la mano al fratellino (o se il maggiore è proprio piccolo, spingendolo nel passeggino).

Piccino in fascia e fratellino a mano

Uscire di casa con due bimbi, usare i mezzi pubblici, fare lo slalom tra le auto parcheggiate... A volte passeggiare per la città, soprattutto se non è una città a misura di mamma e bambino, può essere un'impresa.

La consuetudine di portare i bimbi può facilitare di molto la vita della mamma. Il neonato è al sicuro sul petto della mamma e, in genere, apprezza molto il contatto con lei, il fratellino cammina tenendo la mano della mamma.

E se il primogenito non ha voglia di camminare perché era abituato ad essere trasportato con il passeggino o la fascia? I genitori possono valorizzare la sua capacità di camminare per tratti sempre più lunghi senza stancarsi e sottolineare che passeggiare insieme, tenendosi per mano è molto bello! Se poi ogni tanto si fa anche una corsa... è ancora più divertente!

Ovviamente si dovrà tenere presente che i bimbi piccoli si stancano più rapidamente di un adulto e quindi è necessario fare delle soste e permettere loro di riposare un po'.

Grazie alla fascia che permette di accudire il piccolo e avere le mani libere per il maggiore, le mamme possono accompagnare i bimbi all'asilo, al parco giochi, in montagna, sulla neve...

– Due bimbi in fascia

Ci sono genitori, molto pratici nell'uso della fascia, che hanno provato a portare entrambi i bimbi contemporaneamente: nella stessa fascia (usando un modello lungo e sistemando il maggiore sulla schiena e il piccino sul petto), con due fasce diverse, o con una fascia e un mei tai. Naturalmente stiamo parlando di famiglie dove i bimbi sono molto vicini per età e quindi il fratellino maggiore è ancora piccino.

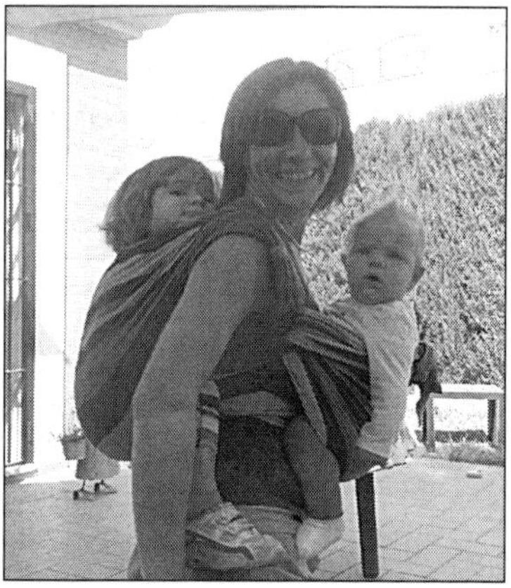

* * *

Ines è cresciuta nella fascia, il passeggino l'avevo comprato, ma lo usavo solo per andare a correre quando sapevo che si sarebbe addormentata, perché altrimenti non ci stava volentieri. Quindi non potevo sostituire di colpo Ines nella fascia con Gaia, anche perché Ines non avrebbe mai prestato la sua fascia alla sorellina! Una volta volevo mettere Gaia nella fascia di cotone blu, ma Ines non ha voluto: era la sua! Allora ho cominciato a cercare dei video per capire se fosse possibile portarle insieme nella stessa fascia. Ines ha accettato subito! Lei dietro e davanti la piccola Gaia: si guardavano e in più Ines poteva accarezzava la sorellina. Siamo andate al supermercato, a fare delle passeggiate, al parco… Tutto questo per non dare l'idea a Ines di averla "rimpiazzata". Adesso Ines non viene quasi più nella fascia, però proprio l'altro giorno mi ha chiesto di fare una passeggiata tutte e tre insieme con la fascia! Che belle emozioni!

Ornella, mamma di Gaia, 3 anni, Ines, 1 anno

– Se il grande ha nostalgia…

Per i bimbi che sono stati portati, quello del tempo trascorso sul petto e sulla schiena dei genitori è un ricordo particolarmente felice. Ecco perché qualche volta, se il fratellino maggiore lo desidera, si potrà regalargli una passeggiata nella fascia!

Portare i bimbi, pratico per la mamma, confortevole per il bebè

Fasce, zaini, marsupi: l'arte del portare sta vivendo un momento di riscoperta anche tra le madri italiane. Sempre più donne stanno sperimentando quanto può essere comodo passeggiare o sbrigare commissioni, muoversi per le vie cittadine o occuparsi delle faccende domestiche, con le mani libere e il proprio bambino sul petto, ben custodito e tranquillo.

Una consuetudine che non è difficile immaginare quanto possa risultare gradita ai più piccini dato che, dopo nove mesi trascorsi nel caldo rifugio del grembo materno, c'è un solo luogo al mondo dove un bimbo si sente davvero sicuro, ed è a contatto con la propria mamma[7].

Il bebè portato gode di una costante rassicurazione: tutto quello che desidera, tutto quello di cui ha bisogno è a portata di mano. Sul corpo di mamma e papà trova le condizioni ottimali per il suo benessere emotivo: vicinanza, calore, affetto. Il supporto (fascia, stoffa, marsupio) rappresenta una sorta di "utero di transizione" in cui il bimbo, così come nel grembo materno, continua ad essere cullato grazie al movimento di chi lo porta. E mentre un bimbo riposa sul cuore della mamma, l'altro può stringere la sua mano, essere portato in spalla, ricevere le sue carezze, giocare con lei...

In bicicletta

Per i bimbi che amano la bicicletta, le passeggiate su due ruote possono rappresentare un appuntamento speciale all'aria aperta. La mamma può passeggiare con il nuovo nato in fascia mentre il primogenito si sposta con il triciclo o la bicicletta (ovviamente al parco, in luoghi sicuri e con l'in-

7 In effetti, non c'è nulla di nuovo, non solo quest'usanza è stata la norma nei secoli passati, ma lo è tuttora per molte popolazioni. Esther Weber nel suo libro *Portare i piccoli*, (Il leone verde, 2007) scrive: *ad oggi, due terzi dell'umanità, da nord a sud, porta ancora i propri bambini. In Groenlandia e in Siberia, in Alaska, in Africa, in Centro e Sud America, in Asia e in Australia portare è una pratica diffusa, anche se viene praticata in molti modi diversi.*

dicazione di non allontanarsi oltre una distanza concordata). E quando il piccolo è abbastanza grande per stare seduto nel seggiolino potrà viaggiare su due ruote con la mamma.

* * *

Ho portato in fascia il più grande fino a quando ha voluto, poi quando è nata Elisa, lei sempre in fascia e lui a piedi, per mano o meglio con la bicicletta e uno spago legato al manubrio. Camminando era successo che si stancasse e chiedesse di venire in braccio, ma io avendo già Elisa, avevo dovuto dire di no. Quindi la soluzione della bicicletta con lo spago era la migliore: quando era stanco... lo tiravo!

Nicoletta, mamma di Giovanni, 3 anni, Elisa, 3 mesi

Sorriso di bimbi

Gioia, 4 anni: "Mamma, da grande mi sposo con papà!"

Io replico: "Va bene, e io mi sposo con Luca?"

Lei riflette un attimo. "Beh allora, facciamo che io mi sposo con il principe Erik (marito della Sirenetta nel film Disney) e tu vieni ad abitare con noi!"

"Tesoro, e Luca e papà?"

"Se la caveranno da soli!"

Tamara

Gaia, 3 anni, prende un tovagliolo, lo fa passare sulla faccia del fratellino e canta: "Magia magia questo bimbo portalo via..." Poi si gira verso di me e dice: "Mamma io scherzo eh..."

Paola

Sto allattando Elena, che ha un paio di mesi, e Alice, 3 anni, allatta la sua bambola Jenny, poi si alza, con dolcezza la mette a dormire nel lettino, mi guarda sorridendo e dice: "Ecco, Jenny ha già finito di ciucciare, è veloce lei, già dorme senza piangere... e non riturgita (rigurgita) neanche".

Ogni riferimento ad altri... è voluto!

Daria

Letizia, 2 anni, quando vede su una rivista un bimbo che piange dice: “Questo bambino vuole mamma come Gabiele (il fratellino di tre mesi). Mamma viene e non piange più”.

Marta

Elisa, 3 anni, cammina tenendo per mano la mamma che porta la sorellina Serena nella fascia: “Dandoci la mano ci passiamo l’amore… Lo senti il mio amore, mamma?”

Laura

Un bimbo dice a Raffaele, 5 anni: “Io ho il tablet tu cos’hai?”. E mio figlio: “Io ho un fratellino e tra un po’ una sorellina”.

Francesca

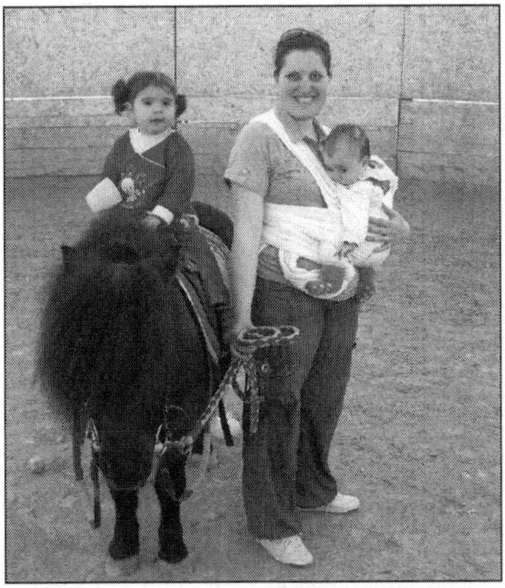

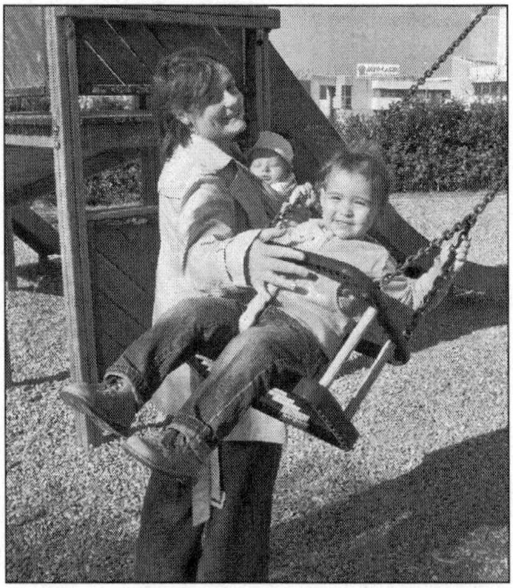

V

Divento fratello maggiore

Si impara ad amare non perché ce lo insegnano, ma per il fatto di essere amati.
Ashley Montagu

Ci siamo. Il fratellino è nato ed è tornato a casa con la mamma. Per il primogenito ora è tempo di conoscersi, di prendere confidenza con il "fratellino fuori dal pancione" e con il suo nuovo ruolo di fratello maggiore. La famiglia è cresciuta, c'è ancora più amore in circolazione, e proprio l'amore è la chiave per affrontare con serenità il nuovo e il cambiamento che porta con sé.

Il puerperio della fratellanza

Spesso si sottolinea come i primi tempi, le prime settimane successive alla nascita di un bimbo rappresentino un periodo di rodaggio per i neogenitori. La mamma e il papà devono imparare a conoscere il loro piccino, a interpretarne i segnali e soddisfarne i bisogni. Per sintonizzarsi c'è bisogno di un po' di tempo. E anche per entrare nei nuovi ruoli, da figli a genitori, da coppia a famiglia. Gli equilibri si modificano e così i ritmi e le abitudini quotidiane. Il fratellino maggiore vive un'esperienza del tutto simile. Forse può essere d'aiuto, per comprenderlo meglio, pensare a lui come a un "neofratello". Per lui è tutto nuovo: prima era un figlio unico e viveva solo con la mamma e il papà.

Ora ha un nuovo ruolo, è diventato un fratello maggiore e nella sua famiglia c'è anche un fratellino piccino. Serve un po' di tempo per conoscerlo. Per capire come "funziona" questa creatura così piccola, cosa sa fare e cosa si può fare insieme al fratellino. Ma il neofratello ha soprattutto bisogno di capire quali sono i nuovi ruoli all'interno della famiglia: qual è il posto del nuovo bebè, qual è il suo? La mamma e il papà sono ancora i suoi genitori? È tutto come prima? Lui conserva il suo posto nel loro cuore? Ora che è un fratello maggiore come cambierà la sua vita? Queste e altre domande affollano il cuore del bambino a livello può o meno consapevole. Le risposte sono lì, il bimbo le trova vivendo accanto al suo fratellino, giorno dopo giorno. Ed ecco perché i primi tempi successivi alla nascita, sono così particolari, fatti di emozioni a volte contrastanti, di gioia e di timori, di entusiasmo e di dubbio. Insomma, una sorta di puerperio della fratellanza...

PRIMI TEMPI INSIEME

Chi è il fratellino?

Per conoscersi i fratellini devono poter stare insieme. Il fratello maggiore[1] ha bisogno di osservare il bebè, di poterlo toccare, di entrare in contatto con lui. Il neonato custodisce nella memoria della sua vita prenatale la voce del fratellino ed è in grado di riconoscerla e annoverarla tra le esperienze note e amate, insieme ai ricordi legati alla mamma (il battito del suo cuore, la sua voce, il suo profumo) e alla voce del papà.

Per il bebè, il fratello maggiore è parte integrante di questo nuovo mondo, della realtà fuori dal grembo materno.

Per il primogenito, il neonato è una creatura un po' misteriosa (non capita tutti i giorni di vedere bimbi così piccini!) ed è normale che sia incuriosito.

A questo proposito il pediatra Alessandro Volta, spiega:

1 I suggerimenti contenuti in questo capitolo riguardano il primogenito, ma anche i figli successivi cui nasce un nuovo fratellino. Le indicazioni sono quindi valide anche per il secondogenito se in famiglia è arrivato il terzo bebè, o per il terzogenito se è arrivato il quarto e così via.

> "Vedere il fratellino nudo è un'esperienza intensa, sentirlo piangere lo rende vivo e vitale; anche i fratelli, come i genitori, devono sostituire il bambino immaginario con il bambino reale, e l'immaginazione di un bambino di quattro anni è enormemente più forte di quella di un adulto"[2].

Ecco perché è tanto importante lasciare che i fratellini possano conoscersi, e la conoscenza passa tramite la vista, ma anche tramite il tatto, l'olfatto, l'udito. Lasciamo che il nostro bambino possa accarezzare, toccare, abbracciare il piccolino. Il genitore spiegherà bene al fratello maggiore quali accortezze sono necessarie quando si accudisce un bimbo piccino, ma una volta indicate le regole basilari (mai sollevare il bebè dalla culla se la mamma non c'è, fare attenzione alla sua testolina, ecc.) è opportuno evitare continui divieti e raccomandazioni ("Attento a non fargli male!", "Non stringerlo così forte!", ecc.).

Certo ci sarà sempre un adulto quando il primogenito prende in braccio il piccolo, ma il desiderio del fratello maggiore di baciare o accarezzare il fratellino dovrebbe essere accolto e assecondato il più possibile. Coccole, abbracci e tenerezza favoriscono la conoscenza e anche l'affetto! Se il bimbo invece viene tenuto a distanza, può vivere i divieti a interagire con il fratellino come una mancanza di fiducia verso di lui e come una forma di esclusione dal rapporto che invece si crea tra mamma e bebè.

Sottolineare che il bambino può prendere in braccio il neonato e può prendersi cura di lui, proprio perché sono fratelli è un modo per valorizzare il ruolo del primogenito e dare risalto all'importanza del legame fraterno.

Potrebbe anche capitare che il bambino si avvicini alla culla e svegli il bebè, toccandolo o chiamandolo. Questi episodi naturalmente non fanno piacere ai genitori, (soprattutto a una mamma stanca che magari aveva faticato molto ad addormentare il piccolo!), ma può essere utile ricordare che non si tratta di dispetti: il primogenito non ha cattive intenzioni, ma è mosso dalla curiosità verso le reazioni del neonato.

* * *

2 Volta A., *Nascere genitori*, Urra, 2008, p. 140.

Al ritorno a casa ho sempre lasciato che i due si studiassero, vigile ma distante li lasciavo fare la loro conoscenza senza interferire.

Valentina, mamma di Federico, 3 anni, Elena, 10 mesi

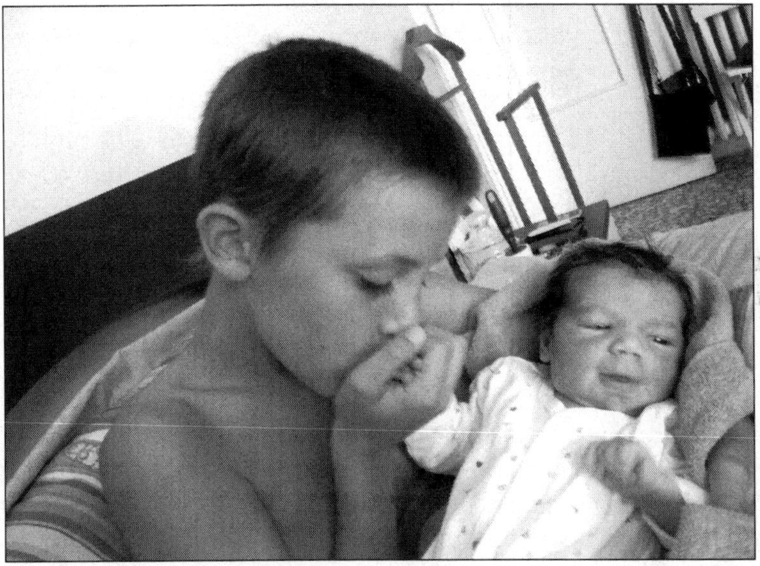

E se gli abbracci sono troppo "impetuosi"?

Può accadere, se il primogenito è un bimbo in età prescolare, che gli abbracci al fratellino comincino "bene", ma si trasformino pian piano in strette un po' troppo impetuose. Ecco, anziché rimproverarlo, cogliamo l'occasione per una bella scuola di abbracci. Una lezione un po' teorica e molto pratica che al primogenito può piacere molto. Si parte con una breve spiegazione del fatto che il fratellino è piccino e delicato e che un abbraccio molto forte, anziché farlo contento, rischia di fargli male. Si può sottolineare che anche noi, quando era nato lui, avevamo dovuto fare un po' di pratica per imparare a tenerlo in braccio.

Poi inizia la pratica. Tutti seduti per terra su un bel tappeto o sul divano e... si fanno prove di abbracci. Date al bimbo un abbraccio leggero leggero, poi un abbraccio un po' più forte, perché senta e capisca la differenza e invitatelo a fare lo stesso con voi. A volte il bambino ha solo bisogno di imparare a calibrare e dosare le forze.

Insistete sul concetto di piano e forte. Gli abbracci alla mamma e al papà si possono dare forte, al fratellino no, solo abbracci leggeri leggeri. Con i piccolini bisogna fare piano, anche se si è molto forti come il primogenito.

Chiudete la lezione con un bell'abbraccio "stritolatore" e una risata. Quando il bambino prenderà in braccio il fratellino ricordategli di fare piano come ha imparato alla scuola di abbracci.

La lezione di abbracci potrà essere ripetuta più volte se al bimbo fa piacere, si tratta di un'opportunità per dargli attenzione e coccolarlo.

Questa proposta vale anche nei mesi successivi, quando il fratello minore impara a stare seduto e a muoversi nello spazio e il primogenito può tornare a "lasciarsi andare" con qualche abbraccio troppo vivace o qualche gioco un po' irruento.

– Piano e forte

Ecco un altro "esercizio-gioco" che, oltre a rappresentare un'opportunità per coccolare il primogenito, è utile per imparare a dosare e sentire la propria forza. Seduti vicini, la mamma o il papà fanno delle carezze sul viso al bambino: si comincia con un tocco lievissimo come ali di farfalla o come una carezza di formica, e via via si aumenta l'intensità della carezza (la carezza di un gatto, la carezza di un cane grosso, la carezza di un leone...). Poi tocca al bambino provare, facendo alla mamma delle carezze di intensità diversa (e inventandosi gli animali che preferisce). Infine si chiarisce qual è la carezza "giusta" per il fratellino (al fratellino solo la carezza della formica o della farfalla) e si sottolinea che le carezze da leone si fanno al papà (o alla mamma, o allo zio, ecc.).

– Liberare le energie

A volte, semplicemente, i bambini non riescono ad essere delicati perché hanno parecchia energia in eccesso da sfogare. In questo caso, prima di abbracciare il fratellino o giocarci, meglio invitare il primogenito a fare un po' di attività: dieci salti, qualche capriola, la lotta con il papà, la battaglia di cuscini con la mamma... Una volta liberata l'energia, ecco che siamo pronti per fare delle carezze leggere leggere o per giocare "piano" con il fratellino.

Coinvolgere il primogenito

Il nuovo bimbo è una faccenda di famiglia. Tutta la famiglia è coinvolta nella ricerca di nuovi ritmi ed equilibri, tutta la famiglia gioisce di questa nuova presenza e deve affrontare un po' di stanchezza in più. Perché il primogenito non si senta escluso, messo da parte o trascurato, può essere utile coinvolgerlo nella gestione del fratellino.

Renderlo partecipe non è difficile: anche se è un bimbo di un paio di anni, sarà già in grado di portare alla mamma un pannolino pulito nel momento del cambio o, ancora, di andare a controllare se il piccino si è svegliato. Aiutare la mamma lo farà sentire grande e importante e gli farà molto piacere ricevere le sue lodi e sapere di esserle stato utile. In base all'età gli incarichi che si potranno affidare al fratello o alla sorella maggiore saranno naturalmente più vari e di responsabilità.

Per molti bambini diventare l'aiutante della mamma è stato d'aiuto per entrare nella nuova veste di fratello maggiore. Tra l'altro il primogenito che viene coinvolto nella cura del fratellino ha l'opportunità di stare accanto alla mamma, di fare qualcosa con lei anche in quelle situazioni che vedono la mamma dedicarsi alle esigenze del neonato. Sono sufficienti dei compiti semplicissimi per sentirsi parte dell'accudimento del piccolo, anziché spettatore che osserva da fuori la relazione tra mamma e bebè. Questa partecipazione permette al bambino di conoscere i bisogni del piccolo e i gesti di accudimento necessari per soddisfarli, e diventa così più facile capire perché in certi casi (ad esempio quando ha il pannolino sporco) il bebè non può aspettare e la mamma deve intervenire per garantire il suo benessere (se il pannolino non viene cambiato il sederino brucia e diventa tutto rosso).

Inoltre il fatto di poter contare su un piccolo aiutante può essere realmente d'aiuto anche per la mamma...

* * *

L'abbiamo coinvolta in tutto fin dal principio: Maria ci aiutava nel bagnetto, mi preparava i pannolini al momento del cambio e la sua vocina riusciva a tranquillizzare il piccolo nei momenti di 'disperazione'... non potevamo sperare di meglio! Per noi il segreto è stato affrontare tutto con estrema serenità. I bambini sono molto più bravi di noi ad adattarsi a nuove situazioni se vivono in un clima sereno e disteso. Certo c'è bisogno di tempo e di attenzione per i bisogni che il figlio maggiore può manifestare in modo più o meno esplicito.

Alessandra, mamma di Maria, 3 anni, Nicola, 16 mesi

Samuele mi fa tenerezza quando Giacomo piange e allora lui corre a prendergli il ciuccio e dice: "Bata Giaco, bata".

Nicoletta, mamma di Samuele, 2 anni, Giacomo, 1 mese

Le abbiamo permesso di partecipare a tutti i momenti di vita quotidiana di Federico. Camilla assiste quando lo cambiamo e gli mette il borotalco. Spesso gli dice di farmi "lo scherzetto" cioè farmi pipì addosso e purtroppo lui… l'ascolta! Così Camilla si fa grasse risate e io vedo un piccolo germe di complicità in questo.

La sera lo vuole nel suo letto mentre le raccontiamo la storia della buona notte, anche se lui spesso frigna e quindi non le fa sentire bene il racconto. A volte ci mette alla prova facendo qualche capriccio (non vuole vestirsi da sola, vuole essere imboccata), ma tutto sommato ha accettato bene questo piccolino. Non si lamenta mai se una sua richiesta deve attendere perché magari sono presa da Federico e non le posso dare retta.

Roberta, mamma di Camilla, 4 anni e mezzo, Federico, 3 mesi

– Spiegare i bisogni del bebè

Coinvolgere il primogenito non significa solo renderlo partecipe nella pratica dell'accudimento. Per aiutarlo a capire meglio i bisogni del fratellino, è utile spiegargli in modo semplice e adeguato all'età come funzionano i bambini piccoli. Ad esempio si potrà raccontare che quando il bebè ha fame sperimenta una sensazione di grandissimo disagio; essendo tanto piccino non capisce cosa gli sta succedendo, quindi si spaventa per questo malessere, si agita e piange per chiedere alla mamma, al papà e al fratellino di aiutarlo!

Lo stesso accade se nel pannolino c'è la pupù, che a contatto con il sederino fa bruciare la pelle. Si potrà inoltre spiegare la gestione delle poppate, che sono numerose nell'arco della giornata perché lo stomaco di un neonato è molto piccino e può contenere solo piccole quantità di latte, e il fatto che il fratellino abbia bisogno di dormire anche durante il giorno per crescere (qui si può sottolineare che se il bebè dorme anche la mamma può riposare e/o fare qualcosa di bello con il primogenito).

Il suggerimento è di raccontare le cose come stanno, e nel racconto inserire anche qualche aneddoto legato al primogenito: "Quando eri piccino e avevi fame urlavi così forte che diventavi tutto rosso!", "Una volta avevi fatto tanta di quella pupù che eri riuscito a sporcare anche la tutina e le calzine!", "Quando eri piccolo poppavi quindici volte al giorno, avevi sempre tanta fame!". I bimbi solitamente apprezzano molto questi racconti e la consapevolezza di aver ricevuto le stesse cure che ora vengono offerte al fratellino è rassicurante. E poiché i bambini sono persone gentili e generose, se conoscono le sensazioni del fratellino riescono ad accettare più facilmente di dover attendere quando la mamma si occupa di lui. Ciò non vuol dire che saranno sempre e ugualmente accomodanti (può capitare che in qualche momento della giornata, ad esempio se il bambino è stanco o nervoso o affamato, aspettare per ricevere le attenzioni della mamma sia più problematico che in altri), ma di sicuro che potranno essere molto più comprensivi.

* * *

Non gli ho mai impedito di parlare con un tono di voce normale mentre il fratellino dorme, ma gli ho chiesto di rimandare i giochi più rumorosi o di farli in un'altra stanza. Gli ho spiegato che se il piccolo si sveglia male, si spaventa, e poi io impiego molto tempo a farlo riaddormentare. Se invece lasciamo dormire tranquillo il fratellino noi due possiamo leggere insieme la sua storia preferita o giocare con gli animaletti. E Carlo stesso ora dice: "Ssh, facciamo piano"...

Ester, mamma di Carlo, 3 anni, Luca, un mese

Alice, tenerissima, quando Stefano piange per le coliche e io sono nel letto con lei per addormentarla, dice: "Mamma, grazie, ma ora vai da lui eh!"

Marzia, mamma di Alice, 2 anni e mezzo, Stefano, 2 mesi

– Il piccolo aiutante

Date esempio di empatia, premura e disponibilità,
in modo che vostro figlio apprezzi questi comportamenti.
J. Wyckoff, B.C. Unell

Che bella sensazione rendersi utili. Per il bambino è bello constatare che la mamma ha bisogno del suo aiuto e si fida di lui e della sua capacità di portare a termine i compiti che gli vengono affidati. Il fratello maggiore può rivelarsi per la mamma un aiutante prezioso. Può portarle qualcosa dall'altra stanza, controllare se il bebè dorme, cullare la carrozzina, intrattenere il bebè con una canzoncina. Per la mamma è un aiuto e per il bambino è un'opportunità preziosa di sviluppare doti quali cooperazione, empatia, disponibilità.

E se il bimbo non sembra interessato a collaborare? Logicamente non si chiamerà il bambino per farsi aiutare mentre è concentrato in un'attività interessante o tutto preso da un bel gioco. A proposito dell'eventuale rifiuto di collaborare del primogenito, Jerry Wyckoff e Barbara C. Unell, esperti di psicologia infantile, scrivono: "*Valutate che cosa sta facendo, prima di chiedergli aiuto; forse vuole semplicemente portare a termine ciò che ha iniziato*"[3]. Ma nell'arco della giornata ci sono tanti momenti ed occasioni per coinvolgere il primogenito. Si può proporre e poi osservare la sua reazione. In genere, i bambini sono contenti di essere stati presi in considerazione e invitati al fianco della mamma, anche se poi scelgono di fare altro.

Infine, l'aiuto ricevuto dal primogenito potrà essere evidenziato quando si incontrano parenti e amici. Spesso l'attenzione generale è concentrata sul piccolino: mentre tutti chiedono informazioni a proposito delle abitudini del bebè (magari trascurando un pochino il primogenito), la mamma potrà sottolineare quanto le è d'aiuto il fratello maggiore ("Per fortuna c'è Mattia che mi aiuta con il piccolino!", "Maddalena è una bravissima aiutante, mi dà proprio una bella mano", "Nicola sa spingere la carrozzina come un grande", ecc.).

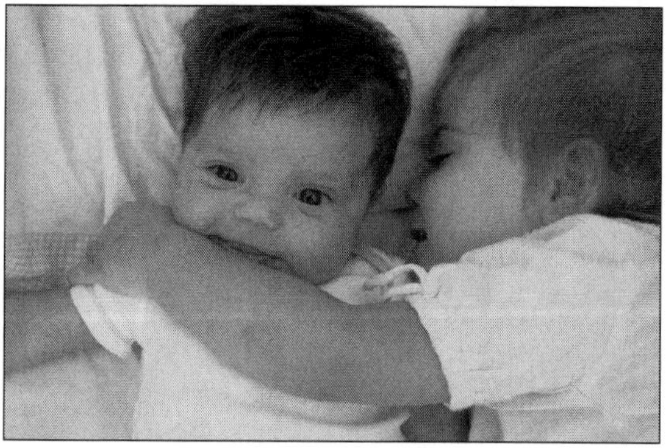

3 Wyckoff J.E., Unell B.C., *Dal no al sì senza urla e minacce*, Red Edizioni, 2008, p. 53.

Coccole e attenzioni per il fratello maggiore

Nei mesi dell'attesa abbiamo accompagnato il primogenito verso la nascita con tante piccole attenzioni. Coinvolgendolo nei preparativi, leggendo libretti sull'arrivo del fratellino, offrendogli un surplus di coccole e rassicurazione nei momenti di inquietudine. E ora? Adesso che il bimbo è nato, qualunque sia l'età del nostro primogenito è importante continuare a riservargli delle attenzioni, per rassicurarlo del fatto che il suo posto nel cuore della mamma è intoccabile. Lei e il papà gli vogliono sempre un mondo di bene! Per noi può essere scontato, ma per il bambino no. E in generale, dimostrare i propri sentimenti con i gesti d'affetto e le parole è sempre una buona abitudine. In fondo anche da adulti è bello ricevere conferme dell'amore che ci riservano il partner, i parenti, gli amici...

* * *

Ci hanno aiutato sicuramente il tanto tempo insieme, i librini letti durante le poppate (*Alice sorella maggiore* lo sappiamo a memoria!), la nanna del pomeriggio con la mamma in mezzo ai fratellini (mi aiutavo con diversi cuscini in modo che Sirio dormisse poppando su un lato e io potessi stare supina e abbracciare Aynarah dall'altro), la fascia che mi ha permesso di continuare a portare Aynarah al parco, spingerla sull'altalena e darle assistenza sui giochi di equilibrio, le bolle di sapone (a litri!), le ore libere del papà tutte impegnate a prendersi cura di noi, Mary Poppins (il film, anche se sarebbe stato bello averla in casa... o quantomeno saper fare quel trucco dello schioccare delle dita!). E ancora l'aiuto della nonna per i panni da lavare e il cibo, specialmente nei primi giorni, che ci lasciava più tempo libero, il massaggio infantile (adattato per Aynarah che è già grandicella) che mi ha permesso di focalizzarmi su entrambi in momenti separati, e il fatto che Sirio dormiva regolarmente e non gli importava un gran che di essere "lasciato" nella cullina (anche se io, abituata con Aynarah che non accettava di essere nemmeno appoggiata, mi sono sentita inizialmente un po' a disagio!).

Insomma alla fine tutto è andato per il meglio, adesso che Sirio ha quasi otto mesi sono due fratellini molto affiatati, si parlano, si fanno ridere a vicenda e già giochicchiano insieme.

Lei è sempre molto affettuosa (a volte anche troppo!) e l'altro giorno si è messa addirittura a snocciolargli le ciliegie per fargliele assaggiare! Paradossalmente è più geloso lui, che ovviamente sta crescendo dolcissimo e stracoccolone come la sorellina anche se le loro indoli sono molto diverse.

Tornassi indietro, forse tenterei di prolungare l'allattamento del più grande per tutta la gravidanza del secondo, spesso ho pensato che se Aynarah avesse saputo ancora poppare tante cose sarebbero state più facili! Per il resto non nego che sono soddisfatta di come tutta la nostra famiglia ha accolto il nuovo arrivato e di come abbiamo saputo riadattarci e riequilibrarci. Chissà con il prossimo...

Veronica, mamma di Aynarah, 3 anni, Sirio, 8 mesi

Per ora mantengo un equilibrio leggermente sbilanciato verso di lei: se il piccolo riceve un regalo lo riceve anche lei (il contrario non avviene), espongo molte foto sue di quand'era neonata così che veda che anche lei è stata minuscola e ha ricevuto le stesse cure di Chicco, cerco di esprimere verbalmente in modo chiaro quando sono arrabbiata perché non si è comportata bene e quando invece sono orgogliosa per com'è matura.

Roberta, mamma di Camilla, 4 anni e mezzo, Federico, 3 mesi

Fratello maggiore: entrare nel ruolo

Se mamma e papà accompagnano il primogenito offrendogli conferme e certezze del loro amore e valorizzando il suo ruolo di fratello, per il bambino è più semplice e piacevole vestire i panni del maggiore.

Sono tanti i bimbi che vivono con entusiasmo e con gioia la presenza di un fratellino e sono orgogliosi di presentarlo ai compagni di asilo e di scuola.

Osservare il fratello maggiore che interagisce con il piccolino può rivelarsi davvero commovente. Horst Petri, neuropsichiatra tedesco, scrive: "*Con lo sguardo illuminato, accarezzano il bimbo, gli canticchiano piano piano una canzone per non spaventarlo; gli parlano in maniera particolarmente dolce, (...) offrono loro dei fiorellini – doni d'amore in un piccolo cosmo personale. Nessuno deve disturbarli in quei momenti*"[4].

Essere un fratello maggiore può essere davvero molto bello. I momenti di stanchezza, di gelosia, di nervosismo ci sono e sono normali. Non voglia-

4 Petri H., *Fratelli: amore e rivalità*, Koinè, 2004, pp. 19-20.

mo dipingere un quadro idilliaco, fatto solo di momenti felici. I momenti 'no', le incomprensioni riguardano anche la relazione tra marito e moglie, la stanchezza tocca anche le neomamme innamorate del loro bebè... Ma la somma dei momenti felici ci ricorda che ne vale la pena, che la fatica è ben spesa, che essere una famiglia e volersi bene è qualcosa di grande che dà senso alla vita stessa.

* * *

Da quando è nato il mio secondo figlio la stima che nutro per la mia primogenita è cresciuta enormemente. Io non mi ritengo capace di nutrire sentimenti genuini e positivi come lei; sarei stata terribilmente gelosa di un fratello. Almeno credo. E mi sorprendo nel vedere come Margherita, che non ha ancora cinque anni, sia tollerante e disponibile nei confronti di questa creaturina appena nata che le toglie gran parte delle mie attenzioni. È vero che io mi faccio in quattro per dedicarmi un po' anche a lei ma è anche vero che il nuovo arrivato richiede una grande energia da parte mia. Quando è tesa o provata per qualche sua ragione mi dice che vuole anche lei un po' di mamma e io cerco di ritagliare per lei un momento di coccole speciali. Ma se devo rimandare o non posso, lei capisce. Se il fratellino piange lei si agita e si preoccupa e mi chiede di andarlo a soccorrere. Se dorme cerca di non fare rumore e di parlare a bassa voce.

Una volta le ho chiesto se era ancora contenta di avere un fratellino, ora che aveva visto quanto era impegnativo (l'anno precedente alla nascita mi ha chiesto e richiesto di farle un fratellino). E lei mi ha risposto: "Ma certo mamma". "E come mai?", le ho domandato. "Perché gli voglio tantissimo bene, perché è piccino e carino e mi piace tanto... e perché sono diventata sorella maggiore". Le piace quando può tenerlo in collo sul divano, gli canta, gli ripete che gli vuole bene e gli fa versetti e moine. Mi passa l'asciugamano quando gli faccio il bagno, gli mette la crema sul culetto, mi porta i pannolini, sceglie che vestiti devo mettergli. Ovviamente con i suoi vezzeggiamenti spesso disturba il suo già difficile addormentarsi al mio seno ma io cerco di essere tollerante almeno la metà di lei.

Valentina, mamma di Margherita, 4 anni, e Iago, 2 mesi

Quando Alessandro ci saluta al mattino mentre esce con il papà per andare a scuola, fa a me e al piccolo un sacco di raccomandazioni, sembra quasi una suocera! E poi quando vado a prenderlo, al pomeriggio, si lancia verso suo fratello con un entusiasmo che mi riempie il cuore di gioia.

Maria Cristina, mamma di Alessandro, 4 anni, Francesco, 1 anno

Camilla ama molto che io e il piccolo andiamo ad accompagnarla a scuola o l'andiamo a prendere: lei mostra con orgoglio il suo fratellino agli amici e a volte chiede di prenderlo in braccio per mostrare come sa prendersi cura di lui.

Roberta, mamma di Camilla, 4 anni e mezzo, Federico, 3 mesi

– Quando serve un po' di tempo in più

Alcuni bimbi vestono i panni del fratello maggiore in modo spontaneo e indolore, altri hanno bisogno di un po' di tempo per abituarsi al cambiamento. In questo caso il problema non è il fratellino in sé, cui in genere sono comunque affezionati, ma proprio la difficoltà di trovare nuovi ritmi ed equilibri.

Quando nasce il primo bimbo capita anche ai neogenitori di avere bisogno di un po' di tempo per trovare la propria dimensione genitoriale. Se il primogenito è in difficoltà e manifesta il suo disagio con pianti, inquietudine, maggior bisogno di attenzioni, non resta che accogliere la sua fatica e porsi per lui come un solido e rassicurante punto fermo. Laddove molto è cambiato nella sua famiglia, c'è qualcosa che resta immutato: la disponibilità, la comprensione, l'amore di mamma e papà.

Per la mamma può essere molto faticoso – a livello pratico, ma forse ancor di più emotivo – gestire un bimbo piccino e il disagio del primogenito, ma la consapevolezza che si tratta di una fase passeggera e che presto tutti i membri della famiglia troveranno i loro equilibri può aiutarla a vivere questo periodo con maggior serenità.

* * *

Quando è arrivato il tanto atteso Omar, abbiamo passato alcune settimane difficili: il momento intimo dell'allattamento era visto da Shakil come un furto di qualcosa che era suo, anche se non mangiava al seno da oltre un anno.

Per il primo periodo non potevo allattare il piccolo se in casa non c'era qualcuno che distraeva il grande. Quando ha scoperto che Omar mangiava anche di notte, ha ricominciato a svegliarsi e se non potevo andare da lui perché stavo allattando, urlava disperato. Ora, dopo due mesi, le cose vanno meglio. È molto affettuoso con il piccolo e ogni sera mi dice che la cosa più bella della giornata è stato tenere Omar stretto stretto.

Monica, mamma di Shakil, 2 anni e Omar, 2 mesi

I primi giorni sono stati molto difficili. Le mettevamo in braccio il fratellino e lei nei suoi confronti ha dimostrato sempre e solo affetto. Ma spesso cadeva in crisi profonde di evidente sofferenza dentro cui era difficile arrivare. Il giorno dopo il ritorno a casa, a un certo punto, iniziò a piangere in modo inconsolabile. Dopo vari tentativi vani, sopraffatta dalla stanchezza ricordo che pensai solo che il suo dolore era così importante per me che avevo bisogno che lo capisse. Così mi lasciai andare e piansi con lei. Certo questo comprometteva l'immagine del genitore forte-fortezza che alcuni psicologi ritengono tanto importante, ma di sicuro il messaggio che lei ha ricevuto è stato che il suo dolore valesse almeno altrettanto dolore da parte della sua mamma che in quel momento non aveva più risorse per alleggerirla del peso. Lei mi guardò interdetta e poi ci abbracciammo forte e piano piano da quel giorno siamo andate recuperando il nostro rapporto, cercando nuovi modi di ritagliarci tempo e di farci sorridere.

Veronica, mamma di Aynarah, 3 anni, Sirio, 8 mesi

Michele non era affatto entusiasta della sorellina. Lo ha ripetuto spesso e a volte sembrava infastidito dalla sua presenza. Poi verso i diciotto mesi di Ines, la grande svolta: un pomeriggio li ho trovati seduti vicini sul tappeto che giocavano. Da allora è stato un crescendo, hanno iniziato a divertirsi insieme e Michele è diventato davvero un fratello maggiore.

Elena, mamma di Michele, 4 anni, Ines, 2 anni

– Anche il bebè fa la sua parte!

Abbiamo detto che l'atteggiamento dei genitori è importante per aiutare il primogenito a vivere con serenità e con gioia il nuovo ruolo di fratello maggiore. Ma ben presto, nell'arco di poche settimane, anche il bebè inizia a fare la sua parte! Quando sceglie proprio il fratello per fare il suo primo sorriso, quando lo chiama con versetti e gridolini, quando risponde ridendo di gusto alle sue facce buffe...

L'ammirazione e l'affetto che i fratelli minori riservano al maggiore sembra iniziare già da qui, dai primi mesi di vita!

Per il primogenito le attenzioni del fratellino rappresentano un rinforzo positivo: avere un piccolino che ti sorride e si mostra entusiasta di te può essere molto gratificante. Ecco perché vale la pena sottolineare questi aspetti, facendo notare al primogenito la preferenza che gli riserva il bebè e valorizzando la sua capacità di farlo sorridere, calmare, divertire ("Ti vuole proprio bene, gli sei simpatico!", "Tu riesci sempre a farlo ridere!", "Vieni a aiutarmi con il bagnetto? Se gli canti quella tua canzoncina sta più tranquillo").

* * *

La convivenza di Ale e Daniele è semplice e divertente! La mattina nel lettone (noi siamo per il *co-sleeping*) gli fa le coccole ed è felicissimo ogni volta che il SUO fratellino gli sorride. Il trucco secondo me è stato questo: dire ad Ale che il fratellino era tutto suo e che mamma e papà gli avevano fatto questo regalo d'amore. Lui si sente il "fratellone" ed è come se fosse diventato uno di quei supereroi che lo fanno impazzire! E Daniele che fa? Ogni volta che dico "Ale" lui ride come un pazzo!

Paola, mamma di Ale, 4 anni, Daniele, 3 mesi

Un po' piccolo, un po' grande

Quando nasce un bebè, è piuttosto comune vedere il primogenito improvvisamente "grande". Anche se è un bimbo di due o tre anni, il confronto con un neonato ai nostri occhi lo renderà tutto d'un tratto molto più grande, abile e capace. È normale, trovandoci ad accudire un neonato (non ci ricordavamo più quanto fosse piccolo un bimbo appena nato, vero?) il primogenito non può che sembrarci decisamente cresciuto.

Attenzione però, il nostro bambino è grande solo rispetto al fratellino, in realtà è ancora piccolo e bisognoso delle attenzioni di mamma e papà.

Se è un bimbo piccino, in età prescolare, potrà avere bisogno delle cure che vengono riservate al fratellino (molte coccole e contatto fisico, assistenza per il vasino, per il bagnetto, per i pasti, ecc.), se è più grandicello avrà bisogno di assistenza nei compiti, di qualcuno che ascolti la sua giornata, che sia interessato alle sue passioni.

È quindi importante tenere presente che un fratello maggiore è sì il bambino più grande della famiglia, ma allo stesso tempo è un bambino piccolo.

Spesso è il primogenito stesso che si sente un po' grande e un po' piccolo. È grande perché sa fare tante cose che il fratellino non sa fare, ma è anche piccolo perché ha ancora bisogno di mamma e papà. Ecco perché non avrebbe senso negargli qualche attenzione "da bimbo piccolo", pur continuando a valorizzare le sue competenze e le sue abilità di bambino di due, tre, quattro anni...

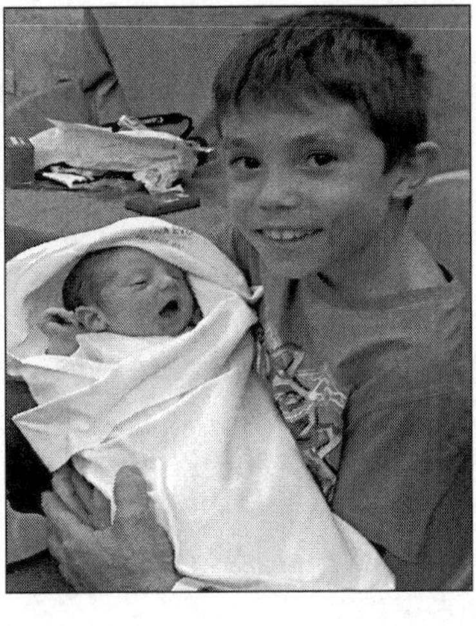

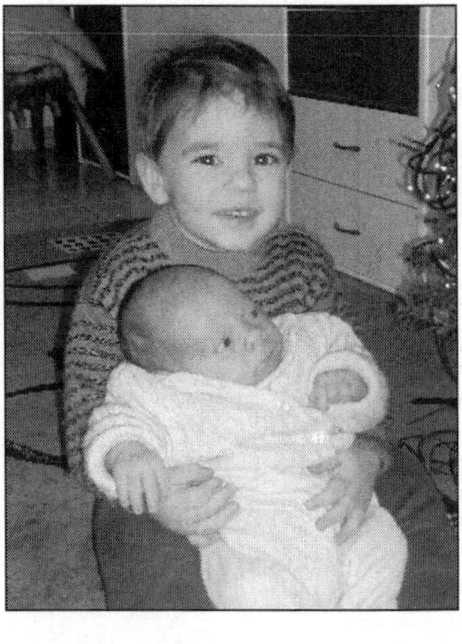

* * *

Con il linguaggio semplice di un bambino di due anni, a pochi giorni dalla nascita del fratellino, Shakil è riuscito ad esprimere il suo disagio come forse un adulto non avrebbe saputo fare: "Shakil piccolo, Omar grande". Ha invertito i ruoli (e continua a farlo nonostante i tentativi di evidenziare i vantaggi dell'essere grande). Con quattro parole ha fatto capire come vorrebbe che fosse la realtà e ci ha ricordato che è ancora piccolo anche lui. Va bene dargli un ruolo importante, coinvolgerlo nella cura del piccolo, ricordargli quanto è bello crescere. Ma non possiamo togliergli il diritto di essere ancora il nostro piccolo…

Monica, mamma di Shakil, 2 anni, Omar, 2 mesi

Quando Elena aveva circa due mesi e mezzo è arrivata la gelosia. Alle 17 partiva il pianto-time e piangevamo tutti: Elena per la stanchezza, Federico perché non voleva fare il bagno o mangiare o mettere il pigiama o stare con me, e io perché mi sentivo sola, non riuscivo a gestire i miei bambini, non sapevo come fare… Con Federico ogni cosa era un no, ed Elena voleva i nostri momenti di "tetta&coccole" senza interferenze. Sono stati momenti davvero duri di sconforto. Poi ho iniziato a reagire. Con Federico, che voleva fare il piccolo, abbiamo iniziato a fare cose speciali solo noi due, cose da grandi che Elena non poteva fare: cucinare la pizza, fare le pulizie.

Quando lui piangeva come un piccolo si metteva nella culla e strillava, io lo assecondavo nella sua fase di piccolo, mi comportavo come avrei fatto con Elena, ma sottolineavo il fatto che il mio Fede grande mi mancava perché con quello piccolo non potevo giocare a calcio, leggere un libro, fare i puzzle, parlare, ma se a lui andava bene così allora andava bene anche per me… E lui mi diceva: "Sono tornato grande mamma, giochiamo noi due".

Valentina, mamma di Federico, 3 anni, Elena, 10 mesi

Giovanni adora il suo fratellino, me lo intrattiene e la mattina lo cerca ed è la prima persona che saluta e abbraccia. Ha manifestato non gelosia, ma purtroppo qualche regressione, io penso soprattutto a causa di noi adulti. "Ora sei il maggiore, comportati da grande!", e quando un bambino di sei anni di colpo deve "crescere", non può riuscirci subito, gli serve tempo.

Gabriella, mamma di Giovanni, 6 anni, Diego, 4 mesi

I vantaggi dell'essere fratello maggiore

Quando in famiglia c'è un neonato, tutti cambiano un pochino le loro abitudini. Il fratello maggiore impara che a volte è necessario aspettare qualche minuto (a volte anche un po' di più) perché le proprie richieste vengano accolte (che si tratti di giocare con la mamma o di uscire per una passeggiata), impara a collaborare, a comprendere i bisogni degli altri e a mettersi nei loro panni (del fratellino che ha fame, della mamma che ha solo due mani…).

La nascita del fratellino rappresenta una preziosa opportunità per sviluppare capacità e competenze (empatia, responsabilità, cooperazione) che gli saranno utili per la vita. Lui però questo ancora non lo sa o non può capirlo pienamente (anche se vale la pena dirglielo), quindi è importante valorizzare gli aspetti positivi e i vantaggi pratici che derivano dal suo nuovo ruolo di fratello maggiore.

Innanzitutto ci sono tante cose molto interessanti che solo i fratelli maggiori possono fare. E qui ogni genitore individuerà le attività giuste in base all'età e alle preferenze del bambino. Per un piccolino le cose da grandi possono essere giocare con la plastilina (il fratellino non può, è troppo piccolo!), fare bellissimi disegni da appendere alle pareti, andare sullo scivolo e sull'altalena. Può essere una buona idea permettere al primogenito di dedicarsi a qualche attività nuova, con cui non si era ancora cimentato: dipingere con i pennelli, realizzare un lavoretto con materiali di riciclo, inaugurare il triciclo o la bicicletta…

Anche insegnare al primogenito un gioco particolare può essere significativo. I genitori potranno coinvolgerlo in qualche gioco da tavolo, sottolineando sempre che si tratta di divertimenti da fratelli maggiori. Una bella partita a dama, a domino o a rubamazzetto possono diventare un appuntamento speciale cui dedicarsi quando il piccino dorme.

Per valorizzare il suo ruolo, i genitori possono inoltre coinvolgerlo in attività domestiche a misura di bimbo, come preparare insieme una torta, impastare la pizza, cucinare le polpette, apparecchiare la tavola. O ancora, dare una mano in giardino, seminando l'orto, rinvasando piantine, annaffiando i fiori.

Per un bimbo i momenti più felici della giornata (e dell'infanzia) sono quelli trascorsi con mamma e papà, facendo qualcosa insieme a loro.

* * *

Non ho mai messo l'accento sul fatto che Arianna fosse grande, anche perché decisamente non lo è. Non volevo metterli su due piani diversi, ma ho lasciato che fosse lei a fare le sue considerazioni sulle loro differenze, cosa che ha effettivamente fatto (anzi, ora che Ettore comincia a fare cose da grande, come stare a tavola e assaggiare, lei non vuole proprio perché sono cose da “grandi”, e lui è piccolino). È lei stessa che dice di essere grande e si sente orgogliosa di questo.

Ilaria, mamma di Arianna, 3 anni, Ettore, 6 mesi

– Insieme al papà

Uno dei grandi vantaggi dell’essere diventati fratelli maggiori, riguarda... il papà e tutte le bellissime cose che il primogenito può fare con lui! Da una gita in bicicletta, a una partita di pallone, con il papà si possono vivere avventure emozionanti.

A questo proposito, Laura Santoro, psicologa e psicoterapeuta sottolinea: “*Il papà può avere un ruolo fondamentale nel far sentire il bambino importante e amato. Per il padre questo può essere il momento giusto per costruire o arricchire il proprio rapporto con il bambino, supportandolo nell’accettazione e nel riconoscimento di nuove emozioni. Il papà inoltre è la figura genitoriale che spinge all’autonomia e alla scoperta del mondo*”.

Nonni, zii, parenti e amici

Un bebè piccino piccino attira sguardi e complimenti, è normale! Quello che è importante è che parenti e amici, conquistati dal nuovo nato, non dimentichino il primogenito. Per non correre il rischio che il bambino venga trascurato, i genitori potranno avvisare preventivamente i famigliari, sensibilizzandoli verso le esigenze del fratello maggiore. Complimenti ed attenzioni possono essere distribuiti tra tutti i fratellini!

– Quando serve qualche attenzione in più

Se il bambino è particolarmente legato a un nonno, a una nonna, a una zia, può essere necessaria qualche attenzione in più per evitare che nascano delle gelosie. In questo caso toccherà al parente cui il bimbo è affezionato riservargli un surplus di coccole per rassicurarlo del proprio affetto.

* * *

Le gemelle non sono state gelose delle mie attenzioni, poiché erano state preparate. La tenerezza nei confronti della sorellina era tanta, e il desiderio di tenerla in braccio era troppo! L'unica cosa a cui non le avevamo preparate era dover condividere la nonna! Dato che sono gemelle e la difficoltà nei primi anni era tanta, mia madre è stata un po' come una vice-mamma. Le avevo preparate a dover fare a meno di me nei primi tempi, ma loro probabilmente pensavano che mia madre sarebbe stata tutta per loro, e quando, per farmi riposare, lei teneva la piccola, loro non lo accettavano e le dicevano chiaramente di lasciare la bambina...

Sara, mamma di Diana ed Hellen, 6 anni, Michelle, 10 mesi

Fratello maggiore: un ruolo importante

- Permettergli di coccolare il fratellino se lo desidera, lasciando che lo accarezzi (è anche un modo per conoscerlo) e permettendogli di tenerlo in braccio (ovviamente con la mamma vicino).
- Raccontargli aneddoti di quando lui era piccino e riceveva le cure di cui ora ha bisogno il fratellino. Sfogliare insieme il suo primo album di fotografie.
- Affidargli dei semplici incarichi e ringraziarlo sempre per l'aiuto che ci dà, ad esempio, portandoci il pannolino, o controllando se il fratellino dorme, o ninnando la carrozzina.
- Organizzare qualcosa di speciale solo per lui, valorizzando il suo nuovo ruolo di fratello grande, ad esempio portandolo a fare un giro in bicicletta con il papà.
- Leggere con lui, prima e dopo la nascita, uno o più libretti in cui il protagonista diventa fratello maggiore.
- Ricordare a parenti e amici che le buone notizie da festeggiare sono due, la nascita del fratellino e il fatto che il nostro primogenito è diventato un fratello maggiore: sarà un modo per non farlo sentire escluso dall'attenzione e l'interesse generale.

DIMMI CHE MI VUOI BENE: LA GELOSIA

I genitori possono aiutare il proprio bimbo
dimostrandogli il loro affetto incondizionato.
Lui deve sapere che non ha bisogno di mostrarsi geloso
per ottenere la loro attenzione, ma deve anche sapere che loro continuano
a volergli bene anche quando si mostra geloso.[5]
Carlos Gonzáles

Si fa un gran parlare della gelosia. Tanto che ormai è diventata l'argomento principe quando c'è un bimbo in arrivo o quando si riflette sull'esperienza della nascita e dell'accoglienza di un fratellino. Ora, non si vuole negare il fatto che la gelosia abbia una sua parte in questa esperienza, ma forse è il caso di ridimensionarne l'importanza e di ricollocarla all'interno della normalità di un sano – e felice! – rapporto tra fratelli.

Cos'è la gelosia

La gelosia è normale e salutare.
La gelosia nasce dal fatto che i bambini amano.
Donald W.Winnicott

"*La gelosia tra fratelli è assolutamente normale*" scrive il pediatra spagnolo, Carlos González "*ed è assurdo (e molte volte controproducente) pretendere di negarla, reprimerla o 'sradicarla'*"[6].

Detto ciò, è importante chiarire cosa si intende quando si parla di gelosia. Troppo spesso infatti quando si definisce un bambino geloso ci si riferisce al suo scontento per aver perso le attenzioni in esclusiva dei genitori e quindi i privilegi del figlio unico. C'è un'immagine che torna di frequente (e che a me personalmente fa una grande antipatia) ed è quella del "principe detronizzato". Io credo che i bambini, anche se restano figli unici, non siano, o non dovrebbero essere, dei piccoli re all'interno della famiglia. E non credo che i primogeniti si sentano dei sovrani spodestati quando nasce il fratellino. Non è questo il problema. Non è dei privilegi che il bimbo

5 Gonzàles C., *Bésame Mucho*, Coleman Editore, 2006, p. 100.
6 *Ibidem,* pp. 100-101.

sente la mancanza quando mette in atto quei comportamenti che vengono interpretati come espressione di gelosia. Con quei comportamenti il bimbo manifesta un bisogno molto più autentico e profondo: quello di sapere che la mamma e il papà gli vogliono ancora bene.

È nato un fratellino, ora in famiglia i bambini sono due. Il bebè è piccolo e ispira tenerezza, i genitori lo accudiscono con amore, è chiaro che gli vogliono bene. E il primogenito non mette in dubbio che sia giusto, lui stesso vuole bene al suo piccolo fratellino. Ma per stare bene, per continuare ad essere felice, il fratello maggiore ha assolutamente bisogno di un'unica, fondamentale conferma: deve sapere che i suoi genitori lo amano ancora e lo ameranno sempre. Chiarito questo, il tempo, le attenzioni, le coccole e i regali si possono dividere e condividere. Ma l'amore… non può venire a mancare, non può diminuire. Perdere l'amore dei genitori per un bambino piccolo significa perdere tutto.

Quando gli adulti riducono la questione gelosia agli aspetti materiali, non rendono onore alla profondità dei sentimenti dei bambini[7].

Cosa può preoccupare un primogenito quando aspetta un fratellino? Cosa può turbarlo quando il fratellino è nato? La risposta possiamo trovarla in queste due testimonianze, decisamente significative.

* * *

Elena ha manifestato subito la sua paura di perdermi e una malcelata insofferenza per la novità che aveva cambiato il nostro *ménage* familiare. Ha iniziato a fare dei capricci che non erano mai appartenuti, fino a quel momento, al suo carattere. A un certo punto mi ha fatto una domanda che mi ha chiarito in maniera inequivocabile il suo stato d'animo: "Ma se tu sei la mamma di Aurora rimani sempre anche la mia mamma?"

Oriana, mamma di Elena, 3 anni, Aurora, 3 mesi

Margherita mi ha chiesto: "Mamma mi vorrai bene come prima o faremo a metà io e il fratellino?" Io spontaneamente le ho risposto: "No, Margi,

7 Scrisse Janus Korczak: "*Dite: è faticoso frequentare i bambini. Avete ragione. Poi aggiungete: perchè bisogna mettersi al loro livello, abbassarsi, inclinarsi, curvarsi, farsi piccoli. Ora avete torto. Non è questo che più stanca. È piuttosto il fatto di essere obbligati ad innalzarsi fino all'altezza dei loro sentimenti. Tirarsi, allungarsi, alzarsi sulla punta dei piedi. Per non ferirli*".

nel mio cuore ci sono molte stanze una per ogni affetto e ora si apre una stanza nuova per il fratellino. Non ti preoccupare tesoro mio, perché l'amore non si divide come una torta ma si moltiplica".

Valentina, mamma di Margherita, 4 anni, Iago, 2 mesi

* * *

Se la richiesta che si esprime con la gelosia è più profonda e più importante, la soluzione è però decisamente più semplice. Perché, diciamo la verità, quando i bambini sono due, il tempo che la mamma può dedicare al primogenito non è più quello di prima. Semplicemente non è possibile. E neppure le sue attenzioni potranno più essere tutte solo per lui. Ma la buona notizia è che non era questo il bisogno del nostro bambino. Il suo bisogno era di poter contare su tutto l'amore che la mamma provava per lui quando era un figlio unico. E questo bisogno la mamma lo può soddisfare pienamente e completamente! Infatti la mamma conserva tutto il suo amore per lui, addirittura ne prova ancor di più.

A questo punto la gelosia, comunque si manifesti – se in forma più lieve o in forma più acuta –, non deve più far paura. Ci potrà volere un po' di tempo per rassicurare il bambino, ma la situazione è destinata a risolversi.

Se il vostro bambino si mostrerà geloso, accogliete il suo bisogno di conferme, rassicuratelo con le parole e con i gesti d'affetto del fatto che lo amate. Non avrà bisogno di altro.

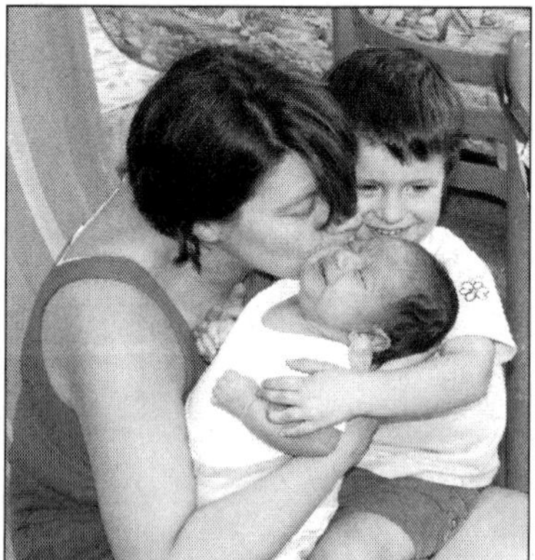

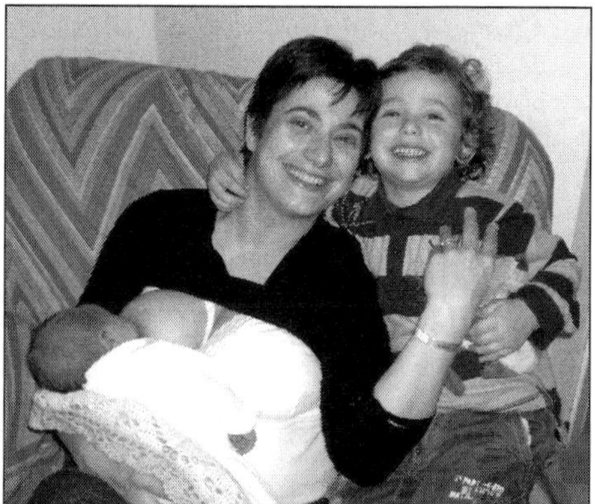

– Una spiegazione antropologica

Da dove nasce la gelosia? Perché il rapporto tra fratelli contempla anche questo aspetto? Il pediatra Carlos González analizza la questione in chiave antropologica e giunge a delle conclusioni interessanti:

> "Se i genitori si prendessero cura solo di un figlio e dimenticassero l'altro, quest'ultimo se la passerebbe molto male. Pertanto, quando nasce un fratellino, la reazione logica e normale del bambino è fare il necessario per ricordare ai genitori 'Ehi, guarda che sono qui!'. Cioè richiamare l'attenzione. La motivazione non è cosciente: il bambino non pensa: 'Devo ricominciare a farmi la pipì addosso, a fare i capricci e a balbettare, perché così i miei genitori mi presteranno più attenzione'. No, il bambino fa queste cose perché, nel corso di migliaia di anni, i bambini che richiamavano l'attenzione facendo cose del genere, hanno avuto maggiori possibilità di sopravvivere e i loro geni si sono diffusi sulla Terra"[8].

– Una spiegazione "del cuore"

La gelosia è una questione d'amore. Abbiamo sottolineato che i bambini gelosi non sono piccoli tiranni che vogliono conservare ogni attenzione genitoriale per sé e vivono il fratellino come un intruso che può privarli di qualche privilegio. Il pediatra spagnolo Carlo González osserva: "(...) *la causa della gelosia non è il ricordo dei privilegi perduti. Anche i fratelli piccoli che non sono mai stati figli unici e che non hanno potuto, pertanto, abituarsi a essere 'i re della casa', sono gelosi dei fratelli maggiori*"[9].

Il timore del bambino è quello di perdere l'amore di mamma e papà. Una considerazione su cui val la pena fermarsi a riflettere, perché ci dà l'idea di quanto noi siamo importanti per i nostri figli. Di quanto loro ci amino! Spesso si dice che accudire un bambino piccolo, bisognoso di contatto, di vicinanza, di rassicurazione, sia impegnativo. E sicuramente lo è. Ma quanto è grande quello che riceve il genitore? Chi mai ci ha amato così tanto? E chi ci riserverà un amore così intenso, unico e totalizzante, quando

8 Gonzàles C., *Bésame Mucho*, cit., p. 98.
9 *Ibidem*, pp. 99-100.

i nostri figli saranno cresciuti? A questo proposito, c'è una bellissima riflessione di Maria Montessori, grande pedagogista italiana:

> "L'adulto passa accanto a questo mistico amore senza riconoscerlo: ma badate, quel piccino che vi ama crescerà e scomparirà. Chi vi amerà come lui? Chi vi chiamerà andando a letto, dicendo affettuosamente 'Stai qui con me', anziché con indifferenza 'Buonanotte'? Chi desidererà altrettanto ardentemente starci vicino mentre mangiamo, soltanto per guardarci? Noi ci difendiamo da quell'amore e non ne troveremo mai un altro uguale!"[10]

Se il nostro bambino si mostrerà geloso, non rattristiamoci. E non stanchiamoci di rassicurarlo, anche se a volte i suoi atteggiamenti ci sembreranno particolarmente pesanti da gestire. Teniamo sempre a mente che si tratta di una fase passeggera e soprattutto… che è tutta una questione d'amore. Offerto, ricevuto, desiderato. Intensamente.

Che la nostra risposta sia… una promessa di amore!

Emozioni e atteggiamenti contrastanti

Il bambino pensa con il sentimento, non con l'intelletto.
Janus Korczak

Abbiamo detto che la gelosia è la manifestazione di un forte bisogno di rassicurazione. Ma come si esprime questo bisogno? Ogni bambino è diverso e differenti possono essere gli atteggiamenti che esprimono disagio, inquietudine, malessere.

Ci sono bambini che hanno un comportamento ambivalente nei riguardi della mamma, alternando slanci di affetto e desiderio di super vicinanza (fino a diventare quasi "soffocanti") con ostilità. L'ostilità, a sua volta, può manifestarsi con silenzi cocciuti o accessi di collera. Insomma, una bella confusione. Dentro e fuori. Il turbinio di emozioni che agita il bambino si manifesta all'esterno con queste reazioni spesso imprevedibili e non facili da gestire. Il comune denominatore è però sempre lo stesso, il bisogno di

10 Montessori M., *Il segreto dell'infanzia*, Garzanti, 1972, p. 139.

conferme, il timore di perdere l'affetto dei genitori. Se teniamo a mente questo, può essere più facile affrontare la situazione.

Anche quando il bambino mette in atto dei comportamenti particolarmente irritanti o fastidiosi (soprattutto per una mamma che parte già stanca, impegnata com'è ad accudire un bebè e un bambino più grande), è importante tenere a mente il monito del pediatra Marcello Bernardi: "*Ricordate che in queste circostanze il bambino soffre davvero. Egli non è 'cattivo'; ha soltanto paura di perdere la mamma*"[11].

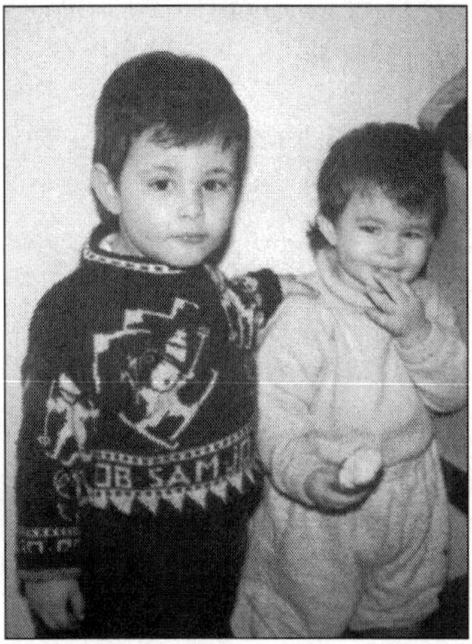

Mettersi nei suoi panni

Per comprendere meglio i timori che, a livello più o meno inconscio, possono cogliere un bimbo alla nascita del fratellino, possono essere utili gli esempi che Adele Faber e Elaine Mazlish, esperte in tecniche di comunicazione, propongono nel libro di successo americano *Bambini smettetela di litigare*[12]. Le autrici invitano i genitori a partecipare a un gioco di immedesimazione un po' particolare in cui la moglie (o il marito) deve accettare la decisione del consorte di prendere una seconda moglie ("Immaginate

11 Bernardi M., *op. cit.*, p. 367.
12 Faber A., Mazlish E., *Bambini smettetela di litigare,* Frassinelli, 1988.

che vostro marito vi abbracci e vi dica: cara ti amo così tanto e sei così meravigliosa che ho deciso di avere un'altra moglie come te").

Il genitore è quindi chiamato a rileggere in questa nuova chiave varie situazioni della vita quotidiana, dalla richiesta di condividere gli oggetti personali con la nuova arrivata ("Cosa c'è di male a fare a turno con la nuova moglie?" e "Perché non vuoi condividere?"), alle reazioni della gente incontrata per strada che si lancia in esclamazioni di rapita ammirazione nei confronti della seconda consorte e chiede alla prima: "Ti piace la nuova moglie?"

Non è difficile immaginare le nostre reazioni che, probabilmente, non sarebbero troppo dissimili da quelle del bambino a cui nasce un fratellino. Anzi...

L'esempio usato da Faber e Mazlish è significativo e può essere utile per i genitori che stanno vivendo con fatica e magari un po' di scoraggiamento il comportamento del loro bambino. Capire cosa sta provando, mettersi nei suoi panni, può aiutarli ad accettarlo e a tenere a mente che non si comporta male, perché è cattivo (i bambini non sono cattivi!) o perché vuole farli innervosire (vederli in collera lo spaventa ancora di più, poiché aumenta il suo timore di perdere il loro affetto). Semplicemente il primogenito non è ancora in grado di razionalizzare ciò che prova e di gestire al meglio le proprie e reazioni.

D'altra parte, non credo sia utile neppure interpretare i suoi atteggiamenti come espressione di una sofferenza insopportabile o insuperabile: il bambino è confuso, un po' smarrito, bisognoso di conferme. Ma anche il bimbo più geloso, è anche "un po' contento" per la nascita del fratellino. Ed è contento perché con quel fratellino che è nato ha già un legame: ha imparato a conoscerlo e a comunicare con lui mentre era ancora nel pancione. È *suo* fratello e lui sa che questa è una cosa bella. Molto bella.

Ha solo bisogno di un po' di tempo per far sedimentare novità, cambiamenti ed emozioni.

Se ad essere geloso è il secondogenito

Nel corso dell'infanzia anche il fratellino più piccolo può manifestare della gelosia. A volte constatare quante cose può e sa fare il fratello maggiore, può causare un po' di insicurezza nel minore che ancora non sa o non può eguagliarne capacità e competenze.

Il rimedio è sempre lo stesso: accogliere dubbi e timori, mettersi nei panni del bambino, offrire conferme del proprio amore, apprezzare ogni figlio per quello che è, valorizzando l'unicità di ciascuno.

Non solo gelosia

Non si deve temere che la gelosia impedisca lo sviluppo di un legame profondo tra i fratelli. Tutt'altro. Si è intensamente gelosi perché si ama intensamente. Lentamente, contraddittoriamente, nasce, fino a prendere il sopravvento, un rapporto tenace con il fratello che, per il resto della vita, rimarrà il riferimento più stabile e affidabile.
Nessia Laniado

Ricordiamo che anche quando il bimbo è chiaramente insofferente, quello che prova non è mai solo ostilità. Può essere geloso ma allo stesso tempo è affezionato al fratellino, ed è contento del suo arrivo. E soprattutto, la gelosia non è per sempre. Nella maggior parte dei casi viene elaborata e risolta, per poi magari ripresentarsi in altri momenti della crescita, per essere nuovamente superata.

Se mamma e papà sono guidati dalla consapevolezza che quella che stanno vivendo è una fase normale e passeggera, possono affrontare la situazione con più serenità. E la loro serenità aiuta anche il primogenito.

A volte poi è proprio il caso di prendere le distanze dalle difficoltà che al momento ci sembrano insormontabili e imparare a... sdrammatizzare! No, il nostro bambino non sarà geloso per sempre. No, non dovremo gestire musi lunghi e malumori per tutta l'infanzia. Tutto questo sarà presto un lontano ricordo, decisamente sbiadito rispetto ai ricordi felici dei primi abbracci, delle risate, delle birichinate che uniranno i nostri bambini.

Un bimbo ancora più forte e sicuro di sé

Quando un genitore vede il suo bambino inquieto, nervoso o triste, ovviamente si sente triste a sua volta. In qualche caso può addirittura sentirsi in colpa, ritenendosi responsabile del disagio del piccolo.

In realtà, la gelosia non è qualcosa di negativo e non è da considerare esclusivamente come una manifestazione di disagio o sofferenza. La gelosia è a un tempo espressione di un amore intenso e richiesta di un amore altrettanto intenso. E per il bambino può essere addirittura un'esperienza preziosa! Abbiamo detto che il bimbo ha bisogno dell'amore di mamma e papà per essere felice, ma anche per costruire la sua fiducia in se stesso e la sua autostima. Ebbene, il bambino cui nasce un fratellino vive il timore di perdere questo amore, manifesta questo timore in forma più o meno intensa a secondo del suo temperamento e della situazione, e… vince questa paura! Ha, infatti, l'opportunità di constatare che, nonostante le sue paure, le sue manifestazioni di gelosia, i suoi dubbi, non ha perso l'amore dei genitori. Questo amore per lui vitale è stato messo alla prova e la prova è stata superata.

E da questa prova il bambino esce più forte, più sicuro dell'affetto dei genitori, ma anche più sicuro di se stesso.

I benefici per la costruzione della personalità sono, secondo gli esperti di psicologia infantile, molteplici. La psicologa Raffaella Scalisi sottolinea il fatto che il bambino alle prese con la gelosia deve "*trovare soluzioni per attenuarla e superarla. Le strategie e i processi mentali che egli attiva a questo scopo rappresentano un ulteriore arricchimento nella sua vita affettiva e cognitiva*"[13].

Secondo il famoso pediatra e psicoanalista inglese Donald Winnicott, il bambino che ha avuto modo di sperimentare, affrontare e superare la gelosia nell'infanzia, saprà gestire meglio questo sentimento anche in età adulta: "*Le persone molto gelose spesso hanno avuto da piccole la sfortuna di non aver potuto esprimere la propria gelosia e la propria aggressività. Se avessero avuto questa possibilità, sarebbero riuscite a superare la gelosia e se ne sarebbero liberate, come succede alla maggior parte dei bambini*"[14].

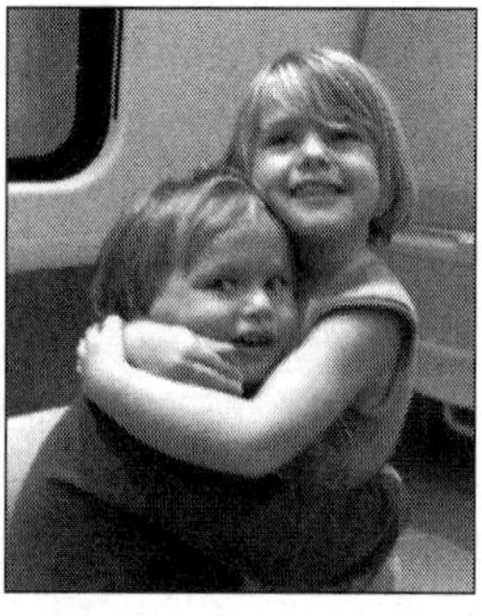

13 Scalisi R., *La gelosia tra fratelli*, Franco Angeli, 1985, p. 17.
14 Winnicot D.W., *Colloqui con i genitori*, Raffaello Cortina Editore, 1993.

Rassicurare il bambino

Nella misura in cui ci sentiamo importanti agli occhi delle persone significative della nostra vita, ci sentiamo sicuri di noi stessi, e le pressioni della gelosia diminuiscono.
Bruno Bettelheim

La mamma e il papà possono aiutare il loro bambino ad affrontare e superare ogni timore, ansia o incertezza. Vediamo come.

• *Sono qui. Ti voglio bene.* Dato che la gelosia altro non è che l'espressione di un forte bisogno di rassicurazione, il primo passo per aiutare il fratello maggiore è quello di... volergli tanto bene! E ovviamente dimostrare il nostro amore con i gesti di affetto – quindi via libera a coccole, baci, abbracci, massaggio, vicinanza, solletico, tenerezza – e con le parole. Ogni momento è quello giusto per guardare il nostro bimbo e dirgli che gli vogliamo bene. Le parole gentili non sono mai troppe, anzi... Semmai rischiano di essere troppo poche. Ricordiamo al bambino che lo amiamo, ma anche che ci piace molto, che ci è simpatico, che è intelligente e gentile.

• *Ti ascolto. Ti accetto. Ti voglio sempre bene.* Quando un bimbo non è sereno, deve assolutamente poter esprimere quello che prova. Se sente di essere in collera con i genitori, deve poterlo dire a parole. Lo stesso vale se l'oggetto del suo risentimento è il fratellino. O se si sente triste, o infelice. Ma perché il bambino possa tirare fuori quello che prova è fondamentale l'atteggiamento dei genitori. Mamma e papà dovranno accogliere i suoi sentimenti, dovranno mettersi in ascolto senza giudicare, commentare e soprattutto senza banalizzare o rimproverare il bambino[15]. Non ha molto senso dire a un bimbo geloso che non ha motivo di esserlo (i sentimenti spesso – sempre? – sfuggono alla logica della ragione) o che "deve" essere contento.

Facciamo capire al nostro bambino che lo abbiamo ascoltato, lo abbiamo compreso ("Vedo che ti senti triste, mi spiace", "Capisco che sei molto arrabbiato") e teniamo in considerazione quello che prova (mai mi-

15 Non diciamo mai al bambino che è "cattivo" perchè non vuole bene al fratellino. Innanzitutto non è affatto vero che non gli vuole bene, perché anche nei momenti di maggior insofferenza, nel suo cuore c'è sempre l'affetto per il piccolino, e soprattutto un giudizio negativo da parte di mamma e papà non farà che accrescere il timore del primogenito di perdere il loro affetto! Se loro lo ritengono cattivo, dunque lo amano di meno? E la gelosia si intensifica, peggiorando la situazione.

nimizzare le ansie e le preoccupazioni altrui, è decisamente fastidioso ad ogni età!). Riconoscere i suoi sentimenti, dimostrare di comprenderli, è il modo più efficace per dare sollievo al bambino. E infine, dopo aver ascoltato, compreso e accolto, siamo pronti a rassicurarlo nuovamente. Ribadiamo che gli vogliamo bene. Che lo accettiamo esattamente così com'è: con la sua collera, la sua tristezza, le sue paure. È il nostro bambino e lo amiamo tanto.

• *Quello che provi è normale. Va tutto bene.* Quando il bimbo esprime il suo disagio comportandosi male, la sua ansia e il suo malessere aumentano, peggiorati dai sensi di colpa. Il primogenito che prova antipatia per il fratellino o collera nei confronti dei genitori è dispiaciuto o addirittura spaventato dai suoi sentimenti. Tocca ai genitori rassicurarlo, spiegandogli che le sue emozioni sono normali, che la rabbia passerà da sola, che lui è un bravissimo e normalissimo fratello maggiore, che va tutto bene.

Quello che non funziona

Accogliere il bambino con le sue emozioni è il modo più efficace per aiutarlo a tollerare meglio quello che prova e, pian piano, recuperare serenità e buon umore. E in ogni caso sono proprio la serenità e il buon umore di mamma e papà il primo segreto per migliorare la situazione.

Citiamo a questo proposito Marcello Bernardi:

> "La gelosia dei fratellini maggiori non si evita né proclamando che il neonato è buonissimo, bellissimo, piacevolissimo, degnissimo di stima e di affetto, né gettando il discredito su di lui presentandolo come un piccolo incapace e rompiscatole. La cosa migliore è la naturalezza, la spontaneità e una serena benevolenza nei confronti dei bambini tormentati dalla gelosia e dal rancore"[16].

Mi sembra molto utile il suggerimento di comportarsi con spontaneità, ed è bella la definizione "serena benevolenza".

16 Bernardi M., *op. cit.*, p. 108.

Un atteggiamento che invece non aiuta il bambino e che sovente gli adulti tendono a mettere in atto è quello di "sminuire" la figura del bebè, utilizzando appellativi (come "rompiscatole", "frignone", ecc.) o facendolo uscire sconfitto dai confronti con il fratello maggiore[17]. E ancora, può capitare che i genitori per timore di suscitare gelosie evitino di parlare del nuovo nato o dichiarino di preferirgli il primogenito. Gli psicologi Élisabeth e Jean-Patrick Darchis mettono in guardia da questo comportamento: "*Per il primogenito è una notizia terrificante sapersi messo a confronto con il fratellino e scoprire che c'è rivalità tra loro nell'amore dei genitori!*"[18]

Per un bambino è ben strano sentire che un parente (o addirittura un genitore) parla con sufficienza del nuovo nato; lungi dal fargli piacere, un atteggiamento del genere lo disturba due volte: da una parte non vuole che si parli male del suo fratellino (insomma... è suo fratello!) e gli dispiace per lui, dall'altra si preoccupa che in futuro le critiche possano toccare a lui.

Peggio ancora sarebbe ventilare l'ipotesi che lui sia il preferito: se i genitori hanno un figlio preferito, domani potrebbe essere il fratellino... che ansia!

Così come non ha senso tessere le lodi del fratellino dicendo al primogenito che deve volergli bene (i sentimenti non si comandano, l'affetto nasce e cresce nel cuore di ognuno con i suoi tempi), non ha senso (ed è anche un brutto esempio) evitare di parlare del nuovo nato con amore. I bambini, per sentirsi rassicurati, non ci chiedono di parlare male del loro fratellino!

* * *

Se qualcuno per non farla ingelosire dice che lei è più bella o che vuole più bene a lei, Margherita si acciglia e ribatte che anche suo fratello è bellissimo e che anche a lui si deve voler bene. Sembra che si identifichi con lui, come fosse una parte di lei che vale altrettanto e che va difesa e protetta.

Valentina, mamma di Margherita, 4 anni, e Iago, 2 mesi

17 Qui non ci riferiamo alle situazioni in cui vengono valorizzate le capacità del fratello maggiore: sottolineare le belle cose che sa fare va benissimo e anzi può favorire la sua autostima; quello che sarebbe da evitare è il confronto diretto con il piccolino ("Tu sì che sai fare tante cose, non come il fratellino che non sa fare niente!" "Tu sei così bravo, lui sa solo piangere").

18 Darchis É., Darchis J., *Fratelli e sorelle*, Vallardi Editore, 2010, p. 29.

– Amore: ce n'è per tutti

E qui torniamo al punto di partenza. L'amore. Per essere felice il bambino non ha bisogno che mamma e papà non vogliano bene al fratellino o gliene vogliano poco o meno che a lui (credo sia un pensiero che non sfiora proprio i bambini). Per essere felice ogni figlio ha solo bisogno che mamma e papà gli vogliano bene (e dato che questo già accade, diciamo che ha bisogno di conferme di questo amore). La scrittrice Nessia Laniado scrive:

> "Limitare le manifestazioni di affetto per il nuovo venuto, o nascondersi quando ci si prende cura di lui, non serve a porre un freno alla gelosia del fratello. La sete di affetto dei nostri piccoli non si acquieta razionando attenzioni o distribuendole equamente tra i due con la pignoleria di un farmacista. Può essere soddisfatta solo se saremo spontanei e contagiosamente entusiasti nel manifestare il nostro amore per entrambi i bambini. Più dimostreremo il nostro affetto in modo esplicito, meno dovranno combattere con le loro gelosie"[19].

E allora, via libera alle coccole, alla tenerezza, alle parole e ai gesti d'affetto!

Come gestire i "capricci"

Molti genitori hanno notato che dopo la nascita del fratellino sono comparsi (o sono diventati più frequenti), i cosiddetti "capricci", ovvero quei momenti in cui il bimbo perde il controllo e reagisce urlando, piangendo, disperandosi quando non può portare a termine un suo progetto o deve fare qualcosa controvoglia.

Un bimbo piccolo non è ancora capace di gestire le emozioni forti e i sentimenti negativi. Quando il ribollire delle emozioni diventa incontrollabile ecco che la tensione può sfociare in una vera e propria crisi. Come comportarsi in questa situazione?

• *Verbalizzare quello che il bimbo sta cercando di comunicare.* Le parole del genitore possono aiutarlo a dare un senso ai suoi pensieri e alla sue sensazioni, e a mettere ordine nelle emozioni che sono sfuggite al suo

19 Laniado N., *Bambini gelosi*, Red edizioni, 2002, p. 16.

controllo. Facciamo un esempio molto pratico: il bimbo si dispera, urla e protesta perché voleva suonare il tamburo ma il fratellino dorme. La mamma potrà verbalizzare i sentimenti del bambino: "Volevi suonare il tamburo, ma dobbiamo aspettare che il fratellino si svegli. Volevi suonare adesso, non dopo, e così sei molto arrabbiato".

• *Accogliere, riconoscere e rispettare i sentimenti del bambino.* Negare, banalizzare o minimizzare il suo disagio lo farà solo sentire peggio.

• *Non chiediamo di non piangere* a un bimbo che sta provando delle emozioni forti. Lasciamo che si sfoghi!

• *Mostriamo empatia*: il genitore può affermare che capisce ciò che prova e che è dispiaciuto a sua volta. "Mi spiace che tu sia arrabbiato, lo capisco. Ora non puoi suonare, ma dopo ti ascolterò molto volentieri".

• *Offrire una spiegazione semplice e chiara* dei motivi per cui è necessario fare (o non fare) una determinata cosa. "Se il fratellino si sveglia ora, piangerà perché non ha riposato abbastanza. Io dovrò cercare di riaddormentarlo e non potrò ascoltare il tuo concerto stando seduta vicino a te".

• *Trovare un compromesso che soddisfi a un tempo il bisogno del piccolo e le esigenze del genitore.* In alcune situazioni è risolutivo deviare il desiderio del bambino in un contesto accettabile. Nel caso del tamburo negato, la mamma potrà proporgli un'attività alternativa cui dedicarsi insieme. Se rinunciare al tamburo sembra impossibile, il bimbo potrà magari andare a suonarlo in un'altra camera tenendo la porta chiusa? Oppure lui e la mamma potranno organizzare un "concerto" che inizierà quando il fratellino si sveglia, preparando un bel cartello colorato con il disegno di un tamburo, ritagliando i biglietti per il pubblico, scegliendo la maglietta del musicista in erba, ecc.

• *Manteniamo la calma.* Per recuperare la calma, il bambino ha bisogno di sentire che il genitore ha la situazione sotto controllo e che è in grado di accogliere e sostenere le sue emozioni negative. Se l'adulto si spazientisce o urla a sua volta, la crisi diventa più intensa e dura più a lungo.

• *Ogni volta che il bimbo vive un momento critico e supera la crisi, diventa un po' più capace di gestire le sue emozioni.* Osservando la reazione dei genitori, il bambino ha inoltre la possibilità di comprendere e interiorizzare le strategie che gli vengono proposte per superare i momenti di crisi, arrivando con il tempo a non avere più bisogno di un intervento esterno per affrontare e gestire la rabbia e la frustrazione.

Come gestire l'ostilità

Può accadere, e non deve destare eccessive preoccupazioni, che il primogenito si lamenti del fratellino. In questo caso, il ruolo del genitore è ancora una volta quello di accogliere i sentimenti del proprio bambino e accettarli, senza giudicarlo, senza farlo sentire in colpa per quello che prova. Il bambino deve sapere che con voi può parlare di tutto, che può aprirvi il suo cuore senza rischiare di perdere la vostra stima e il vostro amore. E anche che essere in collera è normale. Nella vita può capitare, succede anche ai grandi!

E se il bambino diventa aggressivo?

Il genitore spiegherà in modo molto chiaro che picchiare non è un modo accettabile di esprimere la rabbia. Se necessario ribadite più volte che essere in collera si può, ma fare del male agli altri no. Chiarire il confine è fondamentale, per l'incolumità del piccolino, ma anche per il primogenito (se dovesse realmente far male al fratellino poi dovrebbe affrontare un pesantissimo senso di colpa)[20].

Si può invitare il bambino a sfogarsi con un cuscino, con una bambola, con un pupazzo. E ancora, per scaricare l'aggressività si può scarabocchiare, disegnare mostri, strappare un foglio di carta in tanti piccoli pezzi, battere forte su un tamburo (anche uno improvvisato, ad esempio un cucchiaio di legno che picchia sul coperchio di una pentola). E sempre aiutarlo a verbalizzare, ovvero esprimere a parole tutte le proprie sensazioni.

Steve Biddulph, psicologo e terapista familiare, pone l'accento sull'importanza dell'esempio per insegnare ai bambini a gestire collera e aggressività:

> "Insegnate loro attraverso il vostro esempio personale. Alla fine, è molto più probabile che imitino quello che fate, anziché eseguire ciò che dite. Quando voi siete arrabbiati, ditelo, e risolutamente. Manifestate subito la rabbia, prima di rischiare di perdere il controllo. Poi rilassatevi, in maniera che i bambini imparino che la rabbia, una volta espressa, si dissolve. Esprimetevi in maniera semplice e decisa: 'Sono arrabbiato!'"[21]

20 Ci sono situazioni in cui un "no", non solo è necessario ma è d'aiuto per il bimbo, poiché un'eccessiva libertà di scelta comporta un carico di responsabilità che non è in grado di sostenere. I confini tracciati dai genitori fanno sentire il bambino contenuto e protetto.
21 Biddulph S., *Il segreto dei bambini felici*, TEA, 2001, pp. 80-81.

Può capitare che la collera del bimbo sia rivolta verso i genitori. Anche in questo caso il ruolo dell'adulto è di accogliere il suo sfogo senza perdere la calma.

Penneu Hames, psicologa dell'età evolutiva, rivolgendosi ai genitori, spiega che quando il bambino supera un momento di crisi diventa

> "un po' più certo sia della propria capacità di resistere alle emozioni violente sia della vostra capacità di amarlo nonostante lui abbia urlato: 'Ti odio!' Ai bambini serve sapere che volete loro tanto bene da riuscire ad ascoltarli anche quando esprimono emozioni aggressive; serve sapere che siete grandi abbastanza da sopportarle senza crollare né urlare. Dalla vostra accettazione, nascerà la sua"[22].

– Se il maggiore fa male al piccolo

Una spinta. Un abbraccio troppo forte, un pizzicotto, o una tirata di capelli. Può capitare che il fratello maggiore faccia male al piccolo. Si tratta di una situazione non facile a livello emotivo per il genitore che vorrebbe che i propri bimbi andassero d'accordo e si trova in grande difficoltà nel vedere il primogenito vestire quelli che sembrano i panni del "cattivo".

Quando il piccolo piange perché il fratello gli ha fatto male il suggerimento è di concentrarsi su di lui. Quindi subito consolare e abbracciare. In questo modo oltre a dare la giusta attenzione a chi si è fatto male, *il genitore ha il tempo e il modo di calmarsi e di gestire le proprie emozioni.* Sono minuti preziosi quelli in cui si lasciano sedimentare la collera e la delusione per evitare di rivolgere al primogenito accuse e rimproveri mal formulati ("Sei veramente un bambino cattivo!" "Non ti sopporto!" "Tu odi il tuo fratellino!"), di cui poi ci si pentirebbe. Senza dubbio dovremo parlare con lui, ma è importante non lasciarsi guidare dalla rabbia.

Ricordiamo di prendere in considerazione la possibilità che il gesto non sia stato intenzionale (sbagliare si può e anche non dosare bene la forza), soprattutto se il primogenito è a sua volta un bambino piccolo. In questo caso dovremo sottolineare quanto è importante fare attenzione, quali gesti si possono fare e come, quali no.

22 Hames P., *I bambini non fanno mai i capricci*, Edizioni Red, 2007, pp. 40-41.

Se il fratello maggiore ha un'età che gli permette di valutare e comprendere le conseguenze delle proprie azioni e/o se sappiamo che la sua intenzione era effettivamente quella di far del male al piccolo, teniamo bene in mente che questo non fa di lui "un bambino cattivo" (lui è sempre il nostro amatissimo bambino); questi episodi sono il segnale di un momento di difficoltà, della sua insofferenza, della sua confusione.

Quando sentiamo di aver recuperato la calma, quando abbiamo analizzato la situazione e abbiamo deciso cosa dire al nostro bambino, sediamoci con lui e affrontiamo l'argomento. *Dichiariamo che non si può fare del male al fratellino.* Questo dev'essere un punto fermo, da ripetere e sottolineare con costanza. Senza alzare la voce (non è necessario) o minacciare chissà quali punizioni, senza farlo sentire giudicato (condanniamo il gesto, mai il bambino) ma con estrema chiarezza. In famiglia non ci si picchia, non ci si fa del male. Detto questo, *ricordiamo al nostro bambino che potrà sempre esprimere la propria rabbia e il proprio scontento con le parole.* Noi siamo disposti ad ascoltarlo, possiamo "reggere" e contenere la sua collera, senza pensare che lui sia cattivo, senza farlo sentire sbagliato o non accettato. Quest'ultimo punto è fondamentale: *il primogenito deve sapere che noi lo accettiamo così com'è, con le sue emozioni, tutte le sue emozioni, anche quelle negative* che è normale provare in certi momenti della vita. L'esperta di genitorialità Naomi Aldort ha scritto: "Se un bambino è libero di esprimersi, sarà autentico, manterrà il proprio benessere emotivo sfogando la sofferenza con le lacrime, le parole, il gioco, l'arte"[23].

Affrontare l'argomento una volta potrebbe non essere sufficiente. Potrà capitare di trovarsi ancora (e ancora) seduti con il nostro bambino a ribadire che non si può picchiare il fratellino. Non scoraggiamoci, può servire un po' di tempo per trovare i giusti equilibri, è normale. Oggi il problema è questo, in altre fasi della crescita avremo altri argomenti "caldi" di cui discutere. Serve davvero tanta pazienza per aiutare i figli a crescere...

– Quando capita una giornata "no"

Il primogenito che protesta e richiede attenzioni, il piccolino che piange e si lamenta, la mamma che ha dormito poco, è stanca e nervosa. Possono

23 Aldort N., *Crescere i nostri figli, crescere noi stessi,* Il leone verde, 2016, p. 143.

capitare quelle giornate no, in cui è difficile essere pazienti e comprensive e i bambini sembrano proprio ingestibili[24]. La mamma si sente in colpa, magari alza la voce, i piccoli piangono, così lei si sente ancora più in colpa, si innesca un circolo vizioso di scontento e nervosismo. Cosa fare quando sembra andare tutto storto? Prima mossa: *fermarsi e respirare*. Sì, proprio così, facciamo un bel respiro, profondo, per rilassare mente e corpo.

Poi, appena possibile, *prepariamoci e usciamo di casa*. All'aria aperta la situazione si ridimensiona, i bambini si tranquillizzano, la mamma "stacca", cambia pensiero, si rilassa anche lei. Il piccolino in fascia o nel passeggino si svaga o si addormenta, il primogenito magari si sfoga con qualche corsa al parco, la mamma incontra un'altra mamma o una nonna con cui fare due chiacchiere. Possiamo provare con un bel gelato, una passeggiata, una sosta sulla panchina. In genere funziona: quando si torna a casa il momento critico è superato e tutti sono un po' più sereni.

Se non è possibile uscire, perché un bimbo è malato o perché il tempo è davvero terribile (non lasciamoci scoraggiare da un po' di freddo), allora conviene fermarsi, respirare profondamente, interrompere le faccende a cui ci stiamo dedicando (o a cui stiamo cercando di dedicarci invano, perché i bambini continuano a richiamare la nostra attenzione) e *invitare i bambini ad occuparsi di un'attività particolarmente piacevole*: fare una torta insieme, giocare con la plastilina, fare il bagno, leggere una bella storia, costruire una spada di cartone o un cartellone colorato... Ogni bambino ha le sue preferenze e i suoi giochi preferiti.

Un'altra possibilità è quella di *farsi una bella risata*... Impossibile? No, se date il via a una gara di solletico. Insomma, quando avete voglia di scappare o di urlare, prendete i bimbi, abbracciateli forte, dite che gli volete bene (anche se nei momenti "no" vi sembrano insopportabili), fate le coccole, giocate al solletico.

Può essere utile anche ritagliare cinque minuti (se si riesce) per fare *una telefonata* a un'amica, al marito, a una zia, a una persona con cui si è in confidenza. Sentire una voce amica, sfogarsi, aiuta a ridimensiona-

24 Nota per le future bis-mamme. Non preoccupatevi leggendo questo paragrafo. Non tutte le mamme si trovano ad affrontare momenti di crisi e giornate no, ma nel caso in cui dovesse accadere, meglio essere preparate e poter contare su qualche suggerimento pratico per risolvere la situazione.

re la situazione. Infine, *ricordiamoci che è una fase*, che non sarà sempre così. Che quando i bimbi inizieranno a giocare insieme la situazione sarà meno impegnativa (anzi, avremo addirittura dei momenti liberi tutti per noi mentre loro giocano). Riporto qui una riflessione di Maria Montessori, la pedagogista italiana nota in tutto il mondo per le sue intuizioni sulla mente e sull'educazione del bambino, che forse potrà regalarvi un sorriso:

> "La mamma con sei bambini di età diversa sta molto meglio di quella che ne ha uno solo. Il figlio unico è sempre difficile, e non tanto perché sarà spesso viziato, ma perché manca di compagnia e soffre più degli altri. Le famiglie hanno spesso difficoltà col primogenito, non coi figli che seguono, e i genitori credono che sia dovuto alla loro maggior esperienza, ma la vera ragione è che i bambini hanno compagnia".[25]

– Quando il fratellino non c'entra

Un bimbo che intensifica la richiesta di attenzioni, che diventa più irritabile e nervoso, che non vuole più andare all'asilo, che protesta per compiere gesti quotidiani che prima faceva senza problemi. Se c'è un fratellino in arrivo o nato da poco, ecco che scatta quasi in automatico il collegamento con la gelosia. Certo, in alcuni casi all'origine degli atteggiamenti del primogenito c'è proprio la nascita del fratellino, ma a volte il fratellino non c'entra; molto semplicemente, il bambino sta attraversando delle fasi della crescita che sono comuni a tutti i suoi coetanei che abbiano fratelli o meno. In questo caso confrontarsi con altre mamme e scoprire che anche i figli unici hanno i loro momenti "no", possono mettere a dura prova la pazienza dei genitori, non sono sempre sereni, può offrire un piccolo conforto alle bis-mamme.

– Quando si ha paura di "sbagliare tutto"

Può capitare, quando i momenti "no" sono frequenti, quando la stanchezza si fa sentire, quando abbiamo paura che il nostro primogenito non sia felice, di avere l'impressione di sbagliare tutto. È normale, può succe-

25 Maria Montessori, *La mente del bambino*, Garzanti, 1999, pag. 224.

dere. Ricordiamo però che il fatto stesso di interrogarci, metterci in discussione, osservare le reazioni e gli stati d'animo dei nostri bambini è la prova che siamo sulla strada giusta. Forse, passando in rassegna i nostri atteggiamenti, qualcosa di sbagliato lo troveremo. Nessuno è perfetto e stiamo gestendo una situazione nuova, a volte non facile. Bene, sarà l'occasione per aggiustare il tiro e migliorare ulteriormente. Ma ricordiamo che il nostro amore è così grande che può ben compensare eventuali errori di percorso. Stiamo crescendo insieme ai nostri figli, nelle giornate luminose e in quelle di tempesta, tra lacrime e sorrisi, perdonando e chiedendo perdono. Laddove c'è l'amore come guida, ci si può perdere, ma si ritrova sempre la strada.

Le mamme raccontano

Ecco il racconto di alcune mamme che si sono trovate a dover gestire la gelosia del primogenito e l'hanno aiutato a superare pian piano ansie e preoccupazioni e recuperare la serenità.

* * *

Federico non voleva più andare al nido, mangiare e dormire lì, allora giocavamo con gli animali e rivivevamo tutto quello che succedeva al nido e a casa in modo da portare fuori le sue paure. Gli ho spiegato che quello di Elena non era pianto ma parola, il suo personale linguaggio, che all'inizio bisogna avere pazienza e conoscersi, e che non per forza bisogna trovarsi subito simpatici. A volte gli raccontavo che il pianto di Elena dava fastidio anche a me, però gli facevo notare come ci sorrideva quando le eravamo vicino. Ho parlato tanto dicendogli che lo capivo, che era normale reagire così, che io sarò per sempre la sua mamma, che il mio cuore è come un elastico che si sarebbe allargato secondo le necessità e che il suo spazio ci sarà sempre. Con Elena cercavo di ritagliarmi i nostri spazi: se durante il giorno magari ci coccolavamo un po' poco, la sera la lasciavo attaccata al mio seno anche per un paio d'ore, per rilassarci insieme, senza fretta e addormentarci abbracciate! Dopo un mesetto la burrasca è passata, io e miei cuccioli stiamo imparando a non avere paura di perdere il posto che ci siamo regalati!

Valentina, mamma di Federico, 3 anni, Elena, 10 mesi

Greta è sempre stata molto affettuosa con la sorellina, ma la gelosia che ha manifestato è stata tutta contro di me. Ho risolto legittimando i suoi vissuti e dicendole che era normale sentirsi così: essendoci un'altra persona piccola e indifesa da accudire, lei poteva pensare che le venissero dedicati meno tempo e attenzioni, ma io e il papà avremmo moltiplicato il nostro amore.

Bianca, mamma di Greta, 5 anni, Viola, 10 mesi

In ospedale Elia ha iniziato subito a darle bacini e carezze, e con Eva ha sempre manifestato i comportamenti più gioiosi e cari. Nei miei confronti la storia è stata diversa: Elia mi si è letteralmente rivolto contro, manifestando attivamente il suo disappunto per la nuova situazione, piangendo spesso e cercando strenuamente la mia presenza e la mia vicinanza. Durante i primi due mesi, mentre allattavo, lui aveva atteggiamenti contrastanti: a volte prendeva il suo ciuccio e si appoggiava a me abbracciandomi strettamente, altre volte mi lanciava addosso giocattoli e cuscini.

Adesso Eva ha quasi cinque mesi ed Elia ha smesso gradualmente questi comportamenti, così pesanti da vivere per me, che avevo tanti sensi di colpa nel vedere il mio primogenito soffrire così. Ci ho messo tanta tanta pazienza e anche qualche lacrima, ma soprattutto ho cercato di accettare Elia così com'era, senza opprimerlo con giudizi o castighi e cercando sempre di dimostrargli quanto gli volevo bene. Sì, qualche sgridata c'è stata, ma sempre seguita dalle dovute scuse e spiegazioni. Non sto neanche qui a raccontare la gioia che provo adesso nel vedere che io ed Elia stiamo ritornando a capirci e in un certo senso ci siamo ritrovati.

E poi… abbiamo guadagnato una nuova compagna di giochi!

Francesca, mamma di Elia, 2 anni e mezzo, Eva, 5 mesi

Tanti no, tanti momenti offesi. Ho cercato di porre il meno possibile l'attenzione su queste cose, dicendo ad Arianna che capivo quanto potesse essere difficile per lei. Ho cercato di utilizzare il "rinforzo positivo", mostrandomi particolarmente interessata alle cose belle che faceva e ignorando i "disastri". Chiaro che non sono "supermom", quindi ci sono stati anche momenti di urli, porte sbattute, pianti in stereo… ma sono stati limitati. Per fortuna non ha mai mostrato gelosia direttamente nei confronti di suo fratello, anzi, lo ignorava il più possibile. Più che altro mostrava insofferenza nei miei confronti. Mi aspettavo che su certe cose "regredisse" ma non l'ha fatto. Anzi, dopo i primi due mesi un po' più difficili, è tornata ad essere la solita Arianna allegra e a crescere moltissimo (per esempio nel linguaggio). Tanto che ha deciso lei, senza che io insistessi, di togliere il pannolino e ha ridotto l'uso del ciuccio.

Ilaria, mamma di Arianna, 3 anni, Ettore, 6 mesi

Un po' gelosa lo è ovviamente, o lo è stata all'inizio. Le è stato di grande aiuto parlarne. Soprattutto sapere che la gelosia è normale, che tutti i fratelli sono un po' gelosi perché si tolgono a vicenda un po' di mamma. Poi le è stato e le è utile sapere che anche lei ha ricevuto tutto quello che ora riceve il fratello e anche di più. Le piace che le racconti di quando era piccolissima lei. Ma la gelosia non è il sentimento dominante. Anzi, Margherita già immagina di difenderlo quando lo brontolerò e di farmi i dispetti insieme a lui. Un'altra cosa che le è stata utile è che io (già dalla gravidanza) faccio parlare il fratellino e nel dargli voce le faccio capire cosa prova e di cosa ha bisogno ("Ho paura sorellina, non mi schiacciare"; "Chi sono io? Di chi è questa mano che mi passa davanti? Ah, è la mia. Chissà come si muove..."; "Non ti vedo sei troppo vicina").

Lei gli parla a sua volta e gli spiega le cose del mondo, sulla vita e cosa lo aspetta in futuro. È interessante sentire che cosa ha da dirgli. Se mi scordo di farlo rispondere mi dice: "Mamma lo fai parlare?" Ormai ha iniziato a farlo parlare anche mio marito. Imparo da lei, e non lo dico per fare idealizzazioni fasulle. L'altro giorno mi ha chiesto attenzioni in un momento in cui non potevo dargliene. Mi ha risposto: "Ma uffa stai sempre con lui". Io mi sono subito difesa sentendomi in colpa: "Ma siamo state insieme un po' stamattina!" Lei mi ha guardato adombrata e mi ha detto "Ma mamma, si può dire uffa". Ha ragione, si può dire uffa. I miei sensi di colpa me li posso gestire da sola e rispettarla se ha da lamentarsi. Anzi, ho poi scoperto che se la faccio sentire capìta e le dico "Eh, sì, uffa; che peccato non avere altro tempo per noi" lei regge molto meglio la mia impossibilità ad essere disponibile.

Valentina, mamma di Margherita, 4 anni, Iago, 2 mesi

È normale che un bambino diventi geloso del fratellino, prima o dopo, ma è meno normale che un genitore cerchi di nascondere queste reazioni, facendo sentire il bimbo (che sia il primo, il secondo o il terzo o...) dalla parte del torto. Viviamo con più serenità anche eventuali manifestazioni di gelosia!

Sabrina, mamma di Michael, 17 anni, Martina, 15, Simone, 11,
Ginevra, 6, Sarah 3, Gabriele, 14 mesi

Se il bambino "torna indietro"

Il fratello maggiore[26] non usava più il pannolino da mesi, ma dopo la nascita del bebè, ecco che torna a farsi la pipì addosso. Oppure comincia a balbettare e parlare come un bimbo piccolo, storpiando parole che sapeva già pronunciare correttamente. Cosa è accaduto? Quando un bimbo di due, tre, quattro o più anni, torna indietro, ovvero sembra all'improvviso incapace di fare azioni in cui era già diventato abile, si dice che è regredito, cioè ritornato allo stadio evolutivo precedente. Il riemergere di comportamenti tipici di una fascia d'età precedente non è un avvenimento insolito: si tratta infatti di un normale meccanismo di difesa a cui il bimbo ricorre, inconsapevolmente, quando si trova a vivere una situazione nuova o difficile.

Se i genitori si mostrano comprensivi e gli regalano un surplus di coccole il fratello maggiore riesce a superare le sue incertezze più rapidamente e a muoversi con rinnovata sicurezza in se stesso verso nuovi entusiasmanti traguardi.

– Se il problema è il linguaggio

Quando il bimbo inizia a balbettare o all'improvviso ha difficoltà ad esprimersi in modo corretto si può segnalare la situazione al pediatra di famiglia, che molto probabilmente rassicurerà i genitori.

In genere, infatti, questo tipo di reazioni sono destinate a risolversi in tempi brevi e in modo del tutto spontaneo.

* * *

Camilla ha un vocabolario meraviglioso, ricco di termini e di tempi verbali corretti (usa il congiuntivo). Dopo circa uno o due mesi dalla nascita della piccolina ha iniziato a balbettare (ma tanto, tanto!). La mia personalissima impressione di mamma – non so se sia davvero così – è stata un po' questa: era come se volesse parlare il più veloce possibile per riuscire a comunicare il concetto prima che la sorellina con un pianto o con un semplice 'ghe' la interrompesse; così si inceppava. Questo, nonostante io le dedicassi

26 La possibilità che il bambino faccia qualche passo indietro non riguarda solo il primogenito, può accadere anche al secondogenito quando nasce il terzo bimbo o al terzogenito se arriva un quarto fratellino.

molta attenzione (andavo sempre a prenderla all'asilo a volte con la sorellina, a volte senza, e stavamo in giro a giocare). Ne ho parlato con le maestre dell'asilo che mi hanno tranquillizzata dicendomi che probabilmente era tensione-gelosia-adattamento per la nuova situazione. Il disturbo è durato mesi, mio marito era preoccupatissimo, io invece, non so perché, non lo ero, forse sentivo che sarebbe passato. E così è stato: ad agosto quando siamo stati in vacanza tutti e quattro insieme la cosa è scemata fino a sparire!

Valeria, mamma di Camilla, 4 anni, Agata, 15 mesi

Se il bambino torna a farsi la pipì addosso

Dopo la nascita del bebè, può capitare che il fratello maggiore, pur essendo già capace di usare il vasino, voglia di nuovo il pannolino. O che gli incidenti di percorso che erano ormai un lontano ricordo tornino ad essere la norma. Di giorno oppure nelle ore notturne. Cosa fare in questa situazione? Ecco i suggerimenti di Elena Dal Prà, pedagogista e autrice del libro *Via il pannolino!*[27].

Come reagire di fronte agli "incidenti"?

Il passaggio dal pannolino al vasino è una pietra miliare nel percorso verso l'autonomia, si tratta di un momento molto delicato e le regressioni sono normalissime e frequenti in quasi tutti i bambini. Quando diventa fratello maggiore tutte le energie psicologiche del bambino sono impegnate nel riaccomodamento per fare spazio fisico ed emotivo al fratellino o sorellina appena nati. Quindi c'è poco tempo per occuparsi di altre questioni più pratiche: è facile che si dimentichi di usare il vasino o non abbia tempo di andare in bagno se troppo occupato con i suoi giochi.

Dopo un incidente il bambino non va sgridato: stategli semplicemente accanto e cercate di comprendere il suo momento difficile. Bastano alcune parole per rassicurarlo, vedrete che questa fase non durerà troppo.

Come gestire la situazione a livello pratico? È opportuno rimettere il pannolino al piccolo o potrebbe essere controproducente?

La scelta se rimettere o meno il pannolino è difficile poiché ci sono vantaggi e svantaggi in entrambi i casi. Rimettere il pannolino a seguito degli

27 Dal Prà E., *Via il pannolino!* Il leone verde, 2011.

incidenti frequenti rischia di confondere il bambino o di fargli percepire una mancanza di fiducia nei suoi confronti. Non rimetterlo significa rendere la giornata un continuo asciugare pozzette, impresa non facile considerando che i genitori sono già impegnati con il nuovo arrivato.

Bisogna considerare da quanto tempo è iniziata l'educazione al vasino: se il fratellino nasce quando il bimbo ha appena cominciato a togliere il pannolino, rimetterlo non sembrerà una cosa così disturbante. Se invece i traguardi raggiunti sono già scontati e il pannolino un vecchio ricordo, ecco che allora dovrete valutare bene se sia vantaggioso rimetterlo. Lasciate passare qualche giorno portando un po' di pazienza e vedrete che le cose si aggiusteranno da sole.

Se invece decidete di rimettere il pannolino si può innanzitutto parlare tranquillamente con il bambino: anche se piccolissimo capirà la sfumatura delle vostre parole e la comprensione che dimostrate nei suoi confronti, e questo già lo rincuorerà. Non è certo per farvi dispetto che bagna le mutandine, semplicemente le sue energie emotive sono impegnate altrove, evitate quindi di fargli percepire la pesantezza della situazione (anche se la vostra stanchezza è comprensibile!). Comunicategli che rimetterà il pannolino per alcuni giorni per evitare che si bagni i vestiti, ma si tratterà solo di poco tempo. Ripetetegli che gli volete bene e che quando arriva un fratellino è normale per tutti essere stanchi e distratti e così qualche pipì per terra può scappare.

C'è qualche accorgimento per aiutare il bimbo a superare questa fase?

Per superare questa fase bisognerà regredire anche con le nostre richieste di genitori. Se per esempio in precedenza il piccolo ci segnalava quando doveva andare in bagno e ora non lo fa più, occorrerà tornare a chiedergli, ogni due ore circa, se gli scappa la pipì e portarlo in bagno. Magari non facevate così da tempo, ma portate pazienza, vedrete che anche questa fase passerà presto. Servirà forse tornare a scandire una routine con lui: pipì appena svegli, prima e dopo la merenda, prima e dopo la passeggiata, prima e dopo i pasti, il riposino, la nanna.

Aiutatelo a superare questa fase rendendolo partecipe della vita del fratellino, descrivendogli come e perché vi occupate di lui, facendolo collaborare. Mentre allattate potete raccontare fantastiche favole o storie vere di quando eravate piccoli, magari proprio del periodo in cui anche voi avevate un fratellino minore... di solito i bambini amano sentire i racconti di quando i loro genitori erano piccoli. Ci sono poi molte pubblicazioni sulla nascita del fratellino, anche queste sono molto utili per far aprire emotivamente il bambino ed aiutarlo.

E poi rassicuratelo: il primo ad essere mortificato a causa degli incidenti è proprio il nostro piccolo e quindi servirà spiegargli che bagnare le mutandine può capitare, che si possono asciugare insieme le pozzette, ma non capiterà sempre e, anche se l'accaduto dovesse ripetersi, si cercherà ogni volta di cambiare i vestiti e di asciugare pazientemente... tutti possono sbagliare. È normale!

E se invece il problema è l'enuresi notturna? Se il bimbo di giorno non si sporca, ma di notte torna a bagnare il letto?

Se il vostro bambino torna a bagnare il letto, potete decidere di rimettere il pannolino, per non dover cambiare le lenzuola in piena notte. In questo caso dovrete spiegargli i motivi per evitare che la sua autostima subisca un contraccolpo proprio in questo periodo già delicato. Potete consolarlo dicendogli di non preoccuparsi, che può capitare, ma che non sarà sempre così.

Un suggerimento da seguire, se non ritenete utile rimettere il pannolino o se il bambino lo rifiuta categoricamente, può essere quello di mettere un vasino vicino al letto, preparare due cambi di pigiamino a portata di mano e foderare doppiamente il lettino. Ecco come procedere: proteggete il materasso con una cerata grande che copra la maggior parte della superficie del letto (il bambino si muove e se la cerata è di dimensione ridotte servirà a poco o nulla) e sopra mettete un lenzuolo. Ripetete poi questa operazione in modo da avere due strati di cerata e due lenzuola. In caso di incidente dovrete solo eliminare il primo strato bagnato, cambiare il pupetto senza arrabbiature e tornare tutti quanti a nanna.

Ricordate anche che non serve eliminare le bevande durante la giornata per scongiurare la pipì a letto, anzi... Invitate il vostro bambino a bere abbastanza durante il giorno e a andare in bagno abbastanza spesso, così la sua vescica rimarrà elastica per contenere la pipì di tutta la notte.

Illuminate con una lucina notturna la stanza, perché il bambino possa raggiungere il vasino o il bagno in autonomia. Vedrete che in poco tempo, man mano che gli equilibri famigliari vengono ristabiliti, questi incidenti scompariranno.

* * *

Per Lorenzo l'arrivo di Riccardo è stato un evento molto naturale: l'abbiamo preparato con vari libri e gli abbiamo raccontato cosa sarebbe successo. Quando è nato, Lorenzo gli ha subito dimostrato tanto affetto: lo voleva sempre toccare e non lo lasciava toccare agli altri ("È mio Riccardo!"). Però un po' di disagio si è visto comunque: non aveva più il pannolino ed è regredito sul controllo della pipì, ma solo in casa. Dopo vari tentativi abbiamo provato con i cartelli sulla porta del bagno e della cameretta: li abbiamo preparati insieme (scrivendo "La pipì e la cacca si fanno nel water") e ha funzionato. Inoltre l'abbiamo trasferito nel letto grande, basta lettino. E anche questo ha funzionato. Ora abbiamo solo qualche incidente.

Roberta, mamma di Lorenzo, 2 anni e mezzo, e Riccardo, 3 mesi

Sofia è entusiasta della sorellina. La accarezza, cerca di coinvolgerla nei giochi, la vuole mostrare tutti i giorni agli amichetti. Tutto bene, se non fosse che… ha ricominciato a fare la pipì a letto di notte. Nessuno glielo fa pesare, cambiamo le lenzuola insieme, ma guai, guai se a farle il letto è la zia o la nonna! Solo io e il papà possiamo!

Giada, mamma di Sofia Luna, 3 anni, Morgana Maia, 3 mesi

Se compaiono disturbi psicosomatici

Quando un bambino si trova a vivere un momento emotivamente forte, che destabilizza il suo equilibrio, può capitare che si presenti un disturbo psico-somatico.

Ci sono bambini che, alle prese con un disagio emotivo, si ammalano più spesso, altri che devono affrontare la comparsa di tic o balbuzie.

In questi casi è necessario confrontarsi con il pediatra di famiglia che valuterà la salute e il benessere generale del bambino ed eventualmente indicherà quali accertamenti o ulteriori indagini potrebbero essere utili. Esclusa la presenza di cause organiche, a seconda dell'entità e della durata del disturbo, i genitori valuteranno se consultare una figura esperta in psicologia infantile.

Nella maggior parte dei casi, però, i disturbi psicosomatici che compaiono in occasione della nascita di un fratellino sono transitori e si risolvono in modo del tutto spontaneo!

* * *

All'arrivo del terzo bimbo la situazione è stata un po' più stancante anche per Gaia, perché ora ha maggiore consapevolezza del suo essere "la grande". Ha manifestato qualche piccolo tic, ma so che comunque rientra nella normalità e in quel graduale percorso che la porterà ad acquisire la certezza di avere un ruolo importante nella famiglia e che nessuno glielo toglierà...

Mary, mamma di Gaia, 6 anni, Peppe, 3 anni, Flavio, un anno

Quando è nata Costanza, Bernardo è sembrato subito innamorato di lei, diceva a tutti quanto era bella e profumata e dolce e noi eravamo tutti tranquilli... Dieci mesi dopo gli sono venuti dei tic motori molto forti, siamo stati una settimana in ospedale per escludere cause neurologiche, alla fine abbiamo avuto un consulto psicologico, la dottoressa lo ha fatto giocare con la casina di legno, all'interno della quale c'erano tutti i personaggi, lui ha preso subito il personaggio del bebè e... lo ha chiuso dentro il forno! A quel punto abbiamo aperto gli occhi sulla sua gelosia repressa!

Abbiamo consultato un bravissimo neuropsichiatra infantile che ci ha spiegato che Bernardo aveva problemi a esprimere i suoi sentimenti di rabbia, così mi sono inventata di fargli dare cazzotti al cuscino del divano e gli facevo tante scenette con i pupazzi. In quel periodo sono nate anche delle storie che avevano per protagonista un castorino che a volte provava sentimenti contrastanti per i suoi famigliari o amichetti, che sono tutt'ora le sue storie preferite. Poi ha iniziato a giocare a rugby, sport bellissimo che lo ha aiutato molto sia nello sfogare la rabbia che nell'autostima. I tic all'epoca scomparvero del tutto, ma a volte in momenti di stress (per esempio in questi giorni con la fine della scuola, la stanchezza, ecc.) tornano, sia muscolari che vocali. Non ci sono soluzioni precise per questo problema, solo tanta pazienza fantasia e amore. Un po' come per tutto il resto per quanto riguarda i bambini!

Giovanna, mamma di Bernardo, 8 anni, Costanza, 3 anni

Gelosia: una tappa obbligata?

Tanti genitori raccontano che il loro bambino non è stato affatto geloso del fratellino. Può essere? Certamente sì. Tutti i bimbi sono diversi e reagiscono in modo differente alle varie situazioni. Ci sono bambini che hanno un bisogno intenso di rassicurazione e lo manifestano modificando il proprio atteggiamento, e bambini cui bastano le normali conferme che già ricevono quotidianamente e non mostrano alcun disagio particolare. Le reazioni del bambino sono influenzate anche dall'età, dal contesto, dalla situazione famigliare.

A questo proposito, la psicologa Raffaella Scalisi spiega:

> "Occorre stare molto attenti a non anticipare il bambino, suggerendo atteggiamenti che magari non manifesterà mai. (...) è sempre meglio aspettare e vedere quali reazioni avrà il bambino, lasciandosi guidare da lui; spesso si rimarrà stupiti nel constatare le sue risorse e le sue capacità di trovare soluzioni inaspettate per superare il momento difficile"[28].

Ad essere differente è anche il modo in cui le mamme e i papà percepiscono e affrontano l'eventuale disagio del bambino: alcuni genitori vivono le sue difficoltà con grande fatica (magari sentendosi in colpa), altri con maggior serenità e leggerezza (intensa in senso buono). Per tutti può essere d'aiuto accettare eventuali gelosie come un evento naturale, passeggero, fisiologico.

I vantaggi di un maternage ad alto contatto

> *Per essere sicuri dell'amore dei genitori, hanno bisogno del contatto fisico. Vogliono stare in braccio, essere coccolati, andare a letto vicino alla mamma o al papà. La vicinanza li calma, dando loro la certezza che non hanno perso l'amore dei genitori*
>
> Nessia Laniado

Con la definizione "maternage ad alto contatto" ci si riferisce a una modalità di accudimento che prevede appunto molto contatto: bimbi tenuti in braccio, cullati, aiutati a prendere sonno (e a riprendere sonno quando si svegliano durante la notte), coccolati, allattati, portati in fascia. Sono bimbi che fanno il pieno di coccole da piccoli per poi partire più sicuri alla scoperta del mondo.

Oggi, nella nostra società, questo stile di accudimento (che è la norma in molte altre culture e lo è stato anche in Italia fino alla metà del secolo

28 Scalisi R., *op. cit.* p. 69.

scorso) è guardato con un po' di sospetto: quando una mamma tiene in braccio volentieri il suo piccino è probabile si senta suggerire di "metterlo giù, perché se no si abitua" o ancora, che facendo così "lo vizia"[29].

In realtà, il bimbo che cerca il conforto e la vicinanza dei genitori non sta facendo "capricci" e non ha "vizi" (bruttissimo termine che con i neonati non ha proprio nulla a che fare!), ma sta semplicemente comportandosi come la sua stessa natura gli impone: l'istinto del cucciolo è, infatti, quello di stare con la madre e la separazione viene vissuta come situazione di pericolo. E quella di ricevere e dare tanto amore non è di sicuro una cattiva abitudine![30]

Quando nasce un fratellino, il primogenito ha un forte bisogno di essere rassicurato. Ricordargli a parole che mamma e papà gli vogliono tanto bene è importante, ma con i bimbi conta molto anche il linguaggio dei gesti, della tenerezza, delle emozioni. Ecco perché uno stile di accudimento ad alto contatto può essere di grande aiuto. Un abbraccio, una coccola, la presenza di mamma e papà se il bimbo fatica a dormire e ha bisogno di loro per scacciare i fantasmi della notte... Sono un antidoto potente alla gelosia!

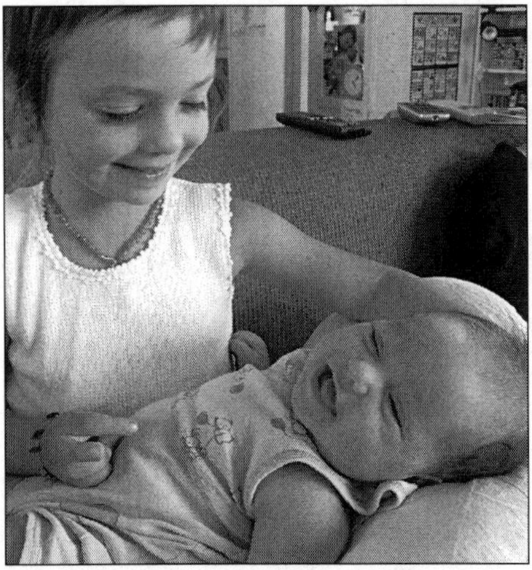

29 Il tema "bisogni dei bambini, vizi e pregiudizi" è sviluppato in un libro molto interessante: *E se poi prende il vizio?* della psicologa Alessandra Bortolotti, Il leone verde, 2010.

30 Attenzione! Non troppe coccole. Così lo viziamo. Bisogna stare attenti a non eccedere con i gesti d'amore. Dosarli, centellinarli. Altrimenti... Altrimenti? Ma di cosa ha paura la nostra società? Che mettiamo in circolazione troppo amore, gentilezza e disponibilità?

Secondo il pediatra Carlos González anche le coccole ricevute prima della nascita del fratellino sono utili per affrontare con maggior serenità il cambiamento: "*L'essere stato sommerso di coccole durante i primi anni probabilmente non accresce la gelosia, ma la riduce, o meglio dà al maggiore la fiducia sufficiente per sopportarla*"[31].

Una modalità di accudimento che prevede tanta vicinanza, oltre a favorire la sicurezza in se stessi dei bimbi, può rivelarsi molto piacevole anche per i genitori: le coccole sono belle ad ogni età!

– Vicinanza... notturna!

Fate la nanna bambini d'amore
la vostra mamma vi ha fatto col cuore
la vostra mamma vi ha fatto col cuore
fate la nanna bambini d'amore.
Ninnananna della tradizione

Ci sono famiglie che si sono trovate bene nella gestione dei risvegli notturni dei loro bambini, dormendo vicini. Quando il bebè dorme nella camera dei genitori[32] – nella sua cullina di fianco al lettone, in un lettino attaccato al lettone (*side-bed*) o nel lettone[33] –, si è visto che tutti riposano meglio: la vicinanza favorisce la sincronizzazione dei ritmi sonno-veglia di mamma e bambino (sincronia già presente negli ultimi mesi della gravidanza), il bimbo non arriva a destarsi del tutto, la mamma lo può allattare senza doversi alzare per raggiungerlo in un'altra stanza.

A questo proposito il pediatra inglese William Sears scrive: "*Per sopravvivere ai frequenti risvegli notturni, siate pronte ad accettare qualsiasi sistemazione notturna che consenta a tutti e tre (padre, madre e figlio) di*

31 González C., *Bésame Mucho*, cit., pp. 99-100.
32 Far dormire il neonato nella stessa camera dei genitori rientra tra le raccomandazioni delle linee guida dell'Accademia Americana di Pediatria, per prevenire il rischio di SIDS, (la sindrome della morte improvvisa del lattante).
33 La condivisione del letto (*co-sleeping*) è da evitare in presenza di questi fattori di rischio: i genitori (in particolare la madre) sono fumatori, fanno uso di alcool o stupefacenti, assumono farmaci che riducono la capacità di vigilanza, sono obesi, sono estremamente stanchi. Il bimbo non dovrà dormire – né da solo, né con i genitori – su divani, poltrone o materassi ad acqua. Se i bimbi nel lettone sono due, la mamma potrà mettersi tra il neonato e il fratellino.

dormire il più possibile"[34]. Ora si tratta di trovare... una sistemazione per quattro.

Dormire nella stessa camera solitamente piace molto anche ai bimbi un po' più grandi, e gestire la nanna con flessibilità, eventualmente accogliendo la richiesta del fratello maggiore di addormentarsi con il resto della famiglia o di avere un genitore accanto quando va a dormire nel suo lettino, può essere di grande aiuto per tutti: il primogenito non si sente escluso, i genitori riposano meglio, la vicinanza favorisce il legame tra fratellini.

* * *

Gianluca è sempre stato molto protettivo verso Raffaele, pochi giorni fa si sono svegliati nel lettone da soli (dormiamo in quattro) e li ho scoperti mentre gli stava facendo le "cocche" (coccole, come le chiama lui): non avrei mai immaginato una tenerezza così spontanea, ho sempre temuto la gelosia, e ho fatto male, che gioia ricredermi!

Beatrice, mamma di Gianluca, 22 mesi, Raffaele, 3 mesi

Mentre avevo la piccola attaccata alla puppa tenevo la mano a Martina e il babbo le leggeva una storia. Poi verso le tre, lei veniva nel nostro letto e dormivamo tutti e quattro insieme... Che bello! Martina non ha mai dato segni di una grande gelosia, adesso dopo tre mesi è sempre più dolce con la sorellina, la riempie di baci e la fa giocare anche quando io sono occupata.

Marianna, mamma di Martina, 3 anni, Linda 3 mesi

Eleonora ha sempre dormito da sola, ma a un certo punto ho messo in camera loro un letto matrimoniale per poterle addormentare insieme e non farla sentire esclusa.

Gemma, mamma di Eleonora, 6 anni, Manuela, 4 anni, Gabriele 6 mesi

34 Sears W., *Bambini capricciosi*, Red Edizioni, 1996, pag. 154

COCCOLE NOTTURNE

Quando si sveglia, il bimbo ha bisogno dell'aiuto di un genitore per riprendere sonno: c'è chi succhia al seno per qualche minuto, chi si rassicura sentendo che non è solo, chi ascoltando la voce della mamma (o del papà) che sussurra qualche strofa di una ninna nanna.
La risposta amorevole e sollecita con cui i genitori accolgono i bisogni anche notturni del bambino pone le basi della sicurezza e dell'autonomia dell'individuo.

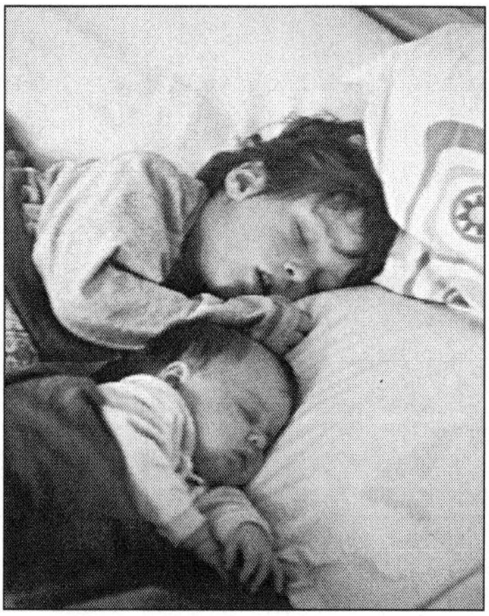

Fratelli nella notte

Vanno in cerca di quello che non hanno avuto, ma non sanno trovarlo, perché non hanno imparato a far fronte alle difficoltà che spesso vivere a contatto di gomito comporta. Non avendo sperimentato la vera intimità da piccoli, non la sanno gestire da adulti.
Bruno Bettelheim

Anche quando il bimbo è più grandicello e ha acquisito la capacità di riaddormentarsi in modo autonomo durante la notte, quello dell'addormentamento serale può essere un momento delicato. La notte, con il buio, il silenzio e le sue ombre, può fare un po' paura. A volte è così anche per gli adulti: di notte, dubbi, malesseri, preoccupazioni si ripresentano con un'intensità maggiore. Inoltre, per il bambino addormentarsi significa interrompere attività divertenti e, soprattutto, lasciare le persone amate.

Ecco perché, da sempre, la voce di un genitore che sussurra una ninna nanna, racconta una fiaba, legge una storia, aiuta i bimbi ad abbandonarsi al sonno senza paura. Quella voce è infatti promessa di presenza, vicinanza, amore.

Se i fratellini sono molto vicini per età, potrebbe essere una buona soluzione dormire in quattro nella camera di mamma e papà per un periodo e poi spostare entrambi i bimbi nella loro cameretta.

Se invece il primogenito era abituato a dormire da solo, potrà continuare la sua routine e aspettare che il fratellino cresca e lo raggiunga in camera sua.

Anche in questo caso la flessibilità è d'aiuto: se il primogenito manifesta il desiderio di un po' di vicinanza notturna, accoglierlo nel lettone o sistemare un materassino per lui accanto al letto dei genitori per qualche notte potrà farlo sentire più sicuro.

E quando entrambi i bimbi dormiranno in cameretta, il primogenito potrà apprezzare ulteriormente i vantaggi di avere un fratellino: dormire senza mamma e papà quando si ha un fratello accanto è molto più facile e divertente!

* * *

Giada rivolta a Luigi: "Adesso ti racconto una storia e facciamo nanna".

Daria, mamma di Giada, 3 anni, Luigi, 18 mesi

E il nuovo nato?

Fin qui abbiamo parlato del fratello maggiore e dei suoi sentimenti verso il piccino che è nato, ma anche il fratellino minore merita uno spazio in questo capitolo! Il neonato, e poi il lattante, cosa prova per il fratello? La risposta è facile e immediata. Per il piccolo, il primogenito rappresenta una figura fondamentale, al pari dei genitori. Il bebè osserva il fratellino che si muove, lo segue con lo sguardo, lo ascolta attento. I suoi primi sorrisi sono per lui. Per quel fratello che fa parte della sua vita sin dagli albori, da quando nel grembo materno, ha iniziato a percepire i suoni che giungevano dall'esterno e ha imparato a riconoscere la sua voce.

Scrive Horst Petri: "*Il bebè non si rispecchia soltanto 'nello sguardo della madre', ma anche nel sorriso del fratello, nel suo abbraccio, nella sua tenerezza e nelle sue premure*"[35].

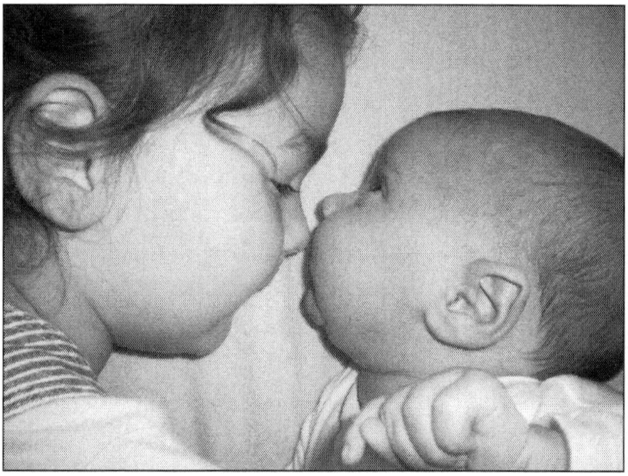

Sorriso di bimbi

Elia, 2 anni e mezzo, cerca la sorellina Eva che ha 5 mesi. Gliela faccio vedere: è nel passeggino che dorme. Lui, a voce alta: "Mamma, Eva dorme, allora non si può fare rumore! No, no perché Eva dorme!"

Ovviamente la piccola apre gli occhi un secondo ed Elia: "Mamma guarda, Eva è sveglia! Si può fare rumoreeee!"

Francesca

Nicola, 3 anni e mezzo, dopo la nascita della sorellina: "Signore grazie che ci hai dato le sedie se no mangiavamo per terra come cinque matti. Grazie che ci hai dato i vestiti se no saremmo poveri. E grazie che hai mandato giù dal Cielo una bambina piccola!"

Giorgia

35 Petri H., *op. cit.*, p. 25

Michelle, 3 anni, ogni cosa che fa, soprattutto se entusiasmante, va da Mattia, 6 mesi, e dice: “Hai visto Mattia? Guarda! Tu sei piccolo, per te è pericoloso, quando sei grande come me facciamo insieme”.

Gioia

Luca a quaranta giorni fa il suo primo sorrisino, a chi? Ma alla sua sorellona Gioia che ha 4 anni.

Io mi commuovo per l’emozione, lei mi guarda: “Mamma non piangere, a te lo farà un’altra volta!”

Tamara

Mattia, 2 anni e 4 mesi, dopo qualche settimana in cui vedeva la sorellina Alice in casa con lui, mamma e papà, le si rivolge chiedendo: “Ma tu abiti in questa casa?”

Elena

VI

Favorire la relazione tra fratelli

I bambini cresciuti con affetto e rispetto, sono affettuosi e rispettosi.
Carlos González

Passano i giorni e scorrono veloci, le prime settimane di vita del bebè sono ormai lontane, i fratellini sono ogni giorno più uniti e godono della reciproca compagnia.

Per favorire la relazione tra fratelli c'è davvero poco che i genitori debbano fare. Perché i fratelli hanno tutti i presupposti per coltivare la propria soddisfacente relazione in modo autonomo. Prima di tutto, si vogliono bene, sono fratelli. Poi sono entrambi bambini, quindi condividono i segreti e la magia di un universo, quello infantile, che agli adulti è ormai precluso. Hanno molto in comune e tanto da fare. Insieme.

I genitori possono esercitare il loro ruolo di guida, quando necessario, indicando ai fratelli la direzione da seguire per risolvere i normali conflitti che possono trovarsi ad affrontare.

Per il resto, non resta che goderci la nostra bellissima famiglia e osservare i nostri bambini, magnifici fratelli, che crescono insieme, arricchiti dall'amore che li lega.

Cresce il fratellino, cresce l'intesa

I bambini si costruiscono un mondo tutto loro fatto di realtà e di fantasia, in cui solo loro sono di casa.
Horst Petri

Nei primi mesi di "fratellanza" la relazione tra fratelli si sviluppa e si consolida. Il primogenito, con il trascorrere delle settimane, si abitua al cambiamento che la nascita ha portato nella sua famiglia e fa spazio al fratellino non solo nella sua routine quotidiana, ma anche e soprattutto nel suo cuore. Per il piccolino il fratello è un punto di riferimento saldo che attira i suoi sguardi, i suoi sorrisi e tutto il suo interesse. La simpatia per il fratello maggiore è evidente, la manifesta cercando di richiamare la sua attenzione con versetti e gridolini, ridendo di gusto in risposta alle sue smorfie buffe, cimentandosi con la pronuncia del suo nome che sarà una delle prime parole del suo vocabolario, insieme a mamma e papà e poche altre.

Il fratello maggiore è al suo fianco e ne condivide traguardi e conquiste: quando il piccolo inizia a stare seduto, quando assaggia i primi cibi solidi (e qui ancora, il primogenito è l'aiutante della mamma nell'imboccare il bebè), quando inizia a muoversi nello spazio, strisciando, poi gattonando e infine facendo i primi passi incerti. La meta preferita di queste prime esplorazioni è, in genere, proprio il fratello, irresistibile polo d'attrazione per il piccolino.

È interessante la riflessione del neuropsichiatra Horst Petri a proposito della relazione tra fratelli nel primo anno di vita del nuovo nato:

> "Il loro vissuto, il loro scambio di esperienze e la modalità delle reciproche attenzioni producono una forma di vicinanza naturale più intensa di quanto non sia quella con i genitori. Sulla base di questa comunanza si sviluppa una fiducia reciproca che diviene un'esperienza fondamentale per le successive relazioni sociali" (...) "le persone al di fuori della famiglia possono a mala pena sfiorare lo stretto legame emotivo e fisico dei fratelli"[1].

Da qui è un crescendo... Iniziano i primi giochi insieme, pian piano, i fratelli scoprono la meraviglia di avere un compagno di giochi sempre a

1 Horst P., *op. cit.*, p. 34.

disposizione. E il miglior compagno di giochi, perché nessun genitore sarà mai bravo a giocare come un bambino! Dopo un po' gli adulti si stancano, ma i bambini no, possono giocare tutto il giorno. E credono nelle stesse fantasie, belle e brutte; i fratelli si capiscono, parlano un linguaggio comune.

Secondo Petri la comunicazione tra fratelli, rispetto a quella del bambino con i genitori, è: "*più vivace, più allegra e, per l'assenza di un'autorità adulta, è anche meno carica di ansia. La comprensione preverbale e averbale tra fratelli sfocia fluidamente nella ricerca di un linguaggio comune che non è accessibile agli adulti*"[2]. D'altronde tra bambini ci si intende, si ha molto, moltissimo in comune, e un fratello non ti dice tanti "no" come un genitore…

* * *

Le due birbone attualmente si cercano e giocano insieme, con gli alti e bassi tipici di ogni convivenza… ma la cosa che mi ha fatto piacere è stato vedere come non solo per noi genitori, ma anche per Alice ormai la famiglia sia composta da tutti e quattro e non saprebbe immaginarla diversamente.

Daria, mamma di Alice, 4 anni, Elena, un anno

Quando una prende in mano un gioco, magicamente e nello stesso istante lo vuole anche l'altra, quando si coccola una vuole coccole anche l'altra… Però è bellissimo quando le vedi parlare – la grande parla, la piccola ha un vocabolario limitatissimo e parla con gesti e versi – o ridere insieme!

Valeria, mamma di Camilla, 4 anni, Agata, 15 mesi

Alessandro, se ci si mette è bravissimo con i due piccoli che lo adorano e pendono dalle sue labbra quando lui si "degna" di giocare con loro. E poi Alice difende sempre fratellino e fratello quando io li riprendo. Fa così ridere!

Maria, mamma di Alessandro, 13 anni, Alice, 2 anni, Lorenzo, 6 mesi

In camera da letto abbiamo l'icona della Sacra Famiglia. Letizia indicando Giuseppe, Maria e Gesù, dice: "Papà, mamma e Letizia" e poi rammaricata "manca Gabiele".

Marta, mamma di Letizia, 2 anni, Gabriele, 3 mesi

2 Horst P., *op. cit.*, p. 27.

Prime prove di condivisione

Vostro figlio sta già imparando cosa significa dare agli altri e voi lo state aiutando a scoprire le gratificazioni che ne derivano. Questo è, naturalmente, uno degli insegnamenti più importanti che si possono trarre dall'essere fratelli.
T.B. Brazelton e J.D. Sparrow

L'arrivo di un fratellino rappresenta un'opportunità preziosa per imparare l'arte della condivisione. Nel corso della crescita i fratelli condividono molto: spazi, giocattoli, interessi e attività. Questo rende entrambi più ricchi, poiché ogni bambino può utilizzare, al bisogno, i giocattoli del fratello. La maggior parte delle volte tutto fila liscio, anche se in qualche occasione l'intesa viene meno e qualcuno non ha voglia di far usare qualcosa di proprio al fratellino. È normale e tutti i bambini imparano a gestirsi, contrattando, discutendo, magari arrabbiandosi e poi trovando un accordo.

L'intervento dei genitori potrebbe essere necessario agli esordi di questa condivisione, quando il primogenito si trova alle prese, per la prima volta, con un fratellino che si sposta nello spazio domestico – perché ha imparato a gattonare o camminare – ed è naturalmente attratto da suoi giochi.

In questa fase può essere una buona idea preparare un angolo speciale riservato al primogenito, come spiega il pediatra Marcello Bernardi: "*Non sarà necessario che si tratti di una stanza, basterà una scatola, un armadietto, uno scaffale; uno spazio comunque, del quale lui, e solo lui, sia padrone*"[3]. Per il bambino, la possibilità di mettere al sicuro giornalini, costruzioni, o giocattoli che sono per lui particolarmente preziosi è rassicurante.

Tra l'altro, lasciare fuori portata alcuni giocattoli, può servire anche per evitare che il piccolo rischi di ingoiare qualche "pezzetto" di gioco, dai mattoncini delle costruzioni ai minuscoli accessori di una bambolina o di un soldatino.

Un'altra idea per evitare che il secondogenito "miri" sempre ai giocattoli del fratello maggiore, può essere quella di preparare uno scaffale o una cesta con dei giochi per il più piccolo. Tra i giocattoli o i libri del secondogenito possiamo sistemare anche qualcosa che potrebbe interessare al bambino più grande, perché la condivisione si muova nei due sensi, e non sia solo il fratello maggiore a far giocare l'altro con qualcosa di suo.

3 Bernardi M., *op. cit.*, p. 419.

Può essere utile anche spiegare il motivo per cui il fratellino sembra irrimediabilmente attratto dai suoi giochi (è un classico: il piccolo che ignora i suoi pupazzetti e gattona deciso verso qualunque giocattolo stia usando il grande): ricordiamo al primogenito che il fratellino non è interessato ai suoi giocattoli per i giocattoli in sé, ad attirarlo dove sta giocando il fratello maggiore è la presenza del fratello stesso, è a lui che vuole stare vicino, è da lui che vorrebbe imparare a giocare. Qualsiasi oggetto in mano al primogenito è tanto affascinante per il piccolo proprio perché lo sta usando suo fratello e allora deve essere proprio un bel gioco e vorrebbe provarlo anche lui…

La condivisione andrebbe incoraggiata, ma non imposta: se aiutiamo il bambino a fare spontaneamente questo passo, a lui andrà il merito (e il piacere) di essere stato generoso e gentile, altrimenti, si troverà ad eseguire, magari di malavoglia, le direttive degli adulti.

Se non si sente forzato a condividere ("Non fare l'egoista, il tuo fratellino è piccolo!" è una frase classica che sarebbe meglio evitare) e vede che i genitori lo aiutano a proteggere quello che più gli sta a cuore, il primogenito si sentirà più bendisposto verso il piccolino.

Per il resto non dovrebbero essere necessari altri accorgimenti e il primogenito si abituerà ben presto a giocare insieme al fratellino (e scoprirà che in due ci si diverte anche di più!)

– Come aiutare il primogenito

E se per il fratello maggiore condividere i giochi con il fratellino dovesse risultare particolarmente faticoso?

• *Anziché rimproverarlo o sottolineare la sua difficoltà, facciamolo sentire compreso* ("Non è facile lasciare che gli altri usino i tuoi giocattoli, vero?")[4] e dimostriamo di prendere in considerazione le sue esigenze e i suoi sentimenti ("Se vuoi finire il tuo gioco, posso portare il fratellino di là con me per alcuni minuti… quando torniamo in salotto forse puoi giocare un po' con lui?").

• *Mettiamo da parte i suoi giochi preferiti*, perché il fratellino non possa prenderli finché lui stesso non si sentirà pronto a condividerli. Ma poi

4 In fondo, sono numerosi anche gli adulti che non trovano facile condividere i propri beni (telefonino, borsa, automobile) con le persone amiche. E in generale i bambini sono parecchio più generosi nella condivisione.

spieghiamo al primogenito che con gli altri giocattoli – alcuni suoi, alcuni del fratellino – sarà bello giocare insieme. Può essere utile sottolineare i vantaggi della condivisione: "Se usate insieme i dinosauri, potrete fare una grande avventura!". È vero che il fratellino probabilmente è un po' troppo piccolo per giocare bene, ma pian piano imparerà! Se il primogenito ci sembra particolarmente infastidito o nervoso (capitano a tutti quei periodi in cui si è più stanchi e irritabili) possiamo predisporre un angolino tutto suo, una sorta di casetta (va benissimo un angolo dietro al divano o nella cameretta, magari con una coperta che fa da tetto per creare una specie di rifugio, l'importante è che sia fuori dalla portata del piccolino) dove, se ne sente il bisogno, può ritirarsi a giocare o sfogliare un libro in completa tranquillità. In genere sono sufficienti pochi minuti e poi è il bambino stesso che preferisce riunirsi alla mamma e al fratellino.

• *Non ricorriamo a minacce o promesse di ricompense.* Il bimbo dovrebbe accettare di far usare un gioco al fratellino perché è convinto, non perché lo sforziamo o per ottenere un premio (il premio è giocare e divertirsi insieme!). Piuttosto spieghiamogli cosa prova il suo fratellino: "Ti cerca perché ti vuole bene, per lui tu sei bravissimo a fare questo gioco, il più bravo del mondo. Se viene allontanato da te in modo brusco, ci rimane proprio male". In questo modo, lo si aiuta a mettersi nei panni degli altri e si mostra fiducia nella sua capacità di comprendere i sentimenti del fratellino.

Mamma, gioca con me!

È una situazione classica. Il bambino più grande che vorrebbe dedicarsi a un gioco insieme alla mamma e il piccolino che ovviamente vuole stare con loro, ma non essendo ancora capace di giocare bene "ruba" le macchinine (o i soldatini o i pezzi di lego), si muove o gattona sulla pista (o comunque sulla base di gioco), facendo involontariamente un mucchio di danni. Cosa fare in questo caso? Come soddisfare il legittimo desiderio del primogenito di giocare con la mamma e il bisogno del secondogenito di restare vicino a lei e al fratello?

Primo passo: respiriamo. Ebbene sì, quando siamo in difficoltà è facile lasciarsi prendere dal nervosismo, ma per un genitore irritato è più difficile gestire la situazione. Dato che irritarsi è normale, regaliamoci qualche secondo di pausa. Restiamo lì, ma non rispondiamo subito. Qualche respiro profondo per ricaricarci e non agire di impulso e poi dichiariamo a voce alta (a beneficio del primogenito ma anche nostro) che ora cercheremo una soluzione insieme.

La soluzione ovviamente va inventata di volta in volta. Dipende infatti da molte variabili, l'età di entrambi, la presenza di altri adulti in casa, il tipo di gioco che vorrebbe fare il più grande. Qualche esempio pratico.

Se il primogenito vuole giocare a salti/capriole/corsa, possiamo fare da spettatori, contare per vedere quanto impiega a correre dal tavolo della cucina alla libreria, e nel frattempo invitare il piccolo a fare delle pseudo-capriole in un altro punto del salotto. Oppure se anche il secondogenito cammina già, potrà fare una corsa anche a lui, alternandosi con il fratello (o correndo insieme se gli spazi lo consentono, spiegando di non urtarsi e non tagliarsi la strada).

Se il gioco è sedentario e prevede l'uso di costruzioni, puzzle o personaggi (dinosauri, cavalieri, omini lego, bamboline), per cui la presenza del piccolo è davvero inconciliabile, *si può proporre al secondogenito qualcosa che gli piaccia particolarmente*, dal cestino dei tesori, alla torre di cubetti, a quel cassetto della cucina dedicato a lui che può svuotare a piacimento. Ogni piccolo ha le sue preferenze, se lo indirizziamo verso un'attività che gli piace molto possiamo ritagliarci un poco di tempo per giocare tranquille con il primogenito.

Si può anche provare ad *offrire al piccolo "parte" del gioco del grande*, un paio di macchinine tutte per lui (o una bambola, o un paio di animali, ecc.), o un gioco simile (ad esempio se noi stiamo facendo un puzzle, dare a lui un altro puzzle, che ovviamente non saprà fare ma non importa, sarà contento di cimentarsi con la stessa attività del fratello e avrà l'impressione di partecipare).

Se il piccolino non ha alcuna intenzione di lasciarsi distrarre dal gioco del fratello (ed effettivamente combina guai, cercando di partecipare) non resta che spiegare al primogenito che ci dispiace molto, ma in quel momento non possiamo giocare insieme a lui come vorremmo. Forse possiamo seguire il gioco dal divano (e intanto leggiamo un libretto al piccolo), in modo da "esserci" anche se non partecipiamo attivamente. *Sottolineiamo che ci dispiace e non manchiamo di promettere che "giocheremo bene" in un altro momento*, spieghiamo qual è l'altro momento in cui potremo dedicargli tutta la nostra attenzione e poi naturalmente manteniamo la promessa. “Adesso non riusciamo, ma appena il piccolino fa il suo sonnellino/quando arriva la nonna che lo fa giocare di là/quando torna a casa papà, giochiamo, eh! Tu tienimi da parte il drago verde, per favore. Vorrei usare quello. E poi cosa ne dici se costruiamo insieme il castello?”. Per il bambino è più facile rinunciare a giocare insieme al genitore se ha la certezza che poi arriverà un momento (non troppo lontano!) in cui potrà farlo.

Il primogenito potrà proseguire il suo gioco senza la mamma, oppure dedicarsi ad altro finché non sarete disponibili. Se preferisce interrompere l’attività e aspettarvi, ma dichiara di non sapere a cosa giocare potete *proporre voi un gioco alternativo*: in questo caso scegliete un’attività che al fratello maggiore piaccia molto, a cui possa partecipare anche il più piccolo (dal campionato di salti in salotto alla lettura di un libro bellissimo, ogni mamma sa cosa funziona con i propri bambini).

E se tutti gli accorgimenti messi in campo non funzionano e la tensione si fa insostenibile perché sono tutti arrabbiati: la mamma che ha perso la pazienza, il primogenito che si lamenta a gran voce, il piccolo che piange perché vorrebbe giocare (e perché si accorge che sono tutti arrabbiati)? Una soluzione che in genere si rivela vincente è quella di… *uscire di casa*! Giacchetta, stivali della pioggia se piove, e via… tutti fuori per fare due passi. Cambiare aria solitamente aiuta a recuperare la calma, uscire dall’impasse, prendere le distanze dal problema. All’aria aperta, il primogenito per mano, il piccolo nella fascia o nel passeggino (o per mano, in base all’età), si cammina, si fa una corsa, magari si va al parco e l’umore generale migliora. Non è necessario fare chissà cosa o stare fuori chissà quanto. Bastano anche venti minuti per “rigenerarsi”. Quando è il momento di tornare a casa, si può parlare con il primogenito, dicendo che ci è dispiaciuto non poter giocare con lui e dandosi un appuntamento per giocare insieme al momento giusto.

Se uscire è impossibile, perché un bimbo è malato o perché l’orario non lo consente, si può comunque provare a “cambiare la scena”: *invitando tutti a fare qualcosa di diverso insieme*. Una soluzione che spesso funziona è quella di spostarsi tutti in cucina: impastare una torta o preparare la pizza è un’attività che in genere piace al primogenito ed è alla portata anche dei più piccoli (pasticceranno, andrà farina sul pavimento, ma è un prezzo accettabile per recuperare la serenità collettiva). Per i bambini è un bel gioco, per la mamma è l’occasione per portarsi avanti con la preparazione della cena (pizza per tutti) e per stare insieme a tutti e due i figli, facendo qualcosa con loro. Un'altra possibilità è quella di preparare la vasca e… bagno per due. Con tanto di giochi, spruzzi e risate.

Fermo restando, naturalmente, che quando sarà possibile si giocherà con il primogenito.

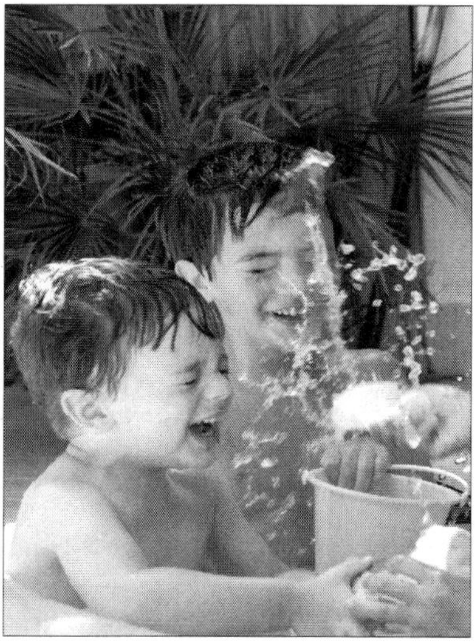

I bambini si comportano come vengono trattati

Se ci aspettiamo che rispettino gli altri, dimostriamo loro il rispetto che meritano. I bambini imparano dall'esempio.
John Gray

Il primo insegnamento che noi offriamo ai nostri bambini è l'esempio. I nostri figli ci guardano, sin da quando sono piccolissimi. Ogni giorno, ogni ora, ogni momento trascorso insieme a noi, è per loro una scuola di vita.

Imparano da noi a parlare, a esprimere i sentimenti, a gestire la collera e l'aggressività, a collaborare con gli altri, a rispettarli… Siamo noi i primi maestri dei nostri bambini e gli insegnamenti più significativi e duraturi sono quelli che diamo loro nella quotidianità, senza rendercene conto, con le nostre azioni e i nostri atteggiamenti. Poi, naturalmente, ci sono anche gli insegnamenti teorici, le cose belle che possiamo spiegare loro, i valori che desideriamo trasmettere. Ma l'esempio, si sa, conta più delle parole. Questo in un certo senso ci mette in una posizione delicata: abbiamo infatti una responsabilità immensa nei confronti di queste piccole persone che dobbiamo preparare al meglio per la vita, ma allo stesso tempo è rassicurante sapere che possiamo trasmettere loro molti insegnamenti senza sforzo, semplicemente comportandoci come riteniamo giusto (e come vorremmo che si comportassero anche loro).

In pratica, se vogliamo crescere dei figli educati e rispettosi, sarà sufficiente – o comunque sarà un importante primo passo – trattarli con educazione e rispetto. Se vogliamo insegnare ai nostri figli a comunicare con gli altri senza aggressività, usando modi gentili e pacati, dovremo utilizzare noi per primi queste modalità comunicative con loro[5].

E se saremo prodighi di gesti e parole d'affetto, cresceremo bambini abituati a dare e ricevere tanto amore, che probabilmente da adulti non avranno difficoltà ad esprimere e manifestare i propri sentimenti.

E per tornare all'argomento principale di questo capitolo, è chiaro che il nostro esempio e i nostri insegnamenti possono fare molto per favorire l'armonia tra fratelli.

Se in famiglia grandi e piccoli si trattano con gentilezza e rispetto, se si dà importanza alle esigenze e ai sentimenti altrui, diventa più facile per tutti andare d'accordo.

Sin dalla più tenera età i fratelli possono imparare a rispettare i bisogni dell'altro (se il piccolo dorme si parla a voce bassa, se il grande è malato lo si lascia riposare), e possono interiorizzare alcune semplici regole di convivenza, come quella di chiedere con modi gentili quello che desiderano, di non usare parole sgarbate o epiteti antipatici, di aspettare il proprio turno (nel gioco e nella conversazione)…

E qui ogni genitore individuerà le proprie priorità e quei comportamenti che desidera insegnare ai propri bambini. Quei piccoli grandi gesti che possono essere di aiuto per mantenere un clima sereno in famiglia.

5 Se siamo soliti alzare il tono di voce, rimproverare in modo brusco, evidenziare i difetti del nostro bambino, molto probabilmente lui si relazionerà allo stesso modo con i fratelli.

Ho fiducia in me e so di poter contare su di voi

I bambini che crescono con uno o più fratelli possono contare su una rosa più ampia di relazioni. I genitori sono le figure che sin dalla più tenera età favoriscono lo sviluppo della fiducia in se stesso del bambino e la maturazione della sua fiducia verso gli altri; il rapporto tra fratelli alimenta e rinforza questa sicurezza.

Se in famiglia le relazioni sono improntate sul rispetto, l'empatia, l'incoraggiamento reciproco ("Ce la puoi fare, sei in gamba, e noi siamo qui, per te ci siamo sempre"), la consapevolezza di poter contare sul sostegno emotivo e pratico di genitori e fratelli, è un'ottima premessa per diventare adulti più sereni e sicuri di sé.

Non uguali, unici!

Cuccioli miei, non dovete aver paura che io voglia più bene a uno di voi: il mio cuore è grande per tutti. Per me siete speciali, unici e meravigliosi...
da *Giallo di gelosia*[6]

A volte i genitori si affannano[7] nello sforzo di non fare differenze, per timore di essere ingiusti. Spesso la ricerca di uguaglianza nasce proprio dal desiderio di evitare rivalità, confronti o dissapori tra fratelli. Ma quello dell'uguaglianza è un falso mito, per altro assai difficile da perseguire nella realtà quotidiana. Per fortuna, i figli non hanno bisogno di uguaglianza per sentirsi amati dai genitori e per andare d'accordo tra loro! Perché i figli non sono uguali, e non desiderano essere uguali agli occhi dei genitori. Vogliono essere speciali! Che poi è quello che desideriamo tutti quando amiamo qualcuno: vorremmo essere speciali per quella persona.

6 Agostini S., *Giallo di gelosia*, Gribaudo, 2009.
7 Uso il termine affannano, perchè non fare differenze, dare a tutti i figli uguale tempo, attenzioni, doni materiali, può risultare decisamente faticoso. Se non impossibile.

Come comportarsi dunque? Dando a ogni figlio quello di cui ha bisogno. Che non sarà uguale a quello di cui ha bisogno il fratello, ma sarà la cosa giusta per lui. E quando un figlio può contare sull'accoglienza delle proprie esigenze (non tanto in termini materiali, quanto in termini emotivi, di rassicurazione, tempo, disponibilità da parte dei genitori), non avrà bisogno di andare a controllare cosa riceve il fratello.

A questo proposito, il pediatra Marcello Bernardi considerava:

> "Essere imparziali dunque... ma non troppo. La giustizia, contrariamente a quanto ci fanno credere certi bassorilievi che adornano le facciate dei tribunali, non si distribuisce mediante una bilancia. E tanto meno l'amore. Fare a tutti i figli un regalo del medesimo valore o trascorrere con ciascuno di essi esattamente lo stesso numero di ore e di minuti (...) non significa affatto essere giusti e imparziali. Essere giusti e imparziali significa soltanto amare tutti i propri figli con ogni fibra e col medesimo trasporto, comprenderli tutti, aiutarli tutti a seconda delle necessità di ciascuno"[8].

Il suggerimento degli esperti per non fare differenze è quindi quello di... fare differenze: adottando comportamenti e regole diverse a secondo dell'età, del temperamento, delle esigenze del singolo bambino, in modo da creare con ogni figlio un rapporto personalizzato, speciale.

Gli psicologi Elisabeth e Jean Patrick Darchis sottolineano:

> "Non fare differenze sembra la cosa migliore del mondo, ma può rivelarsi estremamente dannoso se non si riconosce ogni figlio come unico. L'amore dei genitori non si misura in base al tempo trascorso con l'uno o con l'altro, ai regali uguali o agli abiti identici, ma in base alle risposte più adatte ai bisogni"[9].

– A chi vuoi più bene?

Ed ecco la fatidica domanda cui il genitore potrà trovarsi a dover rispondere: a chi vuoi più bene? Un bisogno di conferme e rassicurazioni che

8 Bernardi M., *op. cit.*, pp. 492-493.
9 Darchis É., Darchis J., *Fratelli e sorelle*, Vallardi Editore, 2010, pp. 78-79.

potrebbe essere espresso anche in forma accusatoria: “Vuoi più bene a lui!” o “Tu preferisci lui!”

Adele Faber e Elaine Mazlish offrono uno spunto interessante per rispondere a questo tipo di domande. Anziché affermare che non è vero, che non amiamo di più il fratello, che li amiamo tutti e due nello stesso modo, suggeriscono di concentrarsi sul bambino che ha posto la domanda, sottolineando quanto lo amiamo, quanto lo apprezziamo, indicando gli aspetti di lui che ci piacciono tanto, e dichiarando che per noi è unico e speciale.

In questo modo ci chiamiamo fuori dal confronto tra fratelli (terreno infido) e cogliamo l’occasione per manifestare al bambino il nostro amore (a tutti fa piacere sentirsi dichiarare affetto e stima).

Se questo tipo di interrogativi da parte di un bimbo dovessero ripresentarsi con insistenza, può essere utile un surplus di rassicurazioni, per soddisfare il suo bisogno di conferme.

* * *

Bernardo e Costanza si vogliono tanto bene e si cercano sempre, ma a volte sono molto gelosi e hanno bisogno di rassicurazioni! Bernardo mi chiede spesso se gli voglio ancora bene e io gli rispondo sempre che li amo tutti e due e gli racconto di quando era nella mia pancia, che desideravo proprio un bambino come lui con gli occhi grandi e i capelli castani e che, ora che è cresciuto, con lui mi diverto anche di più perché possiamo fare tanti giochi insieme.

Giovanna, mamma di Bernardo, 8 anni, Costanza, 3 anni

I figli più competitivi in casa nostra sono i primi due, sempre a vedere quanto diamo all’uno e all’altro, sempre a misurare e a misurarsi… Io sinceramente non dò molto peso, lascio che, per quanto possibile, se la vedano tra loro. Non penso di dover dimostrare loro niente, io so di voler bene a tutti, non nello stesso modo (sarebbe impossibile), ma a ciascuno per quello che è. Ho sempre cercato di sottrarmi alla logica di “chi è il tuo preferito?”, io li preferisco tutti (ed è proprio così!).

Cristina, mamma di Cecilia, 11 anni, Matteo, 9 e mezzo, Tommaso 7 e mezzo, Maria 4, Caterina 2, in attesa del sesto bimbo

Confronti tra fratelli? No, grazie!

Che brutti i confronti tra fratelli. Capitasse a me di essere confrontata con altre persone per esprimere un giudizio su qualche mia caratteristica, competenza o abilità, mi darebbe proprio fastidio. E a voi?

Invece ai bambini, purtroppo, succede spesso. A volte sono i genitori stessi che "ci cascano", a volte sono parenti e amici. Un tempo si credeva addirittura che i confronti, e la competizione che facilmente ne deriva, fossero efficaci per stimolare i bambini a fare meglio. In realtà, l'obiettivo di ogni figlio dovrebbe essere di fare il meglio che può in base alle sue potenzialità, non di fare meglio del fratello o della sorella.

Cosa c'entrano i risultati dei fratelli? Ogni bambino deve fare del suo meglio, indipendentemente dagli altri.

Questo tipo di confronti rischia di danneggiare l'intesa tra fratelli[10], perché non è piacevole essere paragonati a un fratello e uscire sconfitti dal confronto. Anzi, è decisamente mortificante.

Quindi quando vogliamo che un figlio si impegni di più a scuola o cerchi di essere più ordinato, anziché sottolineare quanto è bravo il fratello o come è ordinata la sorella rispetto a lui, semplicemente… chiediamogli di impegnarsi. Per rinforzare la richiesta, spieghiamo le nostre motivazioni (perché studiare e imparare cose nuove è bello e importante, perché abbiamo bisogno della sua collaborazione per tenere la casa in ordine, ecc.). E non dimentichiamo di far capire al bambino che abbiamo fiducia nelle sue capacità, sappiamo che può riuscire a migliorare.

C'è una bella riflessione dello psicologo Steve Biddulph, a proposito del nostro modo di esprimerci:

> "Esprimendovi in maniera positiva aiutate i vostri figli a pensare e ad agire positivamente, nonché a sentirsi capaci di affrontare una grande varietà di situazioni: in tal modo, penseranno e immagineranno di riuscire, e riusciranno. Le nostre parole di incoraggiamento li accompagneranno e li sosteranno per tutta la vita"[11].

10 Quanta simpatia può ispirarci un fratello che viene dichiarato superiore a noi?
11 Darchis É., Darchis J., *cit.*, p 38.

Per quanto riguarda il ruolo di stimolo dei fratelli: ogni figlio è naturalmente di sprone agli altri, poiché i suoi buoni comportamenti fungono da esempio e traino per i fratelli.

Infine, ricordiamo che ogni bambino è unico e diverso e proprio questa sua unicità lo rende tanto speciale!

* * *

Ci siamo morsi la lingua evitando di fare paragoni tra loro e, una volta che noi abbiamo imparato a non pensarli nemmeno più i paragoni, abbiamo fatto cerchio contro il mondo che i paragoni li fa pensando che siano un pungolo. Accogliamo le bambine per quello che sono: singolarmente con tutta la loro straordinaria unicità e specialità, non pretendendo mai che si uniformino l'una con l'altra. E ora, davvero ci godiamo lo spettacolo di queste bimbe che trovano piacere a stare l'una con l'altra...

Viviana, mamma di Emma, 5 anni, Nora, 3 anni, Violetta, un anno

I figli hanno temperamenti molti diversi, e sono attratti da cose differenti. A volte questo è un limite, perché bisogna chiedere dei sacrifici a ciascuno. D'altra parte è anche una grande ricchezza, e così cerchiamo di viverla, perché ciascuno può arricchirsi accogliendo e guardando l'altro non come un limite, ma come un'occasione per imparare.

Cristina, mamma di Cecilia, 11 anni, Matteo, 9 e mezzo, Tommaso 7 e mezzo, Maria 4, Caterina 2, in attesa del sesto bimbo

– Non usiamo "etichette"!

Sei proprio il fratello più testardo. Sei un pigrone che non ha mai voglia di studiare. Sei la sorella più ordinata. Se il fratello più responsabile.

Che fatica per un bambino convivere con le etichette, le definizioni che ti ingabbiano in un ruolo specifico. Che si tratti di un'etichetta positiva non migliora di molto la situazione, poiché si tratta sempre di una limitazione, di un'aspettativa con cui può essere pesante convivere.

Se dobbiamo rimproverare un figlio, molto meglio indicare qual è il comportamento che ci ha infastidito e criticarlo anche con decisione (il comportamento), chiedendo al bambino di comportarsi diversamente (e se necessario ribadendo come).

– Siamo incoraggianti!

Quando si parla con i bambini (ma anche con gli adulti) sarebbe importante evitare parole come "sempre" e "mai" ("Sei sempre egoista con tuo fratello", "Non andrete mai d'accordo!"), altrimenti il rischio è quello di ottenere il risultato contrario rispetto a quello voluto: anziché stimolare i fratelli a fare meglio, togliamo loro ogni speranza di poterci riuscire (e anche la voglia di provarci!).

Sottolineare un difetto del bambino, manifestando sfiducia nelle sue possibilità di migliorare, non ha senso, è doloroso per il piccolo e controproducente. Si incorre infatti nel tranello delle famose profezie auto-avveranti, ovvero di quelle profezie che ripetute più e più volte poi si realizzano perché, come spiega Steve Biddulph, "*di solito i bambini, che sono tanto intelligenti e perspicaci, non tradiscono le nostre aspettative*"[12].

Piuttosto ostiniamoci a manifestare la nostra fiducia nelle potenzialità di ogni figlio e siamo prodighi di incoraggiamento!

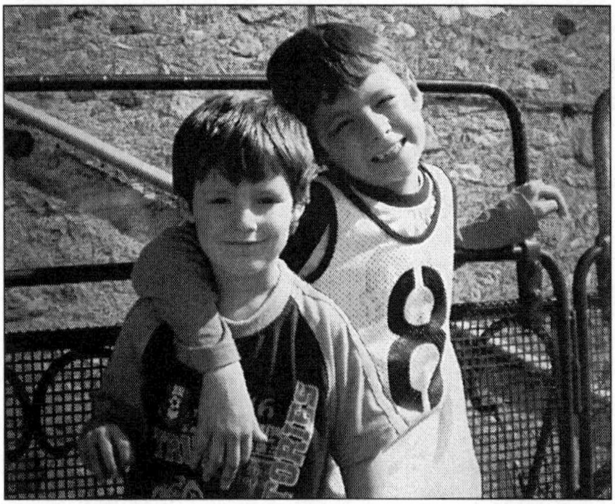

12 Biddulph S., *Il segreto dei bambini felici*, Tea, 2001, p.17.

I PRIVILEGI DELLA FRATELLANZA

Crescere con uno o più fratelli permette di vivere una rosa di esperienze molto ricca che favorisce lo sviluppo di doti personali e competenze sociali.

Doti personali e competenze sociali

Andare d'accordo con gli altri, affrontare gelosie, timori, conflitti,
collera e risentimento, condividere piaceri e dispiaceri,
compiti e responsabilità, rispettare diritti ed esigenze altrui,
tutto questo e altro ancora il bimbo lo impara innanzitutto dai fratelli.
Marcello Bernardi

I fratelli hanno la possibilità di esercitare e maturare l'empatia, la capacità di prendersi cura dell'altro e di tenere in considerazione i suoi desideri e le sue esigenze.

Questo può renderli persone particolarmente gentili, attente e responsabili sin dall'infanzia.

I fratelli si vogliono bene e questo li porta a preoccuparsi della reciproca felicità: se uno di loro è triste o è stato rimproverato, si intristisce anche l'altro. Per quanto riguarda le interazioni sociali, un fratello sviluppa velocemente l'arte della condivisione, impara a far valere le proprie ragioni e ad accogliere i punti di vista altrui. Queste abilità gli tornano utili subito (le insegnanti della scuola d'infanzia, in genere, capiscono in breve tempo se un bimbo ha fratelli) e si rivelano preziose anche a lungo termine, quando il bambino, il ragazzino e poi l'adulto si trovano a vivere una rete di relazioni sempre più ampia e articolata.

* * *

Un giorno ho affidato per alcuni minuti Maddalena – che aveva circa otto mesi ed era influenzata –, alle cure di Nicola. Quando sono tornata nella stanza, Nicola mi ha annunciato che la piccola aveva "vomitato un po'". Ma quando mi sono avvicinata, mi sembrava tutto a posto. Nicola aveva già pulito il viso della sorellina e aveva cercato anche di pulire il tappeto con della carta igienica.

Giorgia, mamma di Mattia, 12 anni, Nicola, 10, Maddalena, 7

– Fratelli… si gioca!

Con i genitori non ho mai riso come ridevo con loro, né ho mai giocato agli stessi giochi. I contatti quotidiani fra noi bambini erano molto più ampi che con i genitori: dormivamo nella stessa camera, facevamo il bagno insieme, andavamo insieme a fare passeggiate, la nostra immaginazione si nutriva degli stessi libri.
Prophecy Coles

Lo abbiamo già accennato, un fratello è uno splendido compagno di giochi. Prima di tutto è un bambino, e i veri professionisti del gioco sono i bambini. Assolutamente insuperabili: per quanto mamma e papà possano essere volenterosi hanno meno tempo a disposizione e si stancano molto prima di un fratello. I genitori che hanno avuto più di un bimbo lo sanno: è difficile che un secondogenito, e meno ancora un terzogenito, cerchi la mamma quando vuole giocare. Certo, qui conta anche il temperamento individuale e tutti i bimbi sono diversi, ma tendenzialmente quando un bambino che fa parte di una famiglia numerosa vuole giocare, va a chiamare i suoi fratelli. Il che non vuol dire che non potremo più goderci qualche momento di gioco. I bambini sono gentili e sono sempre felici – anzi, molto felici – di poter coinvolgere la mamma e il papà. Ci sarà sempre una macchinina anche per noi o una bambola da pettinare… Soltanto, chi ha un fratello non ha bisogno di molto altro. Horst Petri scrive riferendosi ai giochi tra fratelli e alla madre: "*La gioia con cui partecipa e accompagna, e il disinvolto incoraggiamento al contatto tra i figli, sono un inestimabile contributo alla loro crescita serena*"[13].

E poi un fratello è sempre disponibile. Quando sono insieme i fratelli giocano, di mattino, di pomeriggio, di sera. Certo, si può giocare anche da soli, ma giocare in due offre maggior varietà (si può contare sul doppio delle idee, della fantasia e delle soluzioni!), e oltre ad essere divertente è anche una piccola palestra di relazioni sociali. Giocando i fratelli si conoscono e imparano a interpretare e riconoscere le emozioni dell'altro. La convivenza, la condivisione, il gioco permettono ai fratelli di arrivare a conoscersi davvero bene. A unirli c'è un'intimità profonda, che rende solido il loro legame. A volte, mentre stanno giocando, si trovano in disaccordo. Allora

13 Petri H., *Fratelli: amore e rivalità*, Koinè, 2004, p. 29.

discutono, vanno in collera, poi trovano un accordo, fanno pace e riprendono a giocare. Anche quella di fare pace è un'abilità utile per la vita!

– Fratelli… si impara!

Quando si ha un fratello, l'imitazione facilita l'apprendimento. E, crescendo, la presenza di uno o più fratelli rafforza l'input positivo ricevuto dalla famiglia: se tutti rifanno il proprio letto, tutti fanno i compiti, tutti aiutano ad apparecchiare, ogni figlio acquisisce e conserva più facilmente queste buone abitudini. Lo stesso discorso vale per gli insegnamenti teorici, i valori che i genitori desiderano trasmettere e che sono determinanti nella formazione della personalità dell'individuo.

Inoltre, il primogenito apre molte porte per il fratellino. Quella della scuola ad esempio. Per chi ha un fratello maggiore non sarà un'esperienza del tutto nuova e sconosciuta: il secondogenito ha già una certa confidenza con il mondo scolastico e quando arriva il suo momento di frequentare l'asilo o la primaria, parte avvantaggiato.

– Fratelli… non sentirsi soli

Chi ha fratelli non si stufa mai. E non è mai solo.
Maddalena, 6 anni

Chi ha fratelli non si sente solo. Da bambino non si annoia. Da adulto sa che c'è qualcuno su cui può contare nei momenti difficili e di sconforto.

* * *

La mia Greta aveva tre anni e mezzo quando chiese a me e a suo padre di farle una sorellina: "Così quando voi siete impegnati io non sono sola e posso giocare con lei".

Bianca, mamma di Greta, 5 anni, Viola, 10 mesi

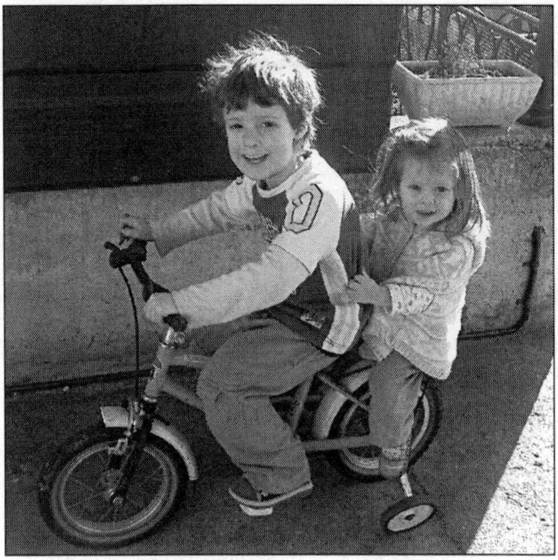

Il conflitto come opportunità

Avere fratelli e sorelle è una prova,
che una volta superata diventa una grande ricchezza.
Isabelle Filliozat

Tra i tanti aspetti positivi della relazione tra fratelli, ci sono anche i conflitti. Ebbene sì: quando sentite i vostri bambini che si contendono un giocattolo, quando litigano per qualunque motivo, quando vanno in collera e poi si riappacificano, i vostri bambini si stanno esercitando in "relazioni umane", stanno facendo pratica per la vita adulta. È una palestra, quella offerta dalla convivenza tra fratelli, assolutamente preziosa!

Quindi non solo è normale che i fratelli abbiano di che discutere, ma è anche molto utile.

Adottando questo punto di vista, forse i genitori riusciranno ad accettare e tollerare con maggior serenità le dispute tra fratelli.

Tra l'altro entrare in conflitto è una modalità per conoscersi, per mettere alla prova se stessi e l'altro, e scoprire le reciproche reazioni. Le dispute sono quindi funzionali a una maggior comprensione, come sottolineano T.Berry Brazelton, pediatra, e J.Sparrow, psichiatra infantile:

> "I fratelli imparano l'uno dall'altro a riconoscere i bisogni altrui e a trovare un equilibrio fra questi e i propri. Attraverso sfiancanti battibecchi, si insegnano a vicenda a negoziare e a cercare un compromesso, a tenere conto dell'altro nelle proprie decisioni"[14].

E questa scuola di socialità, torna utile a entrambi fuori dalle mura domestiche, nell'infanzia, per rapportarsi con i compagni e gli amici, ma anche nella vita adulta! Come scriveva Bernardi:

> "Andare d'accordo con gli altri, affrontare gelosie, timori, conflitti, collera e risentimento, condividere piaceri e dispiaceri, compiti e responsabilità, rispettare diritti ed esigenze altrui, tutto questo e altro ancora il bimbo lo impara innanzitutto dai fratelli.[15] (...) è chiaro che questo tirocinio non si svolge di regola in una paradisiaca atmosfera di pace e di tranquillità, ma bensì attraverso innumerevoli tempeste, più o meno turbolente. Ma questo è normale e, fino a un certo punto, utile"[16].

È discutendo che i bambini affinano la loro dialettica e la capacità di sostenere e far valere le proprie ragioni; allo stesso tempo imparano a prendere in considerazione il punto di vista dell'altro e si allenano a trovare accordi e compromessi accettabili per entrambi. Ogni conflitto risolto rappresenta un esercizio prezioso, e un insegnamento per la vita: discutere, arrabbiarsi, litigare si può, ma poi torna la pace e si continua a volersi bene come al solito. E questo è molto rassicurante.

Tra l'altro i conflitti tra fratelli sono i migliori in questo senso, i più istruttivi e costruttivi. Uno scontro con i genitori non solo non sarebbe alla pari, ma per il bambino sarebbe fonte di un'inquietudine profonda, dato che lui dipende emotivamente dalle figure di mamma e papà. Litigare con un amico è più rischioso che litigare con un fratello, l'amico il giorno successivo può evitarti, preferire altri amici a te, allontanarsi. Un fratello è sempre lì, non se ne va a casa sua, non sceglie un altro compagno di gioco con cui va più d'accordo, ma soprattutto non c'è il rischio di perdere il suo amore. I fratelli lo sanno, lo sentono, e forse anche per questo quando litigano non

14 Brazelton T.B., Sparrow J.D., *cit.*, p. 8.
15 Bernardi M., *op. cit.*, p. 492.
16 *Ibidem*.

hanno bisogno di trattenersi e possono essere se stessi fino in fondo. Una possibilità non da poco, se ci pensiamo.

C'è un interessante riflessione di Libby Purves, scrittrice e giornalista americana, a proposito delle liti tra fratelli:

> "Quando si litiga con un fratello o una sorella, si compete in termini strettamente paritari con qualcuno che non potrà mai andarsene e basta: un fratello non potrà mai distruggere completamente l'altro, eppure né l'uno né l'altro si arrenderanno mai. Per questo motivo, le liti tra fratelli sono parabole perfette del più ampio mondo circostante: delle guerre di confine, della rivalità professionale, del matrimonio. Devono finire con la riconciliazione, perché altrimenti nessuno potrà più condurre un'esistenza decente, e la lezione sul come porre termine senza troppo rancore a una lite è una di quelle che accompagneranno per la vita"[17].

Infine, i conflitti tra fratelli possono tornare utili anche ai genitori. Lo psicologo Jerry Wyckoff e l'esperta di psicologia Barbara C.Unell, suggeriscono di affrontare i momenti di conflitto tra fratelli come un'opportunità "*per aiutarli a imparare a essere parte di una squadra*"[18].

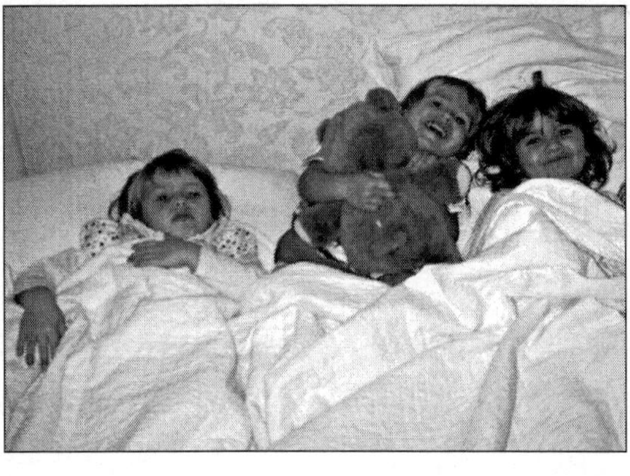

17 Purves L., *Come non crescere un figlio perfetto*, Red Edizioni, 2005, p. 50.
18 Wyckoff J. E Unell B.C., *Dal no al sì senza urla e minacce*, Red Edizioni, 2008, p. 46.

Aiutare i figli a risolvere i conflitti

Il genitore può essere un arbitro sensibile
che stimola a ragionare sulle cause del conflitto e a cercare una soluzione.
Dolores Rollo

"*Le liti tra fratelli sono una basilare educazione alla vita di società (...)*", considera Libby Purves, "*riportate calma e buon senso in un litigio tra fratelli, e contribuirete a formare gli uomini e le donne di pace del nostro prossimo e tempestoso futuro*"[19]. Questo mi pare un pensiero molto incoraggiante che valorizza i nostri sforzi. Ma come gestire nella pratica, i conflitti tra fratelli?

• *Non intervenire*. Il primo suggerimento per aiutare i figli a risolvere i conflitti è... di non fare nulla! Scrive Bernardi: "*nella maggior parte dei casi i litigi si risolvono da soli, e spesso tanto più rapidamente quanto meno intervengono i genitori*"[20].

Se i genitori evitano di interferire i bambini sono stimolati a trovare una soluzione in modo autonomo, che sia abbastanza accettabile per entrambi. E in genere... ci riescono molto bene. Meglio di quanto potrebbero aspettarsi i genitori.

Se invece i genitori sono soliti intervenire ai primi segnali di crisi, i bambini si abituano a invocare l'intervento di mamma e papà e perdono l'occasione di imparare a gestire e risolvere i conflitti in modo autonomo. Non solo, ma in genere l'intervento del genitore non risolve effettivamente il conflitto poiché, soprattutto se si dà ragione a un bimbo piuttosto che all'altro, il malumore tende ad aumentare[21].

Brazelton e Sparrow sottolineano: "*I genitori possono favorire lo sviluppo di un forte legame tra i figli resistendo alle richieste di questi ultimi di prendere le parti dell'uno o dell'altro (...). Ciò che un genitore deve volere*

19 Purves L., *Come non crescere un figlio perfetto*, cit., p. 50.
20 Bernardi M., *op. cit.*, p. 492.
21 La pedagogista italiana Grazia Honegger Fresco sottolinea: "*In molte famiglie l'antagonismo iniziale cede gradualmente il posto a un rapporto fatto di amicizia, oltre che di tenerezza fraterna, e gli adulti ne sono responsabili. Quanto meno interferiscono nei rapporti, tanto più facilmente scaturirà in loro una solidarietà profonda e durevole*" (*Essere genitori*, Red, 1987).

è, piuttosto, che i bambini imparino a conoscersi e capirsi a vicenda"[22].

E se la situazione degenera? Se i bambini sono in evidente difficoltà e la situazione sta sfuggendo loro di mano, allora l'intervento del genitore potrà aiutarli a recuperare la calma. Se i bambini sono venuti alle mani tocca al genitore separarli e ricordare loro che la violenza non è accettata.

L'importante è evitare il più possibile di prendere le parti di uno dei bambini. Quando si tenta di attribuire torti o ragioni si sconfina, infatti, in un territorio assai insidioso: dato che il genitore non era presente, è difficile se non impossibile ricostruire le dinamiche del litigio (e spesso entrambi i bambini hanno in parte ragione e in parte torto). La psicologa Danielle Dalloz raccomanda: "*Visto che non si sa mai chi ha cominciato, né per quale motivo, rimproverando l'uno invece dell'altro si rischia di rafforzare il sentimento di ingiustizia, e dunque di gelosia*"[23].

E ancora Brazelton e Sparrow:

> "Spesso, infatti, entrambi i bambini sono sia colpevoli che innocenti allo stesso tempo. I genitori dovranno consolare tutti e due i bambini, delusi per aver rovinato la gioiosa atmosfera del gioco che li stava aiutando a conoscersi meglio ed essere ricaduti nei bisticci e negli strilli"[24].

• *Riportare la calma*. Quando si litiga si è in preda alle emozioni e diminuisce la capacità di ragionare in modo obiettivo. Il primo passo è dunque quello di riportare la calma e aiutare i figli a chiarire qual è il problema, esprimendo a turno il proprio punto di vista.

Se i bambini sono piccoli il genitore cercherà di capire cosa sta succedendo e farà il punto della situazione. Ad esempio: "Tu volevi giocare insieme a tuo fratello con le costruzioni. E tu volevi giocare da solo perché stavi finendo di costruire il tuo castello".

• *Attenzione a non banalizzare o minimizzare il problema*. Quella che a noi può sembrare una sciocchezza per cui non val la pena litigare, per i bambini è spesso una questione della massima importanza.

• *Chiarita la situazione e individuato il problema, si potrà invitare i bambini a raggiungere un accordo*. Se i bambini non riescono a trovare un buon

22 Brazelton T.B., Sparrow J.D., *cit.*, p.5.
23 Dalloz D., *La gelosia*, Ancora, 2002, p.83.
24 Brazelton T.B., Sparrow J.D., *cit.*, pp. 13-14.

compromesso, il genitore può suggerire delle possibili soluzioni, lasciando però che siano loro a valutare e decidere. A volte, può capitare che l'accordo non venga raggiunto. Non importa, vorrà dire che i bambini si dedicheranno ad altro e per un po' (in genere si tratta di pochi minuti!) non giocheranno insieme. Non cediamo alla tentazione di imporre le nostre soluzioni, altrimenti rischiamo di scontentare almeno un bambino (se non entrambi).

* * *

Ho gestito i piccoli conflitti incentivando sempre Niccolò e Zoe a comunicare tra di loro anche le emozioni forti come la rabbia. I momenti di gelosia, invece, li ho gestiti lì per lì spiegando loro che la mamma ama entrambi, poi cercando di ricavare del tempo esclusivo per l'uno e per l'altra, in modo da farli sentire al centro della mia attenzione in prima persona. Fino ad oggi ha funzionato.

Eva, mamma di Niccolò 7, anni, Zoe, 3 anni

– Se i conflitti sono molto frequenti

Premesso il fatto che i conflitti sono quindi normali e hanno una loro utilità, se la litigiosità in famiglia raggiunge livelli di guardia può essere d'aiuto manifestare spesso il proprio amore per ogni figlio con parole e gesti d'affetto.

Fondamentale è inoltre l'esempio. Se quando siamo in collera riusciamo a mantenere il controllo, se verbalizziamo le nostre emozioni ("Sono veramente arrabbiato, questo atteggiamento/situazione mi dà tantissimo fastidio") e, infine, se dopo aver perso il controllo e alzato i toni più di quanto avremmo voluto, sappiamo chiedere scusa... I bambini potranno interiorizzare questi comportamenti e farli propri.

E in ogni caso, ricordiamo che anche quando i figli discutono tanto, sono sempre di più i momenti in cui giocano insieme, collaborano, si divertono. Se abbiamo l'impressione che litighino sempre è perché fanno più rumore pochi minuti di conflitto che tante ore di serena convivenza.

Investire nell'ascolto

Quando i fratelli discutono, per rimettere pace velocemente, possiamo essere tentati di somministrare una giustizia un po' sommaria: "Dài a lui quel gioco, è suo", oppure "Lascialo a lei, è piccola!" e infine "Basta, non ci gioca più nessuno, è ritirato!"

In qualche caso, in effetti, se i bambini non riescono proprio a trovare un accordo e i toni della discussione non si placano, ritirare l'oggetto del contendere può essere l'unica soluzione. Più spesso, però, può essere di aiuto spendere qualche minuto per ascoltare bene i bambini. Se li aiutiamo a capire qual è la loro reale esigenza, la situazione diventa più chiara per tutti e trovare una soluzione soddisfacente potrebbe rivelarsi più semplice del previsto!

Ricordiamo, a questo proposito, il famoso aneddoto della Scuola di negoziazione di Harvard[25]: due sorelle litigano perché vogliono l'ultima arancia. Una dice di averla presa per prima, l'altra sostiene che le spetta perché è la maggiore. La mamma, stanca dei loro litigi, decide di dividere l'arancia in due e darne metà a ogni bambina. Una soluzione imparziale che però non accontenta le bambine, che infatti continuano a protestare! Allora interviene la nonna e chiede alle bimbe perché vogliono l'arancia. Una bambina ha sete e vuole berne il succo, l'altra vuole la buccia per fare una torta. La nonna spreme l'arancia e dà il succo alla prima bimba, grattuggia la scorza e la dà alla seconda. Entrambe sono felici perché hanno avuto ciò che desideravano!

Un interessante spunto di riflessione… E se nel nostro caso la soluzione non fosse così a portata di mano, per i bambini sarà comunque un utile esercizio quello di esprimere e chiarire il loro punto di vista e i loro desideri.

25 Martello M., *Oltre il conflitto. Dalla mediazione alla relazione costruttiva*, McGraw, Hill, 2003.

Mi piaci perché...

Mi piace il tuo sorriso,
mi piacciono le tue smorfie,
mi piaci quando sbuffi,
mi piaci quando ridi.
(...) Mi piaci quando sei bravo...
e anche quando fai i dispetti.
Emma Dodd[26]

Quando capita che le giornate "no" si accumulino e si trasformino in un periodo "no", può essere utile, prima di tutto per noi genitori, fermarsi a riflettere su tutti i lati positivi della nostra famiglia. Può sembrare banale o scontato, ma non lo è. E mentre riflettiamo su quanto siamo fortunati ad essere i genitori di questi bimbi, belli, allegri, magari un po' stancanti, ma meravigliosi, può essere l'occasione per fare il "gioco del mi piaci" insieme a loro.

Sediamoci con i nostri bambini – uno alla volta, serve un momento speciale per ognuno – ed elenchiamo tutte le cose che più amiamo di loro. Dal faccino dolce ai ricci pazzi, dal modo in cui ci abbraccia allo sguardo serio di quando si arrabbia, dalla sua risata coinvolgente alla richiesta di rileggere ancora e ancora la stessa storia che ormai sappiamo a memoria... Spieghiamo che amiamo il suo modo di cantare, disegnare, tenerci per mano, salutarci... Mettiamo nell'elenco dell'amore tutto quello che ci viene in mente. Raccontando al nostro bambino le mille cose che apprezziamo di lui, gli regaleremo un momento davvero felice, una bella iniezione di sicurezza ed autostima, e allo stesso tempo richiameremo la nostra attenzione sugli aspetti positivi, entusiasmanti, commoventi del nostro essere genitore.

Un'abitudine che favorisce l'intesa tra fratelli? Sì, anche se indirettamente, perché quando i bambini sono sereni e si sentono amati ed apprezzati, è più facile per loro andare d'accordo.

26 Dodd E., *Tu...*, L'Ippocampo, 2010.

COSA FARE QUANDO I BAMBINI LITIGANO?

- Non intervenire, a meno che la situazione stia degenerando. Se i genitori non interferiscono, nove volte su dieci i bambini riescono a trovare un accordo in modo autonomo.
- Se il nostro intervento diventa necessario, non prendiamo le parti di uno dei due, ma stimoliamo entrambi a trovare una soluzione, mostrando fiducia nella loro capacità di riuscirci.
- Conserviamo la calma, non urliamo… Siamo lì per insegnare loro a mantenere/recuperare il controllo: iniziamo dando il buon esempio.
- Sottolineare l'importanza del rispetto reciproco: è importante che i bambini imparino che certe espressioni offendono e fanno soffrire.
- Non stancarsi di spiegare che le contese si risolvono civilmente, ovvero discutendo e non muovendo le mani. Chiariamo – facendo esempi pratici – quali comportamenti sono ammessi e quali no.

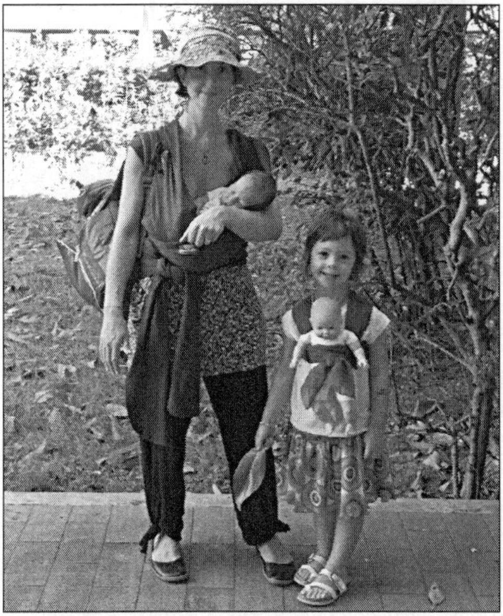

Vicinanza fisica e affettiva

Se il fratellino più grande dorme con il piccolo potrebbero farsi un'ottima compagnia (...). Questi momenti di gioco al mattino creano e rinforzano un rapporto di vero affetto fra i bambini.
Penelope Leach

La vicinanza fisica, i gesti d'affetto e il contatto favoriscono la vicinanza anche emotiva dei fratelli.

Nella nostra società è frequente che i bambini dormano in solitudine: senza i genitori, ma anche separati in camerette diverse. Ovviamente la scelta di dove e come far dormire i bimbi è dei genitori, ma in generale possiamo considerare che la vicinanza notturna è molto gradita ai bambini. Innanzitutto chi dorme con un fratello è in compagnia, e se fosse necessario non è solo ad affrontare i fantasmi della notte (ovvero quei timori che possono rendere un po' difficile l'addormentamento quando si è bambini), e poi si è visto che la vicinanza fisica, la condivisione di uno spazio notturno, può rafforzare l'intesa tra fratelli.

Sarah J.Buckley, medico, esperta di genitorialità e mamma di quattro figli, racconta: "*Abbiamo incoraggiato i fratelli maggiori a condividere il sonno, il che pare facilitare le relazioni diurne!*"[27]

Sull'abitudine moderna di riservare una camera a ogni bambino, c'è una riflessione interessante di Bruno Bettelheim, psicoanalista austriaco (1903-1990) che prende in considerazione la situazione abitativa prima della rivoluzione industriale[28]:

> "(...) di solito due o più figli dormivano nello stesso letto. Imparavano così fin da molto piccoli a trovare calore, sicurezza e compagnia gli uni negli altri, a non disturbare il sonno dell'altro e, cosa ancora più importante, a darsi conforto quando qualcuno si svegliava nel cuore della notte in preda a un incubo"[29].

27 Buckley S., *Partorire e accudire con dolcezza*, Il leone verde, 2012, pag. 301.
28 Bettelheim si riferisce in modo particolare alle ricostruzioni dei villaggi "in cui abitavano i nostri avi prima della rivoluzione industriale", a Sturbridge, nel Massachusetts.
29 Bettelheim B., *Un genitore quasi perfetto*, Feltrinelli, 1998, p. 396.

Oggi ovviamente la situazione è molto cambiata. Ma forse, come spesso accade per reazione, si è passati da un estremo all'altro.

Bettelheim sottolinea che

"lo stile di vita della nostra società opulenta non è il risultato di una progettazione cosciente mirata a migliorare la vita familiare, bensì una reazione al sovraffollamento abitativo prevalente ancora non molto tempo fa. Allora, la maggior parte della gente non poteva disporre di spazi privati, e oggi, per reazione, noi aspiriamo a dare a ciascun figlio la sua camera e possibilmente la sua stanza da bagno (...). È una vita confortevole, ma anche una vita di relativo isolamento praticamente fin dalla nascita, visto che oggi i lattanti non vengono più tenuti a dormire nel letto dei genitori o nella culla a fianco al letto, come una volta"[30].

Bettelheim diffida di questo isolamento che si è verificato "*proprio in un'epoca in cui, perché la famiglia abbia un senso, più ci si dovrebbe sentire vicini emotivamente (...) E non può aversi intimità emotiva, dove si desidera la distanza fisica*"[31].

E allora, finché sono bambini forse possiamo lasciare che i fratelli condividano la camera e si facciano compagnia anche durante la notte. Poi, con l'avvicinarsi dell'adolescenza, magari esprimeranno il bisogno di spazi propri. O magari no. Non resta che aspettare e vedere come andrà.

– Confidenze nella penombra della sera

La casa è addormentata. Le luci sono spente. Tutto tace, tranne quel bisbiglio sommesso che giunge dalla camera dei nostri figli.

Chiacchierano di cose loro, a volte si scambiano vere e proprie confidenze. E si addormentano così, cullati dall'eco delle loro voci, dall'eco di quei racconti condivisi che cementano il loro legame. Un giorno le ricorderanno, quelle confidenze scambiate nella penombra della sera e saranno un ricordo felice degli anni trascorsi insieme.

* * *

30 Bettelheim B., *cit.*, p. 397.
31 Bettelheim B., *cit.*, pp. 392-293.

I miei bambini litigano parecchio, ma la sera Bernardo accompagna Costanza a letto e le racconta delle storie inventate da lui. Poi sento che le dice "Ti voglio tanto bene" e lei risponde "Anche io"... e questo mi alleggerisce il cuore ogni volta!

Giovanna, mamma di Bernardo, 8 anni, Costanza, 3 anni

Fratelli, un'alleanza per la vita

Tante, troppe volte si parla di fratelli come di rivali. Ma chi ha più di un figlio sa che la parola che meglio descrive il rapporto tra fratelli è alleati. Sin dalla più tenera età, i fratelli si spalleggiano e sono pronti a proteggersi.

Così come capita che si accusino a vicenda in occasione di un litigio, non esitano a difendere l'altro di fronte a un genitore in collera o intenzionato a dare una punizione.

E se la punizione arriva, non è raro che il bambino non direttamente coinvolto cerchi di intercedere per il fratello o, alla peggio, decida di scontarla insieme a lui.

Solidarietà. Affetto. Complicità. Che meraviglia guardare i fratelli che crescono insieme.

* * *

A tavola tutti insieme, dico a Niccolò: "Per favore usa la forchetta". Zoe risponde per lui: "Nooo!"

Niccolò si gira, la bacia, la abbraccia e le dice: "Brava Zoe, così ti voglio!". L'unione fa la forza, lo stanno scoprendo sempre più!

Eva, mamma di Niccolò 7, anni, Zoe, 3 anni

Vedo che si vogliono un gran bene e, quando sono in difficoltà, cercano di aiutarsi il più possibile. Magari hanno appena finito di litigare tra loro, eppure non esitano a spalleggiarsi, in caso di bisogno.

Cristina, mamma di Cecilia, 11 anni, Matteo, 9 e mezzo, Tommaso 7 e mezzo, Maria 4, Caterina 2, in attesa del sesto bimbo

I genitori di domani

Fino all'inizio del secolo, il bambino poteva constatare con i suoi occhi le fatiche e l'impegno che i genitori mettevano nel mantenere la famiglia, e li rispettava per le loro fatiche e per le loro capacità. Nessun figlio poteva rimanere insensibile di fronte al travaglio della madre nel dare alla luce i suoi fratellini, di fronte allo spettacolo della madre che allattava e accudiva un neonato.

Bruno Bettelheim

Tra i tanti vantaggi che comporta il fatto di poter crescere con uno o più fratelli c'è anche quello di poter conoscere le cure e l'accudimento destinate a un bimbo piccino. Nel vedere la mamma che accudisce, allatta e culla il fratellino, il fratello maggiore ha modo di rivivere i gesti di cura di cui è stato oggetto a sua volta, gesti di cui non conserva memoria consapevole ma che fanno parte di lui e sono le fondamenta del suo benessere psicofisico.

Tra l'altro la convivenza con un bambino piccolo favorisce in chi lo accudisce – e quindi anche nei fratelli maggiori – lo sviluppo di doti preziose come l'empatia, la tenerezza, la capacità di sintonizzarsi sui segnali dell'altro per interpretarne i bisogni.

Un tempo, fino alla metà del secolo scorso, per i bambini era normale vedere la mamma, le zie, le vicine di casa accudire un bebè. E quando diventavano genitori a loro volta, il neonato non era una creatura sconosciuta e misteriosa.

Tanta della fatica che raccontano le neomamme di oggi è legata proprio alla mancanza di esperienza, che rende meno sicure di sé e più ansiose.

Crescere con uno o più fratelli, è un'opportunità per non partire da zero, quando in età adulta, ci si trova a stringere il proprio piccino tra le braccia.

Certo, i ricordi dei tempi in cui c'era un fratellino piccolo saranno lontani, in parte ormai sbiaditi, ma non dimenticati. I giorni dell'allattamento, delle ninna nanne, del dondolio di una culla restano in qualche modo nel cuore e nella mente delle sorelle e dei fratelli maggiori. E possono guidarli, quando quei giorni tornano nella loro vita, chiamandoli ad essere mamme e papà.

* * *

Alice da poco ha iniziato a giocare con qualche bambola ed è stupenda quando (senza accorgersi che la vedo) allatta la sua bambola o quando mi racconta che da grande anche lei darà la pappa ai suoi bimbi dalle sue *peppe* (pronuncia la p al posto della t). Che tenerezza infinita!

Maria, mamma di Alessandro, 13 anni, Alice, 2 anni, Lorenzo, 6 mesi

Alice mi imitava in tutto, con la bambola o con un pupazzo, allattava, portava in fascia…

Daria, mamma di Alice, 4 anni, e Elena, un anno

Ieri Sofia Luna è andata dal pediatra, e mentre era in sala d'aspetto ha preso un pupazzo, si è messa sul divanetto e ha zittito tutti con un: "Sshhh! Devo allattare, la fochina ha fame!"

Speriamo che le rimanga dentro, questa cosa dell'allattamento…

Giada, mamma di Sofia Luna, 3 anni, Morgana Maia, 3 mesi

Sorriso di bimbi

Per il nostro anniversario siamo andati a pranzo con Gioia, 4 anni, e abbiamo lasciato il piccolo a casa con la nonna. In auto, Gioia esclama: "Mamma, ma perché non abbiamo portato Luca, mi dispiace tantissimo che lui non ci sia!"

E noi abbiamo risposto che ci faceva piacere passare qualche ora solo con lei. Arrivati al ristorante ci accomodiamo al tavolo, e lei: "Per fortuna lo abbiamo lasciato a casa! Qui non c'è proprio posto per il passeggino!"

Tamara

Matilde, 4 anni e mezzo, quando il suo fratellino Riccardo, un anno, le mette in disordine la cameretta: "Esci dalla mia stanza o ti butto fuori da casa mia!"

Greta

Camilla, 4 anni, chiede: "Mamma ma le femmine da adulte devono per forza sposare un maschio?" "Eh, amore, di solito sì!" (mi ha colto impreparata per ulteriori approfondimenti sull'argomento). "Io voglio sposare un femmina: sposo l'Agata (sua sorella di 16 mesi) perché le voglio troppo bene!"

Valeria

Daniele, 4 anni, qualche sera fa si avvicina a Mattia, 10 mesi, e gli dice all'orecchio: "Mattia lo sai che stai diventando bellissimo e sei straordinario e io ti ho sempre voluto bene?"

Sabrina

Dalla lettera di ringraziamento che Alessandro ha scritto per la Prima Comunione: "Gesù grazie per avermi dato un fratello con cui giocare e litigare".

Anna

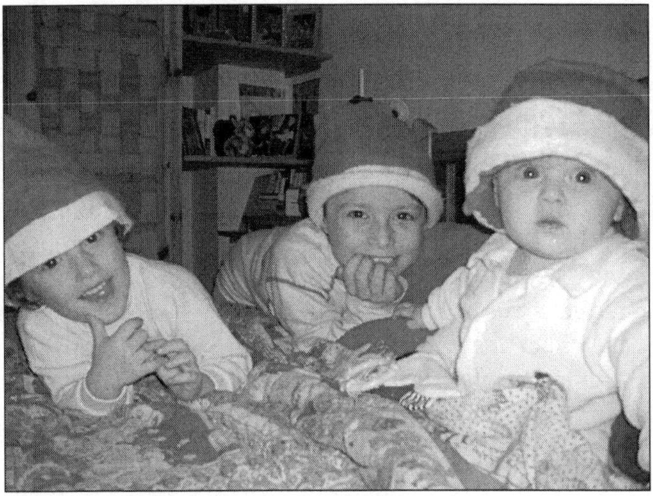

VII

Una mamma per tre, per quattro, per cinque, per...

I bambini che possono crescere insieme a un fratellino sono fortunati. Quelli che possono crescere con più di un fratello lo sono ancor di più!

I suggerimenti che trovate nei capitoli precedenti per accompagnare il bambino verso la nascita di un fratellino, valgono per i primogeniti, ma anche per i secondogeniti e poi per i terzogeniti e poi... Insomma, sono utili per ogni bimbo che sta per diventare fratello maggiore. Anche se in famiglia ci sono altri figli, per cui il fatto di essere un fratello non è più una novità, quando arriva un nuovo bimbo il cambiamento di ruolo c'è, ed è importante! Da fratello più piccolo a fratello più grande di un altro piccino.

Per quanto riguarda invece il primogenito, quando arriva un terzo bebè, vanta già una certa esperienza di fratellanza, e non è più tutto nuovo e sconosciuto come la prima volta; qualche assestamento tuttavia sarà ancora necessario. Un po' come una mamma quando aspetta il secondo figlio: sa già molto, e questo le dà tranquillità, ma deve comunque affrontare dei cambiamenti.

In generale possiamo dire che nelle famiglie numerose l'arrivo di un nuovo bimbo può essere vissuto con grande naturalezza. I bambini, il primogenito e il secondogenito, sanno già che "di mamma ce n'è per tutti". Lo sanno perché lo vivono, ogni giorno. Sanno che a volte si deve aspettare un pochino per veder soddisfatti i propri bisogni, ma sanno anche che quei bisogni verranno soddisfatti.

Il primogenito ha scoperto di persona che la nascita di un fratellino non lo ha privato dell'amore dei genitori e ha potuto constatare gli aspetti positivi del ruolo di fratello maggiore. Il secondogenito è nato già fratello, sa per certo che le mamme sanno e possono volere bene a più di un figlio. E sa che può contare sull'affetto del primogenito: qualunque novità debba affrontare, non la affronterà da solo.

Naturalmente ciò non significa che non ci sia bisogno di qualche bella conferma! L'arrivo di un nuovo bimbo porta con sé un cambiamento. In meglio, certo, ma i mutamenti richiedono sempre un po' di tempo per trovare nuovi equilibri e per rivedere il proprio ruolo. In questa fase di assestamento è fondamentale accompagnare ogni figlio, esserci: per ascoltare, accogliere, rassicurare. Che i figli siano tre, quattro, cinque o più, il segreto per stare bene è sempre quello di far sentire tanto amato ogni bambino. E in una famiglia numerosa, c'è un sacco di amore in circolazione!

Una mamma per tre

Quali emozioni prova una donna che aspetta il suo terzo bambino? Come cambiano sensazioni e aspettative dalla seconda alla terza gravidanza? E come si modificano gli equilibri all'interno della famiglia quando i figli sono tre e il secondogenito da piccolino di casa diventa a sua volta fratello maggiore?

Lasciamo la parola alle tris-mamme per scoprire le dinamiche che possono verificarsi con l'arrivo del terzo bebè.

* * *

A distanza di due anni dalla nascita di Stefano, il mio secondo bimbo, con gioia è arrivata una nuova gravidanza. Grazie ad alcuni libri sulla nascita e in particolare al libro *Alice sorella maggiore* (in cui si vede una mamma che allatta, che "porta" il fratellino, che usa i pannolini lavabili, tutte consuetudini da me esperite quotidianamente), ho condiviso con i miei figli l'approssimarsi della nascita.

Per mesi Simone e Stefano si sono presi cura dei loro bambolotti, anticipando la venuta del fratellino, mettendoli a sedere sul seggiolone durante i pasti, sul vasino per la "cacca di gruppo", distribuendo sciroppo per la tosse...

Io e mio marito abbiamo preparato i bambini all'arrivo del fratellino/sorellina dicendo loro che avrebbe dormito molto, bevuto tanto latte della mamma, pianto per farsi capire e fatto molta cacca e pipì.

La mattina in cui ci siamo recati in ospedale abbiamo avvisato Simone e Stefano che al nostro ritorno avremmo portato a casa un altro bimbo/

bimba. Visto il desiderio (e la necessità!) di rientrare il prima possibile per riunire la famiglia, abbiamo optato per un parto ambulatoriale e poche ore dopo la nascita siamo tornati a casa.

Chiara ha dormito fin dalla prima notte con mamma, papà e i suoi fratelli! A Simone e Stefano l'abbiamo presentata come "un fiore delicato, da toccare con dolcezza e accarezzare con delicatezza e attenzione". A distanza di tre mesi sono ancora loro a suggerire a parenti ed amici di trattarla così.

Pare proprio che, più che la gelosia, sia ancora il bisogno di proteggerla e coccolarla ad animarli. Del resto le loro energie sono tutte concentrate sul contendersi costantemente cibo e giocattoli! Che dire? Meglio di così...

Laura, mamma di Simone, 4 anni, Stefano, 2 anni e mezzo, Chiara, 3 mesi

Io ho tre bimbi piccini: il grande ha cinque anni, il medio quattro, e la piccola diciotto mesi. Ogni giorno è una meraviglia... I grandi si prendono cura (a modo loro) della piccola: oggi ho scovato il medio che cercava di metterle le scarpine, mentre quando fanno il bagnetto il grande lava la testa alla sorellina e il medio le lava gambe e piedi... Sono consapevoli del fatto che lei sia piccina, e l'aiutano in tutto. I due maschietti, nati a poco più di un anno di distanza, hanno sempre vissuto quasi in simbiosi, nel senso che pur essendo individui totalmente diversi (fisicamente e mentalmente), sono davvero affiatati. Non abbiamo ma avuto problemi di gelosia con nessuno, né problemi di bagnare il letto, regressione, ecc.

Mamma c'è per tutti e tre, così come loro ci sono per i propri fratelli e per mamma e papà. Sono bimbi ad alto contatto, o meglio, hanno iniziato tutti ad alto contatto per poi spiccare il volo al momento giusto. La piccola è ancora molto dipendente da me ma la vedo già pronta, con la grinta che ha, ad affrontare il mondo.

Certo, a volte è dura stare appresso a tutto e tutti, io sono una sola e non ho aiuti da parte della famiglia d'origine poiché vivo all'estero con mio marito, ma ciò ha reso anche tutto più bello. Senza interferenze stanno crescendo come volevo farli crescere io. Il rispetto per il prossimo è la cosa principale. Non navighiamo nell'oro, ma sappiamo fare economia (pannolini lavabili, riciclo e riuso, autosvezzamento dopo allattamento al seno prolungato, anche in gravidanza). Siamo soprattutto una famiglia normale che ha messo i bimbi al centro del nucleo famigliare. Avevamo in mente di farne tre già prima di iniziare col primo, e il desiderio del quarto si sta facendo sempre più vivo, giorno dopo giorno.

Ieri sera, poi, tutti e tre si sono messi a giocare a girotondo (la versione inglese) divertendosi come dei matti, ed è lì che ho proprio sentito di aver fatto la cosa giusta.

Irene, mamma di Francesco, 5 anni, Luca, 4 anni, Viola, 18 mesi

Adesso che Flavio ha quasi un anno e interagisce molto di più con Gaia e Peppe, spesso mi fermo ad osservarli, guardo come giocano insieme, come ridono, gli sguardi complici che si scambiano e capisco che lo hanno "accettato" nel loro piccolo gruppo, non sono più una coppia ma un trio!

Mary, mamma di Gaia, 5 anni, Peppe, 3 anni, Flavio, un anno

Quando cominciavo a vedere la fine del tunnel con l'iscrizione alla scuola d'infanzia di entrambe, la doccia fredda! Ero di nuovo incinta. A dire il vero sembravamo stupiti solo noi, le nostre figlie erano felicissime, lo chiedevano da tempo e non vedevano l'ora che nascesse un fratellino. Erano più grandine, quindi si è potuto parlare di più. Ho comprato un libro che descriveva bene il parto in casa, l'abbiamo letto insieme più volte. Abbiamo discusso su cosa sarebbe successo con il nuovo bimbo, come l'avremmo accudito.

Aspettavano l'autunno per conoscerlo e finalmente, di notte mentre loro dormivano, è arrivato. Non dimenticherò mai la gioia sul loro viso quando sono venute a conoscerlo! Erano così felici che battevano le mani e saltavano. È stato difficile contenerle. Ora è un po' difficile accontentare tutti, la seconda patisce un po' che la mamma abbia meno tempo per le coccole e che non possa esaudire le sue richieste mentre allatta. Però adora il suo bimbo, lo coccola, mi aiuta a cambiarlo, mi avverte quando piange e vuole tetta e finalmente comincia a "svezzarlo" con cibo vero. La prima lo mette in fila tra le sue bambole e gioca a fare la maestra di asilo nido! Quando ho preparato i vestitini per il bebè mi sono fatta aiutare, ho regalato a loro qualche vecchia tutina perché ci giocassero con i loro bambolotti. Ora le aiuto a legarsi i "bimbi" addosso, mostro loro come allattarli, come cambiare i pannolini. Racconto spesso cosa facevo quando erano piccole: a loro piace un sacco farsi dire quali parole dicevano e come. Poi regrediscono e strisciamo per terra… allora cerco di non perdere la pazienza e di assecondarle almeno un po'. Intanto la scuola credo aiuti: lì hanno uno spazio tutto loro e possono essere grandi senza confronti tra loro e con il fratello. Momenti di panico quando urlano in contemporanea e c'è anche la pasta da scolare... però dicono entrambe che vogliono avere tanti figli, spero significhi che non stanno vivendo così male in questa confusa famiglia numerosa!

Gemma, mamma di Eleonora, 6 anni, Manuela, 4 anni, e Gabriele, 6 mesi

Ora Alessandro ha tredici anni e sta per sostenere gli esami di terza media. Alice compie tre anni a settembre e Lorenzo ne compirà due a febbraio. La notte non dormo bene da quasi quattro anni e ci sono giornate in cui faccio fatica solo a pensare di alzarmi, ma se da lassù dovessero decidere di farci arrivare un altro bimbo... beh non avremmo esitazioni!

Io non lavoro più, ma facendo le giuste rinunce arriviamo a fine mese e ci stiamo godendo i nostri figli, assaporando ogni attimo.

Maria, mamma di Alessandro, 13 anni, Alice 3 anni, Lorenzo 2 anni

Da piccolino di casa a fratello maggiore

L'ultimo nato della famiglia è quello che si trova ad affrontare il cambiamento più grande con l'arrivo di un nuovo bebè.

Ecco perché è importante accompagnare il secondogenito verso la nascita, così come abbiamo già fatto con il nostro primo bimbo, coinvolgendo entrambi, rendendoli partecipi, raccontando di quando loro erano piccini (per il secondogenito può essere d'aiuto sapere che suo fratello ha vissuto la stessa esperienza che sta vivendo lui).

E dopo la nascita, grande festa per il primogenito che diventa "fratello maggiore due volte" (un vero veterano della fratellanza!) e per il piccolino che diventa "fratello maggiore"! Da una parte si potranno sottolineare i vantaggi del suo nuovo ruolo, dall'altra non dimentichiamo di rassicurarlo con tante coccole per confermargli che è sempre il nostro piccolo.

Una mamma per quattro

Quattro figli sono una bella squadra. C'è tanto da fare, certo, ma c'è anche tanta complicità e i fratelli sono un importante punto di riferimento l'uno per l'altro. Come raccontano le mamme...

* * *

Ho quarant'anni e quattro figli, tre maschi di quindici, dodici e nove anni e una femminuccia di nove mesi. Tutti cercati e voluti con amore, nonostante i famosi commenti non richiesti ("Ma non avete la televisione?", "Ora finalmente hai la femmina, ti fermi, no?" e "Ma l'hai voluto o è capitato?").

Devo dire che questa gravidanza è stata diversa dalle altre, vuoi per la mia età, vuoi perché è passato tanto tempo dall'ultima, o perché è venuta subito dopo un aborto spontaneo ed è stato necessario stare a riposo a causa delle contrazioni... Ma le emozioni della nascita e della scoperta del nuovo membro della famiglia sono sempre travolgenti, anche se le plurimamme si devono dedicare contemporaneamente sia al nuovo nato, sia alla gestione del resto della famiglia e al riequilibrio delle dinamiche di relazione tra i fratelli, riservando a tutti tempo e attenzione, il che non è sempre facile quando scarseggiano gli aiuti e il sostegno esterno.

La casa (piccolissima) è un campo di battaglia e a volte il nervosismo e la stanchezza si fanno sentire, ma si cerca di fare per loro sempre il massimo, insegnando loro, per quanto possibile, a collaborare con piccoli compiti alla vita familiare (apparecchiare, mettere in ordine, guardare la sorellina quei dieci minuti per riuscire almeno a farmi la doccia!).

Sicuramente con Giulia ho scoperto una maggiore consapevolezza e serenità. Cresce quasi da sola, facciamo autosvezzamento, *co-sleeping*, *elimination communication*[1], vive in fascia dai tre mesi... Il problema sarà a settembre quando dovrò purtroppo tornare al lavoro e lei andrà al nido. La nostra società spesso pone in grande difficoltà noi mamme che cerchiamo di conciliare famiglia e lavoro.

1 Con il terimine *Elimination Communication* (comunicazione dell'eliminazione) si intende la consuetudine di non usare (o di ridurre molto) l'uso dei pannolini, poiché i genitori imparano ad interpretare i segnali con cui il bebè esprime l'esigenza di urinare ed evacuare. (NdA)

I fratelli all'inizio volevano un altro maschio (aiuto!), poi però hanno mostrato molta curiosità nei riguardi della sorellina, anche perché non ricordavano molto di quando aspettavo il terzo, erano piccoli!

Il terzo è stato quello che all'inizio l'ha vissuta peggio, tuttora mi rimprovera di "stare troppo con Giulia", anche se non disdegna di infilarsi nel letto la mattina per i nostri dieci minuti di coccole del risveglio!

Ora tutti e tre stravedono per la sorellina, che crescendo sta diventando sempre più smorfiosa, cerca i fratelli e li accoglie con urli e risate.

Simona, mamma di Daniele, 15 anni, Davide, 12, Gabriele, 9, Giulia, 9 mesi

La preparazione del primogenito rispetto alla nascita della sorellina è stata ovviamente più delicata e complessa che per le successive nascite. E questo non solo per un discorso di gelosia o di timore di non riuscire a voler bene al secondo quanto al primo (questo l'ho pensato anche per l'ultimo!), quanto per il fatto che il primogenito è l'unico che ha goduto in maniera esclusiva degli spazi, degli oggetti e degli affetti di casa.

Con i successivi, invece, la strada era in qualche modo già spianata: i primi due bimbi avevano già sperimentato che l'affetto, il tempo, le attenzioni e gli "oggetti" di fatto non calano con l'aumentare dei bambini presenti, ma anzi aumentano le possibilità di relazioni sociali.

E quindi la comunicazione di un altro arrivo è stata vissuta da noi con maggiore serenità ed è sempre stata felicemente accolta. Anzi, fosse per loro ancora adesso chiederebbero un altro fratellino.

Quando è arrivato il quarto figlio, ho avuto la fortuna che la terza bimba ancora non frequentasse l'asilo, così abbiamo vissuto tutto il primo anno insieme, condividendo problemi, soluzioni e progressi, coinvolgendola sempre il più possibile. Nonostante avesse solo due anni e mezzo, spesso lo imboccava o mi passava il pannolino. I risultati sono stati ottimi e ancora oggi loro due hanno un rapporto strettissimo e particolare, tanto che io li ho soprannominati "Cip e Ciop".

Per quanto riguarda i genitori, credo che il passaggio più grosso sia quello da uno a due figli. Questo perché l'arrivo del primo, se vissuto bene, non cambia tanto la vita abituale. Si continua a fare tutto più o meno come prima (spesa, vacanze, commissioni) portandosi con sé il piccolo.

Con due figli, invece, molte cose diventano più complesse. Passato lo scoglio, averne due o tre o quattro non cambia poi molto.

Anzi, a differenza di quanto accade con il primogenito che spesso reclama la mamma per giocare o anche per prendere qualcosa dall'armadio, quando ci sono più figli i fratelli si aiutano e spalleggiano a vicenda. Sanno sostenersi nei momenti difficili e rispondere a una richiesta se io non sono immediatamente disponibile. Non è impossibile farsi una doccia (mentre a volte lo era, quando il bambino era solo uno), semplicemente perché il piccolo rimane in compagnia degli altri. Non è impossibile preparare il pranzo, per la stessa ragione. Diventa anche possibile riuscire a fare una telefonata... Incredibile vero?!

Il che non significa che sia tutto facile! Giusto il mese scorso il più grande ha preso i pidocchi al campo estivo... In quel momento avrei tanto voluto fosse figlio unico, perché non sarei andata avanti un mese a cercare pidocchi nella testa di uno e dell'altro!

Per concludere, aggiungo che la nostra esperienza di famiglia numerosa è particolare, perché l'annuncio di un nuovo arrivo non è limitato alle "nascite naturali", ma riguarda anche le "nascite mentali" che la scelta dell'accoglienza richiede. Infatti, da quando siamo sposati, ancora prima della nascita del primo figlio, abbiamo accolto bambini in affido. Ora con noi c'è una bimba di cinque anni. Periodicamente ci troviamo a parlare con i bambini (soprattutto i più grandi) delle richieste di accoglienza che riceviamo e della loro opinione a riguardo. E quindi della loro disponibilità ad accogliere nei loro spazi fisici e affettivi un altro bambino che, ovviamente, ha bisogni e richieste particolari e spesso impegnative.

Daniela, mamma di Cristian, 11 anni, Silvia, 9, Simona, 5, Nicola, 3

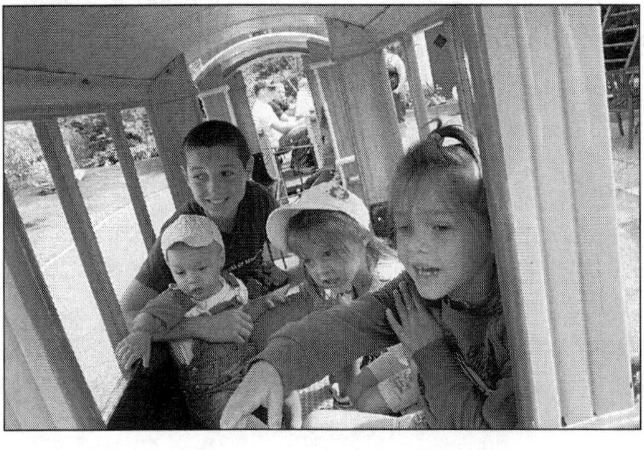

Una mamma per cinque

Sono mamma di cinque bambini, la grande ha undici anni e il piccolo cinque mesi. Da noi è stato tutto molto naturale, anche negli errori e nelle difficoltà. Non abbiamo scelto di avere una famiglia numerosa per motivi religiosi. Non l'abbiamo neanche tanto pianificato. Nella nostra immaginazione forse arrivavamo a pensare al terzo figlio, poi invece la vita ci ha sorpreso e siamo contentissimi. Le gelosie esistono, soprattutto tra i primi due. Forse la differenza la farebbe la presenza dei nonni che potrebbero compensare un po' la mancanza inevitabile di attenzioni e coccole quando in casa arriva un neonato. Noi non li abbiamo perché abitiamo a Bologna ma siamo originari delle Marche e della Puglia.

Colei che forse è stata meno, o peggio preparata rispetto a tutti quanti è stata la primogenita, Francesca. Durante la gravidanza ricordo di averle parlato pochissimo del fratellino in arrivo. Credo abbia giocato molto a sfavore la mia inesperienza e il fatto di non avere nonni o comunque figure parentali che ne facessero le veci e che trasmettessero a me e a lei un po' di "tradizione alla preparazione" attraverso le parole, i modi di dire, le domande, i racconti.

Con gli altri all'inizio ho parlato di un semino nella pancia della mamma che se tutto andava bene si sarebbe trasformato in un fratellino o in una sorellina. Ho avuto due aborti spontanei e in quei casi i miei figli hanno saputo che il semino non si era sviluppato, come hanno visto diverse volte accadere nei vasi da loro stessi coltivati. Per il resto non ho fatto niente di particolare se non parlarne come di un altro membro della famiglia che presto sarebbe arrivato in mezzo a loro… Con l'ultimo arrivato hanno scelto loro il nome!

Mariella, mamma di Francesca, 11 anni, Giovanni, 9, Chiara, 6, Giuseppe, 3, Marco, 5 mesi

Una mamma per sei

Non c'era, all'inizio del nostro matrimonio, un progetto di famiglia così numerosa. Cioè, a quei tempi avevamo solo voglia di iniziare la nostra vita insieme, e non abbiamo mai parlato esplicitamente di quanti figli avremmo desiderato avere. L'unica cosa certa era: mai il figlio unico. Lo siamo tutti e due, e non volevamo proprio far ripetere l'esperienza a un nostro figlio.

Così, quando Cecilia, la prima figlia, aveva dieci mesi, ricordo di aver pensato (e condiviso con mio marito): "Ne voglio un altro". Cecilia è sempre stata molto brava e tranquilla, ha sempre dormito molto, e forse anche per questo, avendo avuto una splendida esperienza, non temevo per nulla la fatica di ricominciare, così velocemente. E al desiderio è seguita subito la realizzazione: non ho fatto in tempo a pensarci, che la seconda gravidanza è arrivata (sono una donna fortunata, lo devo proprio ammettere!). Forse proprio in seguito alla nostra esperienza di figli unici, nemmeno per un istante abbiamo pensato di togliere qualcosa (tempo o affetto) a Cecilia con la nascita del fratellino. Un po', forse, anche perché in noi era maturata la scelta di farmi restare a casa dal lavoro, per cui mi dedicavo 24 ore su 24 alla mia bambina. Pensavamo entrambe che un fratello sarebbe stato un di più per tutti. Così, alla nascita di Matteo, quando Cecilia è venuta a trovarci in ospedale, appena entrata nella stanza, non mi ha quasi degnata di uno sguardo, ma si è fiondata sulla culla, dicendo: "Il bimbo è mio!". E aveva più o meno diciannove mesi!

La nostra vita a tre (quando mio marito era al lavoro) la ricordo con molta serenità, Cecilia non ha mai mostrato nessun segno di gelosia palese. Solo si svegliava qualche volta di notte (cosa che non succedeva da mesi), ma bastava qualche coccola per rasserenarla.

Di giorno cercavo di fare tutto con loro: mentre allattavo mettevo qualche bella canzone per bambini, e mentre stavo seduta sul tappeto Cecilia ballava intorno a noi. Abbiamo giocato tanto con la pasta di sale e fatto lunghe passeggiate.

Il terzo figlio è arrivato di sorpresa. E devo dire che un pochino di paura all'inizio l'ho avuta, non fosse altro perché gli inizi delle mie gravidanze (tranne l'ultima) sono stati tutti piuttosto pesanti, con iperemesi gravidica spiccata e molteplici ricoveri per re-idratarmi. Eppure ce la siamo cavata, con l'aiuto di qualche amico, e verso il settimo mese abbiamo affrontato anche un trasloco.

L'arrivo di Tommaso è praticamente coinciso con i primi giorni di asilo di Cecilia: lei desiderava ardentemente già da mesi andare a giocare con gli altri bambini, e facevo fatica a riportarla a casa al pomeriggio!

Matteo allora non aveva ancora due anni e ha fatto un po' di fatica, soprattutto con l'allattamento: per i primi dieci-quindici giorni piangeva mentre allattavo suo fratello, avrebbe voluto la mamma per sé. Io anche in questa occasione non sono riuscita ad agitarmi, semplicemente continuavo ad accarezzare e coccolare il mio “ragazzo grande”, mentre il cucciolino ciucciava di gusto.

Cecilia non dava segni di gelosia; d’altra parte, quando ormai da mesi andava in bagno da sola, ha iniziato a chiedermi “Mi scappa la pipì con te!” e voleva essere accompagnata in bagno. Ovviamente l’abbiamo assecondata in questo, era lo spazio che si era scelta, tutto per sé, e ci è sembrato giusto concederlo.

Mio marito è stato davvero prezioso in questi primi anni. Ogni volta che nasceva un cucciolo si è sempre dimostrato disponibile e attento, soprattutto nei confronti dei figli più grandi.

Dell’arrivo della quarta e della quinta figlia ricordo la grande gioia dei miei bambini. Certo, ogni volta che rientro dall’ospedale, mi sento sempre un po’ sopraffatta, perché tutti pensano: “Finalmente la mamma è tornata”, e forse non si rendono conto che la mamma ha partorito e magari da quel momento non ha più chiuso occhio… Qui la fatica grande è stata mia, nel riuscire a dosare le forze, soprattutto perché con tutte e due le bimbe le notti sono state belle vispe per tanti mesi.

In linea generale, con i più piccoli ho sempre cercato di far sentire la mia vicinanza, anche con un neonato in braccio, soprattutto con le coccole, con un bel libretto (allattare e leggere si fa benissimo!). Con i figli più grandini, quando c’è qualche difficoltà è più facile parlarne: ricordo più di una volta di aver condiviso con loro la fatica del fratellino. A tutti loro ha sempre fatto piacere sentirsi dire che capivo benissimo come fossero stanchi di dover fare piano perché il fratellino dormiva, o di sentirsi rispondere “dopo” perché la mamma stava allattando o cambiando un pannolino.

Sentirsi dire: “Mi piacerebbe proprio passare un’oretta tranquilla con te, peccato che la sorellina continui a piangere, ora proviamo a metterla in fascia, oppure aspettiamo che rientri il papà, e ci facciamo aiutare” è molto diverso da un semplice: “Ora non posso, non vedi che tua sorella piange?!” (che pure qualche volta mi è sfuggito, perché non sono di marmo nemmeno io!).

Secondo me è importante parlare, lasciare esprimere la fatica, senza censurarla, anzi, accogliendola e condividendola. Spesso i grandi si sentono in colpa per i “cattivi pensieri” che fanno rispetto ai fratelli più piccoli e hanno bisogno di sentirsi capiti e accompagnati. Quando poi dico “Sai, faccio fatica anche io, vorrei che piangesse meno, che dormisse un po’ di più, che mi lasciasse libera di stare un po' con te...", vedo sempre i volti illuminarsi.

Una grande risorsa è stata quella di fare le cose insieme: farmi aiutare nel bagnetto, scegliere insieme la tutina, riporre i pannolini (lavabili).

E poi ho imparato, dalla mia amica Petra (un'amica stupenda, cui potevo telefonare a qualsiasi ora, che mi dispensava i suoi consigli, e mi confortava con la sua compagnia), che un nuovo arrivo non può bloccare la vita di una famiglia. Certo, i primi giorni la mamma è stanca e ha bisogno di conoscere il suo bambino e i suoi ritmi, ma una volta partito bene l'allattamento, se pure i ritmi della vita necessariamente cambiano un po', io ho cercato di continuare a seguire i figli più grandi. Sono andata molte volte a riunioni scolastiche, spettacoli, feste di compleanno e quant'altro con il neonato al seguito. D'altra parte un neonato non è di vetro, e se sta bene non c'è motivo di tenerlo chiuso in casa, o farlo uscire solo per la passeggiatina di rito (cosa che noi raramente abbiamo fatto, c'era già da uscire per prendere i fratelli a scuola...). Così i miei bambini fin dai primissimi giorni di vita hanno partecipato alla vita della famiglia, e crescendo non ho notato nemmeno quella gelosia di senso inverso, del più piccolo per il più grande (so che a volte succede), per cui il piccolino, abituato a dettare i ritmi di tutta la famiglia, non riesce ad accettare, crescendo, di adattarsi alle esigenze del fratello maggiore.

La sesta gravidanza è stata accolta da tutti con gioia: non so se le piccole abbiano capito bene, ma continuano a farmi coraggio, parlandomi del bimbo che hanno loro nella pancia (sono molto empatiche!). I grandi si sono sentiti investiti di una certa responsabilità, e pur restando bambini normalissimi, si occupano di me, cercando di prevenire la mia stanchezza (quando suona il telefono fanno tutti le corse per portarmelo, senza farmi alzare). Vedo nel mio secondo figlio, a volte, un po' di preoccupazione, e anche qui è proprio necessario aiutarlo a parlarne, a condividere i dubbi e le ansie. Ma mi colpisce molto la capacità che ha di immedesimarsi, la preoccupazione per la mia fatica, per il dolore che comporterà il partorire. Dico sempre che la donna che lo sposerà avrà da ringraziarmi!

Cristina, mamma di Cecilia, 11 anni, Matteo, 9 e mezzo, Tommaso 7 e mezzo, Maria 4, Caterina 2, in arrivo... Stefano![2]

2 Per chi vuole seguire le "avventure" di una mamma per (quasi) sei, Cristina gestisce un blog intitolato http://sonotuttimiei.blogspot.it/

Una mamma per sette

Sono mamma di sette figli, la più grande ha quasi quindici anni, il più piccolo sedici mesi. Le dinamiche a ogni nuova nascita restano sempre le stesse, siamo noi genitori che con l'esperienza cambiamo e impariamo a gestire meglio e accettare anche le manifestazioni negative. Al momento della nascita c'è sempre la grande festa, il coro di "Oh che meraviglia!", "Lo voglio tenere in braccio", poi subentra giustamente la normalità della routine e lì può cominciare a presentarsi magari un po' di gelosia mentre allatti e ti occupi del piccolo. Però l'esperienza mi ha insegnato che è giusto che buttino fuori piuttosto che tenere dentro questi sentimenti, così possiamo dare un nome a ciò che provano e agire. Io di solito li coinvolgo molto e mentre mi occupo del più piccolo racconto che le stesse cose le facevo con loro. Spesso racconto aneddoti che li riguardano: cerco di fargli capire che, anche se non lo ricordano, loro per primi sono stati accuditi così come vedono accudire adesso il fratello o la sorella più piccoli.

Elena, mamma di Gaia, 15 anni, Ruggero, 12, Edoardo, 9, Azzurra, 7, Angelica, 4, Ruben, 30 mesi, Davide, 16 mesi

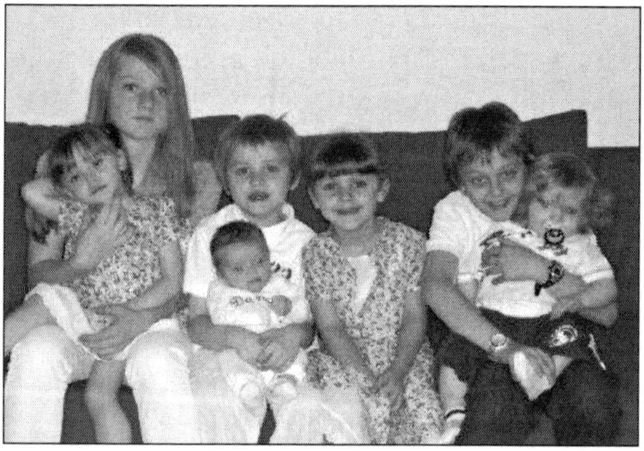

Un'associazione per le famiglie numerose

Una famiglia numerosa è un dono per i suoi membri, ma anche per la società. In un Paese anziano come il nostro, i bimbi – futuri cittadini di domani – sono preziosi! C'è un'associazione che è nata per promuovere e salvaguardare i diritti delle famiglie numerose. Si tratta dell'Associazione Nazionale Famiglie Numerose, da anni impegnata per ottenere il riconoscimento del ruolo sociale, educativo e formativo per la società, delle famiglie con tre o più figli. Per conoscere progetti e iniziative del sodalizio è possibile telefonare al numero 030/2294033 e/o visitare il sito www.famiglienumerose.org

Sorriso di bimbi

Beatrice, 4 anni, secondogenita di tre fratelli, ieri sera, in un estremo attacco di stanchezza, dice: "Ma perché le mamme devono sempre fare un bambino? Uffa, che noia!"

Simona

Aspettiamo il terzo maschietto. A chi mi dice: "Peccato signora un altro maschio", Federico, 5 anni, risponde: "La mamma fa i maschi perché le vengono bene!"

Elisa

Mentre stanno venendo in ospedale a trovare me e il fratellino appena nato, Emma, 4 anni, dice alla sorellina Angela: "Ma come faremo ad occuparci di lui?"

E Angela, 6 anni, risponde: "Ascolta: siamo io, te, il papà, la mamma, il nonno, la nonna e lo zio Mirko: sette adulti. Vuoi che non ce la facciamo con un bambino piccolo?!"

Federica

VIII

Situazioni particolari

Quando c'è un bimbo in arrivo tutta la famiglia è in gioiosa attesa. I pensieri dei genitori e dei fratelli maggiori sono rivolti al futuro, alla promessa di novità e bellezza che ogni gravidanza porta con sé.

A volte, però, la famiglia può trovarsi ad affrontare delle situazioni impreviste, difficili e dolorose. In questo caso diventa ancora più importante "stringersi forte", grandi e piccini, genitori e figli, per darsi forza e conforto, per aiutarsi l'un l'altro.

Se l'attesa si interrompe[1]

(...) condividendo con lui il vostro dolore, darete al bambino l'opportunità di imparare a parlare dei propri sentimenti ed emozioni con gli altri, in futuro anche con i fratelli.
T.Berry Brazelton

Non c'è battito. L'attesa si è interrotta. Quando ci sono dei fratellini in famiglia, il suggerimento è di spiegare loro con parole semplici e chiare, adatte all'età, cosa è avvenuto. Nascondere gli eventi, o non parlarne, non protegge i bambini dal dolore, ma può causare loro ansie e incertezze. I

1 Alla perdita di un bimbo nei mesi dell'attesa è dedicato il libro *Quando l'attesa si interrompe. Riflessioni e testimonianze sulla perdita prenatale* (Il leone verde, 2010), da cui sono tratte le riflessioni contenute in questo paragrafo.

bimbi, infatti, sentono le emozioni dei genitori e sono prontissimi ad accorgersi se qualcosa non va. La tensione e la tristezza degli adulti possono provocare nei piccoli confusione, paura, addirittura sensi di colpa.

Se invece mamma e papà ammettono di essere tristi e ne spiegano con semplicità il motivo, i bambini riescono a conservare la serenità. Ricordiamo che la paura della morte è propria degli adulti, non dei piccoli, che hanno una visione molto più semplice e diretta della vita. "Per loro l'evento è più naturale e accettabile" spiega Piera Maghella, educatrice perinatale, "non necessariamente associano la morte con la sofferenza come fanno gli adulti"[2].

Per un bimbo è sicuramente più inquietante intuire che qualcosa è accaduto, percepire qualche frase mentre gli adulti parlano, vedere la mamma triste o nervosa e non sapere perché, non avendo così la possibilità di dare un volto all'ombra che incombe sulla serenità familiare.

Il suggerimento di spiegare cosa è accaduto vale anche nei casi in cui la gravidanza non fosse stata annunciata; a questo proposito T.Berry Brazelton, professore di pediatria all'Harvard Medical School e Joshua Sparrow, primario di psichiatria al Children's Hospital di Boston, spiegano:

> "È probabile che i bambini, qualunque età essi abbiano, si siano accorti che la mamma era incinta. Anche se non è stato detto loro esplicitamente, i bambini, pur molto piccoli, riescono ad avvertire che sta accadendo qualcosa di importante e di diverso"[3].

Infine, affrontare l'argomento con sincerità è necessario anche per evitare che i bambini possano sentirsi responsabili della perdita del fratellino. Infatti, spiega la psicologa Carole Mèhan, "durante la gravidanza essi possono aver manifestato una certa gelosia e anche una certa aggressività verso colui o colei che stava per arrivare. I bambini potrebbero quindi credere che questi loro pensieri negativi siano stati in qualche maniera all'origine della perdita del fratellino"[4]. Solo affrontando l'argomento si potrà liberare il bimbo da eventuali sensi di colpa, dargli modo di spiegare ciò che prova

2 Maghella P., Pola V., *La perdita. La perdita di un bambino: il processo del lutto e del sostegno*, Macroedizioni, 2005.
3 Brazelton TB., Sparrow JD., *cit.*, pag. 97.
4 Méhan C., *Lutto perinatale.* È possibile scaricare il testo dell'articolo (in italiano) da digilander.libero.it/ildiariodellalinda/Il%20lutto%20perinatale.doc

e permettergli di esprimere dubbi ed interrogativi. Non solo. I piccoli osservano le nostre reazioni e le interiorizzano. Se si cerca di nascondere i propri stati d'animo e si evita l'argomento, l'insegnamento implicito che si trasmette è quello di tacere il dolore, di tenerlo per sé. Condividendo la propria tristezza, il genitore offre al bambino l'opportunità di imparare a parlare, a sua volta, dei propri sentimenti e autorizza l'adulto che diventerà a dar voce al dolore e alle emozioni.

Infine, la condivisione di questa esperienza dolorosa è per i figli un'occasione di crescita. La nostra società tende a proteggere i bambini evitando di parlare di dolore e di morte, ma la sofferenza e la morte fanno parte della vita, e negarli significa privare i piccoli degli strumenti per affrontare la perdita.

– Parole semplici e sincere

Ogni famiglia dovrà decidere come spiegare la perdita ai propri bambini, in base al proprio credo e alla propria visione della vita. È importante che ogni membro della cerchia famigliare che affronta l'argomento utilizzi le stesse spiegazioni per non confondere i piccoli.

I termini e le informazioni dovranno essere a misura di bambino, calibrati sulla sua età e sulla sua capacità di comprendere.

Attenzione alle espressioni che potrebbero essere equivocate: spesso gli adulti faticano a usare la parola "morte", ma dire a un bimbo, ad esempio, che "il fratellino dorme" può causare confusione e paure.

Siamo pronti ad accogliere eventuali domande e a ripetere senza stancarci le nostre spiegazioni: può capitare che il bimbo abbia bisogno di riascoltare più volte le parole dei genitori per capire bene cosa è accaduto e per essere rassicurato.

– Quando i piccoli aiutano i grandi

Quando si condivide con i bambini un fatto doloroso, non è raro che la loro reazione, la loro capacità di accettare la perdita e ricordare il fratellino non nato parlandone con concretezza e affetto, siano di aiuto per i genitori stessi[5]. La visione semplice e diretta che i piccoli hanno della vita, può risultare rasserenante – e illuminante! – anche per gli adulti.

5 Cozza G., *Goccia di vita. Alex Piccola storia di un'attesa spezzata*, AVE, 2010.

Se un fratello ha un problema di salute

Quando il bimbo che nasce ha un problema di salute, i genitori si trovano a fronteggiare una situazione difficilissima. Non si è mai preparati alla sofferenza di un figlio ed è straziante sentirsi impotenti, seduti accanto a un'incubatrice o a un letto di ospedale. Qualunque sia il problema del bambino, le energie mentali dei genitori sono concentrate, ovviamente, sul piccolino che ha bisogno di cure, assistenza e di tutta la loro forza. In questa situazione tanto faticosa e delicata, che parte ha il fratello maggiore? Anche lui si sente smarrito, impreparato, inquieto per gli eventi che riguardano la sua famiglia. Ecco perché, anche se è molto piccolo, è davvero importante che i genitori trovino un momento tutto per lui, per sedersi con calma e spiegargli con parole semplici e adeguate all'età cosa sta succedendo. Sarà sufficiente dirgli che il fratellino ha un problema di salute e che ha bisogno di determinate cure e/o di restare in ospedale per alcune settimane (forse può essere d'aiuto indicare al bambino il periodo in cui il fratellino tornerà a casa usando dei riferimenti temporali per lui significativi, ad esempio dopo la festa di chiusura dell'anno scolastico all'asilo, in estate quando ci sono le angurie, in autunno quando mangiamo le castagne, ecc.). Rassicuriamo il bambino sul fatto che i medici si stanno prendendo cura del suo fratellino.

Gli esperti di psicologia infantile sottolineano l'importanza delle spiegazioni date al fratello maggiore per evitare che lui possa coltivare dubbi, fantasie o addirittura sensi di colpa, chiedendosi se la malattia del fratellino possa essere colpa sua.

La raccomandazione di non escludere il bambino, ma di offrirgli spiegazioni su misura, semplici, ma sempre sincere (non ha senso e potrebbe essere controproducente raccontare bugie!) e di rispondere a ogni suo dubbio, vale anche in altre situazioni se, in qualunque momento dell'infanzia, il fratellino dovesse aver bisogno di cure o di un ricovero ospedaliero.

– Quando il fratellino è all'ospedale

Se il nuovo nato resta ricoverato in Terapia Intensiva Neonatale o in Patologia Neonatale per un certo periodo, la vicinanza della mamma, che gli parla, gli sussurra una ninna nanna, lo accarezza piano piano e, appena possibile, lo tiene tra le braccia grazie alla marsupioterapia, è fondamentale. Si è visto che la presenza dei genitori, la tenerezza che gli riservano, il contenimento favoriscono il benessere psicofisico del bimbo. In queste settimane, in cui il fratello maggiore durante la giornata è affidato a una persona di fiducia che gli dedica attenzioni e affetto, è importante che la mamma riesca a trovare dei momenti da trascorrere con lui, coccolandosi, chiacchierando, facendo qualcosa che al bambino piace tanto o semplicemente stando insieme, senza fare nulla, seduti vicini.

In questa occasione il bimbo deve sapere che può fare alla mamma qualunque domanda: sul fratellino (Come sta? Cosa fa all'ospedale tutto il giorno? Perché si è ammalato? Perché è nato troppo presto?[6]), sull'ospedale (Cosa fanno i medici? Quando torna a casa il fratellino?), sul suo rapporto con la mamma (Quando potranno stare insieme come prima? La mamma gli vuole ancora bene anche se sta tanto tempo in ospedale con il fratellino?).

Se il bimbo non chiede, potrà essere la mamma a offrirgli alcune semplici informazioni perché possa sempre avere un quadro chiaro della situazione. E naturalmente questa è l'occasione per raccontare al bimbo quanto gli volete bene, quanto vi manca e le belle cose che farete insieme appena il fratellino starà meglio. Questi momenti rassicurano il bambino e lo aiutano a ricaricarsi, a fare il pieno di mamma e di affetto. Ma fanno bene anche alla mamma, divisa tra ansie, timori, speranze, mai sperimentate prima. L'abbraccio di un bimbo, la sua tenerezza, possono regalarle un prezioso conforto e darle la forza di cui ha tanto bisogno.

– Come aiutare il bimbo che sta bene

Un bambino che ha un fratello con una malattia cronica ha bisogno di qualche attenzione in più. Quando in famiglia c'è un bimbo malato, molto tempo e molte energie dei genitori sono evidentemente rivolte a lui. Ecco perché si dovrebbero riservare a suo fratello dei momenti in esclusiva, dei piccoli appuntamenti con la mamma e il papà, per parlare, per tirar fuori dubbi ed emozioni (anche quelle negative, lo scontento, la paura, la collera, ecc.), per scambiarsi coccole e affetto.

6 Anche se gli è già stato spiegato potrebbe avere bisogno di sentirlo raccontare di nuovo. Non stanchiamoci di rispondere ad ogni sua domanda o di rispondere più volte agli stessi dubbi.

Per quanto riguarda il rapporto tra fratellini, i suggerimenti non sono diversi da quelli offerti quando non ci sono problemi di salute. A questo proposito la psicologa Raffaella Scalisi spiega:

> "Le difficoltà del fratello non dovranno rappresentare un limite o un ostacolo all'instaurarsi di un rapporto fraterno libero; i bambini tra l'altro, accettano con molta più facilità degli adulti menomazioni fisiche o forme 'diverse' di comportamento e trovano sempre un loro modo di comunicare"[7].

C'è una bella riflessione di Brazelton e Sparrow a proposito delle famiglie che si trovano a vivere l'esperienza della malattia e/o dell'handicap:

> "I bambini che imparano ad adattarsi all'interno di una famiglia che deve affrontare insieme una situazione difficile diventano più forti in molti aspetti. È meno probabile che siano vulnerabili alle pressioni dei coetanei o che respingano i valori della famiglia nel corso dell'adolescenza. Nell'affrontare la malattia di uno dei bambini, tutta la famiglia può diventare più forte".[8]

– I gruppi e le associazioni di genitori

Per molte famiglie è stato utile contattare gruppi e associazioni fondati dai genitori di bambini che hanno un problema di salute: la condivisione di sentimenti ed esperienze, la comprensione e il sostegno offerti e ricevuti in questi gruppi possono rivelarsi preziosi strumenti per affrontare la situazione con maggior serenità.

7 Scalisi R., *La gelosia tra fratelli,* Franco Angeli, 1995, p. 75.
8 Brazelton TB., Sparrow JD., *op. cit.*, 2007, pag 195.

IX

Fraternamente

C'è un sorriso speciale che illumina le mamme quando i loro figli,
ormai alti e cresciuti, si ritrovano a casa tutti insieme.
Pam Brown

Non insegnate ai bambini
ma coltivate voi stessi il cuore e la mente
stategli sempre vicini
date fiducia all'amore il resto è niente.
Giorgio Gaber

Quando guardo indietro e ripenso ai tempi felici in cui i miei bambini erano molto piccoli, i ricordi più belli sono intrisi di tenerezza fraterna.

Sono ricordi di abbracci, di manine che si stringono, di ore trascorse a disegnare, pasticciare, giocare, vicini vicini. L'amore fraterno che ha accompagnato i miei bambini e che tuttora li accompagna, ha reso più ricca e più allegra la loro infanzia.

Per me, vederli crescere insieme, così profondamente legati, è stato un dono grande, un privilegio e una gioia. E sono convinta che crescere tre bambini sia stato più semplice che crescerne uno solo.

Le ansie genitoriali sono state meno intense, le aspettative più realistiche, le loro esigenze, in un certo senso, sono state minori, proprio perché molti dei loro bisogni (di gioco, compagnia, complicità) venivano e vengono soddisfatti all'interno della cerchia fraterna.

Il loro legame è profondo e se potessi esprimere un desiderio, sarebbe che si volessero sempre tanto bene. Sempre.

Il neuropsichiatra Petri, che assegna al rapporto fraterno un ruolo davvero grande, scrive infatti:

> "Viviamo in un'epoca senza amore, e ci portiamo addosso tutto il dolore per la scomparsa dei rapporti con il prossimo, della lealtà e della reciproca responsabilità. In questa situazione i fratelli rappresentano spesso gli ultimi garanti del senso di appartenenza e di competenza, quando cresce lo sgomento per la freddezza delle relazioni umane. Per questo i fratelli possono diventare ancore di salvezza non solo nelle crisi personali, ma in modo inestimabile servono anche a rimuovere l'isolamento e l'estraneità sofferti nella società"[1].

Personalmente non saprei dire se davvero viviamo in un'epoca senza amore, forse perché frequentando tante mamme (per amicizia e per lavoro) ho la fortuna di poter respirare sentimenti decisamente amorevoli (quale immensa tenerezza il legame tra la mamma e il suo bambino!), ma credo anch'io che un po' di amore in più ci vorrebbe proprio... In una società come la nostra, dove l'avere tenta di contare più dell'essere, riportare l'attenzione sui rapporti personali, sui legami famigliari, sulla solidarietà umana, può essere il rimedio – tanto semplice quanto vincente – per molti mali del secolo: dalla solitudine, allo stress, alla depressione.

E per difendersi dai mali dell'anima, chi ha fratelli è sicuramente avvantaggiato. Ha più persone da amare e che lo amano.

Quale dono più grande per il nostro bambino? Un fratello. Una persona che lo conoscerà meglio di ogni altra e l'amerà con tutto il cuore.

E allora, abbiamo inaugurato queste pagine parlando di amore e le concludiamo allo stesso modo.

Augurandoci che sempre più bimbi possano contare su un fratello per crescere felici, e che i sentimenti di fratellanza – di cui c'è estremo bisogno! – si diffondano sempre più.

Pace, rispetto, tolleranza, sono le premesse per un domani migliore. I vostri bambini lo impareranno tra le mura domestiche, insieme ai loro fratelli.

E così si chiude il cerchio. Perché l'amore è la risposta, una risposta che ci renderà tutti più felici.

1 Petri H., *Fratelli: amore e rivalità*, Koinè, 2004, p. 178.

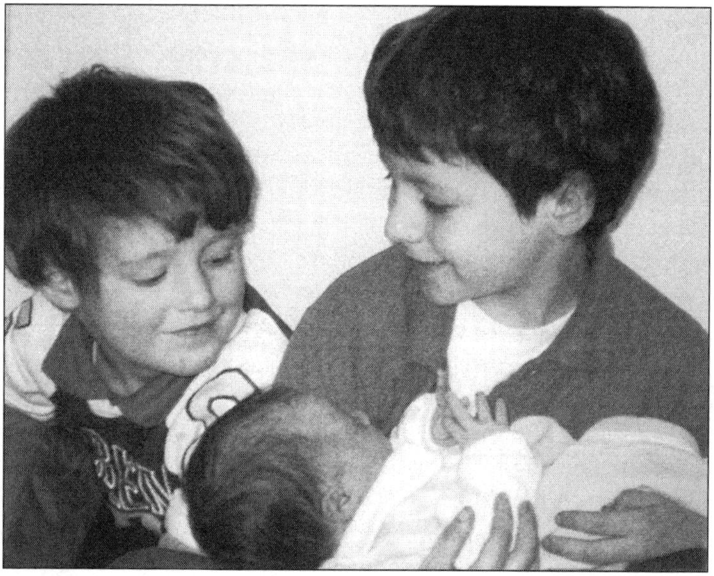

X

Voci di esperti

L'accoglienza del secondo bimbo nella nostra società

Che in famiglia arrivi un quarto membro è evento sempre più raro nel contesto italiano e occidentale. Mentre da tempo si parla delle conseguenze della denatalità sul funzionamento sociale e di scomparsa della società fraterna[1], si assiste anche a un cambiamento nelle modalità di accoglienza del fratellino in un nucleo che presenta una cristallizzazione delle dinamiche tipicamente triadiche.

Nella generazione precedente, con il passaggio definitivo alla famiglia nucleare, i genitori riconoscevano nella novità un elemento di destabilizzazione per il primo figlio, consapevoli che avrebbe avuto reazioni di territorialità e di gelosia insieme ad atteggiamenti affettivi e di accoglienza. Il grande si sarebbe lagnato, avrebbe fatto la pipì a letto per un po' e se non fosse stato respinto o ridicolizzato, la cosa si sarebbe esaurita da sé.

Ben diverso il quadro oggi, in cui fare un secondo figlio è una bizzarria accolta con cupi cipigli dal datore di lavoro della mamma recidiva e con stupefatte alzate di sopracciglio dalla corte di amici (Ma riuscirai con due? A me già con uno scoppia il cervello! Non avrai nemmeno il tempo di farti una doccia… e con tuo marito, avete deciso di non guardarvi più nemmeno in faccia?!). A fronte di un'innegabile reazione scoraggiante dall'esterno,

1 Pati, 1998.

i genitori vivono di frequente un ulteriore senso di spaesamento, novità assoluta nel panorama della genitorialità: il timore – che sfiora il senso di colpa – di sottrarre cure al figlio maggiore, finora "centro indiscusso", che subirà la "scoperta sconvolgente" e "dovrà abituarsi" a dividere amore e tempo con l'intruso. Per il genitore incerto e poco sostenuto dal contesto questo lessico alimenta la sensazione di essersi imbarcato in un'avventura decisamente più grossa e perigliosa del previsto.

Che fare? Come minimo raddoppiare le cure al principino che presto perderà i suoi titoli, moltiplicando il giocattolame. Poi un bel libro sul pancione che cresce: vedi cosa ti aspetta? Prepàrati, perché tra un po' dovrai (finalmente) mangiare sulla tua sedia e magari startene un po' più dai nonni. Faccine imbronciate o sbigottite compaiono in questi libri (non tutti, è ovvio), che sembrano costruire ad arte un immaginario collettivo fondato sul senso di inadeguatezza dei genitori ostinati e sul disappunto di chi, volente o nolente, dovrà fare i conti con la marginalità, la separazione forzata nei giorni della nascita e l'esclusione dal clima festivo dell'arrivo dall'ospedale.

Tutto questo sembra eccessivo e tuttavia non va sminuito, perché parla delle richieste della nostra società: la confluenza di tutti gli sforzi di cura sull'unico bene prezioso che è il primo figlio, spesso avuto in età avanzata, rispecchia l'investimento in lunghi percorsi di formazione e nella ricerca di un lavoro adeguato che impone ritmi feroci e chiede disponibilità quasi assoluta a entrambi i genitori, con la conseguente compressione degli spazi di cura famigliari e lo schiacciamento della vita di coppia tra esigenze lavorative e cure al figlio. Viene *de plano* la delega della cura all'esterno (nidi, ludoteche, babysitter) dove però il sia pur apprezzabile professionismo degli operatori non sopperisce adeguatamente alla solidarietà comunitaria (e i servizi costano carissimo).

A fronte di un contesto così faticoso, in cui i figli diventano prodotti di lusso per adulti fortunati o ostinati, il problema non è l'atteggiamento dei genitori o del primogenito, quanto la scarsa accoglienza sociale sia verso i bambini sia verso i genitori che decidono di aprirsi di nuovo alla vita. È su questo piano allora che va letto lo strano timore di mettere al mondo un altro figlio ed è su questo piano che bisogna agire con un lavoro sociale di apertura nonviolenta dell'intera società al tu dei piccoli.

Gabriella Falcicchio
ricercatrice in Pedagogia, Università degli Studi di Bari "Aldo Moro"

Fratelli, una risorsa per la vita

La letteratura è piena di storie di fratelli e sorelle. A cominciare dal libro più popolare che c'è: la Bibbia. In esso Caino e Abele sono esempio di una fratellanza negativa che porta addirittura alla morte.

Quanti libri di psicologia, invece, hanno dedicato le loro pagine a questo argomento. Praticamente nessuno.

Curioso.

Se ci guardiamo intorno non sono così comuni esempi di fratellanza e di sorellanza nel genere umano. Viviamo in una società fatta di invidie, interessi, confronti, gerarchie fra i più grandi e i più piccoli, fra chi possiede di più e chi di meno, fra chi sa e chi deve imparare.

Qual è allora l'essenza primaria di avere uno o più fratelli e sorelle nelle nostra cultura? Comunemente si parte dal presupposto che uno tolga qualcosa all'altro sia in termini affettivi che economici: l'attenzione degli adulti, i beni di famiglia, la possibilità di studiare.

Invece sfugge sempre di più che, alla nostra società di cui la famiglia è la prima espressione, manca un'essenziale educazione basata sugli affetti, sulla cooperazione e sulle relazioni.

Non sento mai dire ai bambini in procinto di diventare fratelli o sorelle maggiori: "Dobbiamo darti una bella notizia: arriverà fra noi un'altra persona a cui volere bene e che ti vorrà bene! I nostri cuori diventeranno ancora più grandi per fare spazio ad altro amore! Per tutta la vita potrete contare l'uno sull'altro e noi vi aiuteremo a farlo". Queste parole possono sembrare strane, in quanto nella nostra cultura, al contrario, diamo per scontato lo shock che il bimbo più grande proverà all'arrivo del fratello comunicandogli che sta per succedere qualcosa da cui proteggersi.

Andando avanti con l'età mi stupisce sempre di più vedere quanti fratelli e sorelle si perdono di vista nel corso degli anni. Eppure hanno certamente vissuto insieme grande parte delle rispettive vite condividendo gioie e dolori nella stessa famiglia. Tuttavia questo, nei fatti, non è sufficiente per creare un'unione stabile ma spesso divide. Perché?

Non credo che siano soltanto le scelte della vita (lavoro, studio, nuove famiglie) a separare i fratelli. Penso piuttosto che sia il risultato della sottovalutazione di quanto importante sia dare valore a questa relazione affettiva fin dalla nascita, dall'infanzia all'età adulta.

Essere fratelli è una risorsa infinita sia nei momenti di difficoltà che di gioia; i fratelli rappresentano e conoscono la nostra storia infantile più vicina in quanto pari come generazione e come esperienze familiari condivise. Pensiamo ai sapori, agli odori, ai ricordi delle vacanze estive della nostra infanzia: quanti di noi li associano ai propri fratelli?

Io credo che i genitori che si apprestano ad avere un figlio oltre il primo dovrebbero riflettere anche su questi aspetti di unità e di costruzione di un equilibrio solido fra le loro creature. Nei fatti stanno ampliando la propria possibilità di amare un altro essere umano donandogli la vita e stanno creando delle relazioni familiari che possono durare per sempre e dare sicurezza.

In un'epoca in cui molte famiglie hanno difficoltà ad avere figli, sia per ragioni economiche sia per la crescente sterilità di coppia, non possiamo più minimizzare l'importanza dei valori affettivi condivisi in famiglia e di un'educazione dei bambini basata sulla cooperazione e non sulla competizione o sulla gerarchia di potere. Quante volte se a casa resta un solo gelato i fratelli imparano a dividerselo, un morso per uno? Quante volte si impara ad aspettare il proprio turno, per esempio per servirsi a tavola, o per parlare, oppure si condividono abiti e oggetti? Inoltre i fratelli grandi sono un esempio per quelli minori, un esempio a cui riferirsi sognando di crescere presto; oppure quelli più piccoli allenano i grandi nell'accudimento di bimbi più bisognosi di cure. Insomma i fratelli sono una scuola di vita in comunità, di condivisione e di capacità di trovare compromessi. Tutti valori che nella nostra società mi pare non siano così saldi.

Se cominciassimo a ribaltare la fantomatica "gelosia" fra fratelli in una tappa di crescita normale da elaborare tutti insieme, forse per tutta la famiglia sarebbe più semplice accettarla. È una questione di spazi e di tempi da rispettare, di mettersi nei panni degli altri membri della famiglia e cercare di trovare un equilibrio di volta in volta. È chiaro che un bambino che prima godeva dell'attenzione di tutti i familiari apparentemente fosse più soddisfatto ma, in realtà, appena arriva un neonato in casa non è affatto raro assistere ad uno slancio di crescita e di maturazione imprevista dei più grandi. Con un po' di organizzazione familiare mi sento proprio di dire che le famiglie numerose sono un bellissimo esempio da osservare con ammirazione per imparare la condivisione e l'apertura al cambiamento. I genitori fiduciosi nelle competenze proprie e dei propri figli non tarderanno ad apprezzare l'allargamento della famiglia dando la giusta attenzione e responsabilizzazione a tutti e prevedendo momenti esclusivi anche con i più grandi. Perché ogni bambino che arriva fra noi è un tesoro incommensurabile; perciò: evviva le famiglie numerose che possono gioire di questa ricchezza infinita!

Alessandra Bortolotti
psicologa perinatale a Firenze e autrice di *E se poi prende il vizio?*

Perché i bambini diventano bizzosi (o inibiti) quando nasce un fratello e come aiutarli

Nei bambini la nascita di un fratellino dà sempre luogo anche a sentimenti di gelosia. Gelosia che si accompagna a rabbia e fantasie distruttive inconsce verso neonato e genitori. Secondo le sue capacità e modalità di gestire la rabbia, l'odio e la gelosia, il fratello maggiore può manifestare evidenti segni di disagio o una serie di comportamenti che mettono a dura prova i genitori. Il bambino diventa tipicamente bizzoso, esigente, lagnoso, oppositivo, insolente, e assume i comportamenti che più irritano i genitori. Se il bimbo ha difficoltà a autoinibire i comportamenti rabbiosi può fare agiti violenti o ambivalenti nei confronti dei genitori o del neonato (svegliare il piccolo, dargli abbracci strangolanti, fargli moine esasperate o veri e propri attacchi). Viceversa, se il bimbo è spaventato dai propri sentimenti e teme siano inaccettabili, può manifestare segnali di inibizione, come mangiarsi le unghie, tic, balbettare. Allo stesso tempo può presentare agitazione motoria e difficoltà a giocare/concentrarsi.

La dinamica intrapsichica alla base è semplice: il bambino si sente invaso dalla rabbia e teme che i suoi sentimenti possano avere reali effetti distruttivi. Dunque si sperimenta come cattivo e pericoloso, non degno di amore, e si trova a fare *davvero* il cattivo nell'intento inconscio di verificare i limiti dei genitori e la forza del loro affetto. In questo modo mette alla prova le possibilità dei genitori di tollerarlo e di arginare la sua presunta pericolosità. Se il genitore reagisce con paura di fronte ai comportamenti ambivalenti e risponde alla forzatura dei limiti con repressione e scoppi di rabbia, il bimbo si sente davvero cattivo, ingestibile, onnipotente e pericoloso: il suo comportamento costituisce per il genitore una minaccia reale. Tra l'altro il bimbo vive lo scoppio di rabbia del genitore con senso di colpa ulteriore perché si sente causa del fallimento della capacità genitoriale. Ciò aumenta il suo sentirsi minaccioso e cattivo. Viceversa se il genitore lo argina impedendogli di nuocere e mostrandosi fermo nel mantenere regole e limiti, il bimbo fa l'esperienza di un altro che lo contiene e gestisce, e gli viene restituita un'immagine di sé mitigata. Questo oltretutto porta a uno sviluppo della capacità di gestione della rabbia e degli affetti attraverso l'interiorizzazione delle capacità genitoriali. Il bimbo limitato con gentile fermezza non si sente onnipotente perché il suo fiume emotivo incontra un argine solido e non tracima. I sentimenti non hanno effetti concreti sulla realtà e dunque non sono pericolosi. Il bambino che riceve in risposta un no deciso di fronte alle sue richieste eccessive o comportamenti rischiosi si sente rassicurato dall'esperienza di essere gestibile e contenuto da un genitore capace di arginarlo con gentile fermezza. Accanto a uno stile educativo fermo e attento è utile per il bambino sapere che il genitore capisce e legittima i suoi vissuti. Gli può essere detto esplicitamente cosa prova, così da renderlo consapevole, e che è normale che lo provi: tutti i bimbi sono gelosi all'arrivo di un fratellino. Tutti i bimbi possono sentirsi in certi momenti arrabbiati con i genitori o con il neonato. E possono essere molto spaventati dalla rabbia che provano, e temere di essere cattivi o pericolosi perché hanno paura che la rabbia sia davvero dannosa, che la gelosia abbia davvero effetti distruttivi. Depotenziare in questo modo l'onnipotenza infantile (parlare della paura di distruggere davvero) è la cosa più decolpevolizzante che ci sia.

Così facendo si coglie l'occasione di una situazione difficile per promuovere nel neofratello maggiore la capacità di riflettere sull'esperienza emotiva e aumentare le sue capacità di gestione degli affetti senza repressione ma modulando l'espressione e mantenendo l'autenticità.

Valentina Denti
psicologa psicoterapeuta a Pisa,
membro ordinario dell'Associazione Fiorentina di Psicoterapia Psicoanalitica

Allattare in gravidanza: si può fare

Fin dall'antichità il latte materno è stato considerato l'archetipo alimentare, nutrimento non solo per il corpo ma anche per la mente, sostanza capace, in quanto derivata dal sangue materno, di trasmettere il carattere, proteggere e plasmare la persona iniziandola ai misteri della vita e persino restituire la salute a un adulto malato o a un anziano impossibilitato a nutrirsi con cibi solidi. È un momento di simbiosi, di continuazione del rapporto diadico iniziato nella gravidanza a cui nessuna donna vorrebbe rinunciare anche se, come tutte le cose belle, ha un costo in termini di fatica fisica e psicologica. Le qualità del latte materno sono molte, in continua scoperta, e rendono ragione dei tanti vantaggi dell'allattamento al seno che si traducono in guadagno di salute a breve e lungo termine per mamma e bambino. Secondo l'OMS l'allattamento al seno "è un modo incomparabile per garantire il nutrimento ideale per la crescita sana e lo sviluppo dei lattanti" e dovrebbe essere proseguito, completato con altri alimenti, per due anni e oltre, secondo i desideri della mamma e del bambino. Esperienza e letteratura ci confermano che se una mamma decide di allattare a lungo va accompagnata e sostenuta.

Accade che mentre un cucciolo viene allattato al seno se ne annunci un altro.

In questa occasione viene spesso consigliato, talvolta anche da parte di operatori sanitari, di sospendere l'allattamento. Questo suggerimento però non risulta sostanziato da evidenze scientifiche o esperienze consolidate e non è necessario procedere a uno svezzamento rapido e potenzialmente traumatico perché non vi è nessun rischio né per il figlio né per la madre. Il figlio continuerà a succhiare del latte che ha mantenuto le sue proprietà nutrizionali nonostante le sue caratteristiche si modifichino. Infatti cambia sapore, diventando un po' più salato per l'aumento del contenuto in proteine e sodio e per la diminuzione di quello in glucosio, lattosio e potassio.

Inoltre, generalmente intorno al quarto mese, si riduce in quantità e verso il termine si trasforma nel colostro che sarà il cibo della nuova creatura nei suoi primi giorni di vita.

Neppure la gravidanza subisce danni. Le ricerche che riportano un aumento di peso materno insufficiente e una restrizione della crescita fetale se la madre allatta in gravidanza si riferiscono a popolazioni povere e malnutrite. Se invece la dieta è sana ed equilibrata non verrà a mancare né al feto né alla mamma nessuno dei nutrienti necessari per la grandiosa opera che stanno compiendo. Questo dato è confermato dagli studi di Moscone-Moore e di Merchant che non hanno trovato differenze di peso e benessere fra neonati le cui madri avevano allattato per tutta la gravidanza e neonati le cui madri avevano terminato l'allattamento più di sei mesi prima del concepimento.

Una preoccupazione frequente riguarda la possibilità che l'allattamento, provocando delle contrazioni uterine, sia causa di minaccia di aborto o di parto prematuro. In effetti la suzione del capezzolo innesca un riflesso che parte dalla mammella ed arriva all'ipofisi provocando il rilascio di ossitocina, sostanza chiave nel meccanismo del travaglio di parto; tuttavia la quantità di ormone prodotta durante una poppata non è dissimile da quella presente durante un rapporto sessuale, e l'attività sessuale non viene normalmente vietata. Per esercitare la sua azione l'ossitocina deve legarsi a specifiche proteine, i recettori, che nell'utero sono più numerosi e attivi solo a termine di gravidanza per favorire il parto e nel postpartum per contrastare le emorragie. La contrattilità uterina, poi, è un processo complesso e non ancora del tutto chiarito che deriva dall'interazione tra molti fattori e non solo dallo stimolo ossitocinico. Queste considerazioni portano a concludere che l'ormone presente nel circolo sanguigno materno durante le poppate non è solitamente in grado di provocare contrazioni uterine di intensità, durata e frequenza tali da compromettere l'andamento di una gravidanza fisiologica. Al contrario non si devono sottovalutare altri effetti dell'ossitocina, conosciuta in un primo tempo principalmente per la funzione che svolge nel travaglio di parto e nell'allattamento ma di cui si sono scoperti nuovi volti nel tempo. Recettori per l'ossitocina sono stati infatti identificati anche in alcune aree cerebrali, in particolare nel sistema limbico, una delle parti più antiche del cervello, sede di origine e gestione delle emozioni e della memoria a lungo termine. Interagendo con il sistema limbico essa facilita la lettura delle emozioni altrui, l'empatia, rivestendo un ruolo cruciale nella formazione all'inizio della vita del legame madre-figlio, fondamentale per la sopravvivenza in tutti i mammiferi, e negli anni successivi del "cervello sociale", indispensabile per le relazioni interpersonali e la convivenza. Infine ha anche un effetto positivo sul sistema immunitario. Appare dunque evidente come nell'allattamento in gravidanza l'ossitocina sia fonte più di benefici che di pericoli, meritando giustamente l'appellativo di "ormone della felicità".

Analogamente, gli ormoni della gravidanza presenti in piccola quantità nel latte non possono nuocere al lattante.

Prolungare l'allattamento al seno ha anche un'influenza sullo sviluppo cerebrale. Un interessante studio dell'Università di Durham su 128 specie di mammiferi, compresa quella umana, ha evidenziato che le dimensioni del cervello alla nascita sono correlate alla durata della gravidanza ma la sua crescita successiva è determinata dalla durata dell'allattamento al seno. Negli animali un cervello di grandi dimensioni aumenta la durata della vita e permette una maggiore flessibilità di risposta agli stimoli ambientali.

Sempre e comunque allattamento ad oltranza, allora?

Ovviamente no. Per quanto non esistano linee guida può essere prudente bloccare l'allattamento se sono in atto complicanze come minaccia d'aborto o parto prematuro, perdite ematiche, grave debilitazione fisica o psichica della madre. Talora a scoraggiare sono sintomi meno gravi ma fastidiosi. Il sommarsi della stanchezza della gravidanza a quella dell'accudimento di un bambino piccolo, la nausea, il dolore ai capezzoli, il volume crescente dell'addome possono rendere problematico l'allattamento. Tuttavia se si desidera continuarlo si può ricorrere ad alcuni espedienti come applicare delle tecniche di rilassamento, ascoltare musica, cambiare posizione durante la poppata. Qualche volta occorrerà arrivare a "stipulare un contratto" con il bambino affinché vengano ridimensionate le sue esigenze; poiché spesso più che una richiesta di cibo la ricerca del seno esprime un bisogno di rassicurazione e di conferma di affetto potrebbe bastare riservare dei momenti particolari a lui, per i giochi, le parole e le coccole. Ancora una volta è soprattutto la serenità della mamma a dover essere salvaguardata, perché possa essere veramente libera nella sua scelta.

In molti casi è comunque la natura a dirimere il dubbio. In seguito alle variazioni qualitative e quantitative a cui il latte materno va incontro durante la gravidanza molti bambini tendono a staccarsi spontaneamente dal seno prima dell'arrivo del fratellino, soprattutto se hanno superato il primo anno di età. Nei casi in cui ciò non avviene l'allattamento potrà proseguire anche dopo la nuova nascita, in "tandem". Coallattare è impegnativo ma può avere dei vantaggi, come per esempio stimolare la produzione del latte quando il neonato ha qualche difficoltà iniziale o evitare gli ingorghi mammari.

Allora, mamme, ricorrete alle vostre scorte di creatività, positività, senso dell'umorismo e soprattutto amore se non volete smettere di allattare soltanto perché un altro figlio è in cammino o è ormai arrivato. Ma non preoccupatevi se lungo il percorso i vostri sentimenti al riguardo diventeranno mutevoli o ambivalenti. Parlatene serenamente con una persona di fiducia, cercate di comprendere i vostri bisogni e quelli della vostra famiglia e sicuramente troverete la soluzione migliore.

Mariangela Porta
ginecologa a Torino

Fiabe, favole e racconti per superare le difficoltà

Le fiabe sono l'espressione più pura e semplice dei processi psichici inconsci collettivi. Il linguaggio della fiaba è internazionale, non conosce limiti di età e appartiene a tutte le civiltà. Con i bambini ci permette di comunicare più facilmente quando c'è un problema, un disagio o un conflitto; la fiaba ha in sé un potere di autoguarigione grandissimo perché è un prodotto diretto del mondo della psiche in cui si generarono i conflitti.

I tre momenti importanti della fiaba sono: l'inizio in cui vengono presentati i personaggi e l'equilibrio che di lì a poco vacillerà; la crisi o fase centrale in cui il problema si presenta in modo chiaro e si definiscono i protagonisti (chi sono gli alleati, chi i nemici da combattere), e la conclusione, il "e vissero felici e contenti", in cui il nuovo equilibrio si stabilisce.

Il protagonista è un personaggio di fantasia, di modo che riusciamo a prendere le distanze dal problema, e nel bambino che sta vivendo un momento di difficoltà per l'arrivo del fratellino si facilitano l'accoglienza e il riconoscimento dei propri sentimenti e delle proprie emozioni.

Il bambino infatti è troppo piccolo per pensare in termini logici e razionali, la fiaba invece parla di ciò che accade e nc parla in modo magico e fatato, perché è tale il suo mondo, il mondo della "magia primitiva", dove ogni cosa è animata, in cui gli oggetti e gli animali parlano. Le fiabe presentano sì un problema, però tutto finisce bene: conducono il bambino per mano fuori da tremende situazioni e le stesse vengono presentate in termini immaginari e a lui comprensibili, indicandogli la via di uscita.

Le fiabe sono popolate dai bambini e così parlano dei loro problemi:

dell'abbandono, dell'insicurezza, della disobbedienza, della paura. E poi nelle fiabe i bambini vincono, sopravvivono all'abbandono nel bosco e alle streghe crudeli, vincono perché le fiabe sono la voce della speranza.

Purtroppo l'abitudine di raccontare fiabe ai bambini si va perdendo a favore di una informazione più tecnica e razionale; ci si è dimenticati infatti che il bambino non è un adulto in miniatura e la realtà che lui vive è simbolica e le spiegazioni devono andare per immagini. Privarlo delle fiabe e dei racconti significa privarlo di una via di accesso a quel mondo fantastico in cui il bambino è immerso, e che è un supporto indispensabile per affrontare e risolvere le sue angosce.

Come fare in pratica a utilizzare una fiaba ad uso psicoterapeutico con i nostri bambini quando si trovano in difficoltà? Ecco alcuni semplici indicazioni.

Via libera alla fantasia! Nella creazione della storia partite da uno spunto suggerito dal bambino stesso oppure da un fatto accaduto durante la giornata che è stato piuttosto destabilizzante, ricordando sempre che il protagonista deve rispettare le caratteristiche del vostro bambino, al fine di permettere l'immedesimazione.

La fiaba certo avrà la sua conclusione con "vissero felici e contenti" però da essa possiamo ripartire in seguito al manifestarsi di un nuovo problema o disagio con "dopo un po' che stavano vivendo felici e contenti, successe che…" e un'altra fiaba comincia, è il ciclo della vita stessa che ci sorride!

Se il bambino è già in grado di comunicare correttamente potrà essere più utile ed efficace che sia lui stesso a creare la sua fiaba: offritegli stimoli e non suggerite soluzioni dirette che appartengono a voi, aiutateli con "immagina che arrivi qualcuno" o "immagina che il bambino abbia un aiutante", emergerà così la sua fiaba del momento, e risolvendola potrà risolvere anche il problema del momento.

Laura Santoro
psicologa e psicoterapeuta ad indirizzo psicosomatico simbolico[2]

2 Lavora a Milano, occupandosi di problematiche legate all'infanzia, alla genitorialità e alla gravidanza.

Appendice

La libreria di mamma e papà

Brazelton T.B. e Sparrow J.D., *Il tuo bambino e... la gelosia,* Raffaello Cortina, 2007. Questo è un libro molto completo che prende in considerazione tanti aspetti del rapporto tra fratelli a cominciare dalla gravidanza e quindi dall'annuncio che c'è un fratellino in arrivo. Gli autori spiegano come neutralizzare i bisticci e le schermaglie tra fratelli, rafforzando il legame d'affetto che li unisce. Si parla anche di adozione e quindi del rapporto tra il bimbo adottato e i fratellini, e di situazioni particolari, come la nascita di un fratellino con problemi di salute.

González C., *Bésame Mucho*, Coleman, 2006. Il libro del famoso pediatra spagnolo Carlos González non riguarda la nascita di un fratellino, ma l'accudimento di un bambino nei primi anni di vita. Tra gli argomenti trattati c'è anche quello della gelosia e, in generale, questo testo è prezioso per capire meglio i bisogni dei propri bambini e cercare di accoglierli con affetto, rispetto ed empatia. Un bel testo "dalla parte dei bambini".

Faber A. e Mazlish E., *Bambini smettetela di litigare,* Frassinelli, 1988. Questo testo offre tanti suggerimenti per favorire la relazione tra fratelli, evitando quegli errori che potrebbero intensificare gelosie e rivalità. Utilissimo per prevenire e/o gestire i conflitti, aiuta anche a capire meglio ogni bambino, i suoi desideri, le sue paure, i suoi bisogni. Una lettura ricca di spunti interessanti, purtroppo oggi un po' difficile da reperire.

Horst P., *Fratelli: amore e rivalità,* Koiné Centro Psicologia, 2004. Finalmente un libro che prende in considerazione l'amore fraterno in tutte le fasi della vita, dall'infanzia all'età adulta, evidenziandone gli aspetti positivi. Utile per comprendere e favorire il rapporto tra i propri bambini, ma anche, per chi ha fratelli, per approfondire il legame con loro (e sanare eventuali incomprensioni).

Scalisi R., *La gelosia tra fratelli,* Franco Angeli, 2002. Questo breve saggio si concentra sulla gelosia e ne illustra tutte le possibili manifestazioni. Con suggerimenti per affrontare la situazione e aiutare il primogenito a superare questa fase impegnativa.

Grose M., *Primogeniti, mediani, ultimogeniti...*, Red, 2009. L'autore prende in esame come l'ordine di nascita influenza il carattere e la personalità di un bambino. Generalizzare, secondo me, non è possibile, ma ci sono spunti interessanti per interpretare la relazione tra i propri figli e, per chi ha fratelli, per comprendere meglio alcune dinamiche della propria famiglia d'origine.

La libreria dei fratelli (piccoli, piccolissimi e ragazzini)

Cozza G., Agnelli M.F., *Alice e il fratellino nel pancione*, Il leone verde, 2010. La mamma di Alice aspetta un bimbo. Alice è molto contenta di diventare una sorella maggiore. Ogni sera racconta al fratellino com'è il mondo fuori dal pancione. E il fratellino le risponde con il loro linguaggio speciale... In questo libro l'attesa di un bimbo è vissuta con grande serenità e si pone l'accento sul legame nascente tra Alice e il fratellino. Dai 2 anni.

Witek J., Roussey C., *Il pancione della mamma*, Gallucci, 2011. Davanti al pancione della mamma, una bambina attende la nascita del fratellino/sorellina. Nell'attesa, gli racconta i piccoli avvenimenti quotidiani, gli canta una canzone perché possa abituarsi alla sua voce, si stupisce quando lo sente scalciare... A ogni pagina il libro si anima con l'apertura di una finestrella (è un libro pop-up) che mostra il piccolo sorridente nella pancia che diventa sempre più grande... L'età indicata è dai 4 anni, ma se il bimbo è insieme a mamma e papà (che lo aiutano ad aprire le finestrelle senza strapparle) credo si possa sfogliare anche prima.

Panzieri L, *Fratellino Zuccavuota*, Lapis, 2006. Un libro allegro e "positivo" per accompagnare l'attesa di un fratellino, indicato dai 3-5 anni circa. Il piccolo protagonista non solo è felice di aspettare un fratellino, ma lo rassicura, lo protegge e, dal pancione, gli insegna già un sacco di cose interessanti. Non è un caso se, una volta nato, il piccolino sorride sempre con molta riconoscenza al fratello maggiore... Bello!

Cozza G., Agnelli M.F., *Alice sorella maggiore*, Il leone verde, 2011. Alice è diventata una sorella maggiore! Il piccolo Nino è nato e lei è l'aiutante ufficiale della mamma. È Alice che aiuta nel cambio del pannolino e che recita filastrocche per il fratellino. E mentre la mamma allatta, Alice le siede accanto per ascoltare le sue storie preferite. Il piccolo Nino ama tantissimo Alice e i suoi sorrisi più belli sono per lei. L'accudimento del fratellino offre anche l'occasione per parlare di allattamento, pannolini lavabili, importanza del contatto e delle coccole. Dai 2 anni.

Cozza G., Agnelli M.F., *Un fratellino o una sorellina per Tommi*, Il Ciliegio, 2018. Nella famiglia di Tommi c'è una grande novità! La mamma e il papà annunciano che arriverà un fratellino (o una sorellina) e spiegano la gravidanza a Tommi raccontando di quando lui era nel pancione della mamma. Un libro che può accompagnare il lieto annuncio al primogenito e una bella opportunità per ricordare insieme la sua attesa e tutto l'amore che mamma e papà gli hanno riservato in quei nove mesi. Dai 2 o 3 anni.

Pavanello R., *La mamma è solo mia!* Piemme, 2009. La lupacchiotta Lisa è preoccupata perché teme che il fratellino appena nato si prenda i suoi giochi, il suo letto e... persino la sua mamma! Ma i suoi amici le fanno capire che avere un fratello è bellissimo. Da leggere dopo che il fratellino è nato, se il primogenito è un po' in difficoltà (prima della nascita forse è meglio evitare per non rischiare di far nascere dubbi in un bambino che aspetta il fratellino senza particolari preoccupazioni!). Dai 3 anni.

Henkes K., *E se mi nasce un fratellino?* Piemme, 2002. Quando il fratellino era ancora nella pancia, Lilli era la migliore sorella del mondo: gli prestava i giocattoli, gli raccontava i segreti e gli cantava la ninnananna. Ma quando lui arriva è tutta un'altra cosa! Questo libro racconta la gelosia in tutte le sue manifestazioni: Lilli è arrabbiata con Leo, gli fa degli scherzi, lo ignora, ha anche pensato di scappare di casa... Di notte Leo è protagonista dei suoi brutti sogni. Per i bimbi che, dopo la nascita, sono alle prese con un'intensa gelosia c'è la possibilità di immedesimarsi e di condividere il lieto fine insieme a Lilli e Leo. Dai 3 anni.

McBratney S. e Jeram A., *Siete tutti i miei preferiti*, Fabbri, 2004. C'era una volta una famiglia di orsi. Mamma orsa e papà orso dicevano sempre ai loro tre piccoli che erano i cuccioli più belli del mondo. Un giorno, i tre orsacchiotti cominciarono a chiedersi chi di loro fosse il preferito. Attraverso le parole di mamma orsa e papà orso, si sottolinea che ogni figlio occupa un posto speciale nel cuore dei genitori. Dai 3 anni.

Giraldo M.L., *Non ti cambio con nessuno*, San Paolo, 2009. Tupitù ha paura che la sua mamma lo cambi con un cucciolo più bravo, più bello e più buono. Questo bel libro non affronta il tema della nascita di un fratellino, ma è rassicurante perché sottolinea che "per ogni mamma il suo piccino è il migliore che ci sia". Dai 3 anni.

Agostini S., *Giallo di gelosia*, Gribaudo, 2009. Lucia, Annalara e Tommaso litigano sempre per avere le attenzioni della mamma. I tre fratelli provano ogni volta lo stesso sentimento: diventano tutti gialli di gelosia! Come finirà? Un libro che mette in scena emozioni e situazioni comuni, quando tutti i bambini vorrebbero l'esclusiva dell'attenzione materna. L'indicazione di lettura è dai 3 anni, come sempre dipende da bambino a bambino, poiché la storia è un po' lunga qualche bimbo potrebbe apprezzarla meglio dai 4-5 anni.

Martin A., *Mi scappa la pipì!*, Mondadori, 2003. Quando a Marta nasce un fratellino, lei ricomincia a fare la pipì a letto. I suoi genitori sono molto preoccupati e c'è una zia che racconta il fatto a tutto il Paese. Per fortuna l'intervento di un mago aiuta a risolvere la situazione facendo capire a Marta che i suoi genitori hanno fiducia in lei e credono che presto tornerà a restare asciutta la notte. Cacciata di casa la zia cattiva, Marta abbandona il pannolino e torna la serenità. Dai 6/7 anni.

Walsh J.M. e Abbot J., *Caro papà*, Nord Sud, 2014. Un piccolo drago racconta tutte le cose belle che fa insieme al suo papà. Questa storia dedicata al legame tra padre e figlio può essere particolarmente indicata per prepararsi ai giorni in cui la mamma sarà in ospedale e il bimbo sarà affidato alle cure del papà e nel periodo successivo alla nascita, quando il papà trascorre del tempo in esclusiva con il primogenito e insieme si dedicano ad attività "da grandi". Dai 2 anni.

Costetti V, Rinaldini M., *Giacomino aspetta... un fratellino*, esserci edizioni, 2009. Questo libro è particolarmente attento ai sentimenti del bambino che aspetta un fratellino e dà un nome alle emozioni che si possono sperimentare in questa situazione. C'è un riferimento alle aspettative deluse, poiché il piccolo protagonista desiderava un fratellino e quando scopre che nella pancia c'è una sorellina, vive un momento di sconforto, poi superato con l'aiuto di mamma e papà. L'approccio utilizzato, specificano le autrici, si ispira liberamente alla Comunicazione Nonviolenta di Marshall B. Rosenberg. Adatto dai 3 anni circa.

Solheim J., James S., *Nata ieri. Diario di una giovane giornalista*, Il Castoro, 2011. Qui il punto di vista è quello di una sorella minore, una sorellina appena nata che nutre una sconfinata ammirazione per la sorella maggiore. "Promemoria: imitare quella bambina. Essere come lei. Ogni giorno, in ogni momento. Prima, però, imparare a girarsi sulla pancia". Tenero e divertente, è adatto dai 3 anni (e continua a far sorridere ad ogni età).

Cordell M., *Un altro fratello*, La Margherita, 2013. Questa è la storia di un figlio unico a cui nasce un fratellino. Poi un altro. Poi un altro… Finché i fratellini sono dodici. Un libro divertente che trasmette un messaggio positivo e "incoraggiante" per tutti i primogeniti. Dai 3 anni, ma anche prima con mamma e papà che spiegano le simpatiche immagini.

Jolibois C., Heinrich C., *Il giorno del fratellino*, Nord-Sud Edizioni, 2012. Carmelito desiderava così tanto un fratellino… Ma quando riesce a realizzare il suo sogno, ecco che il fratellino in realtà è una sorellina. Un imprevisto che il piccolo pollo non apprezza affatto, finché pian piano scopre quanto può essere bello avere una sorellina. L'età indicata è dai 6 anni, ma insieme a un genitore si può leggere anche prima. Le illustrazioni sono particolari (adatte ai piccoli, strizzano l'occhio ai grandi pittori).

Waddel M., Benson P, *I tre piccoli gufi*, Mondadori, 2013. Tre piccoli gufi, due fratelli e una sorella, aspettano la mamma che è andata a procurare il cibo. Nell'attesa si fanno coraggio a vicenda. Tenero! Da leggere anche ai più piccoli, simpatico per tutti.

Curtis R., *L'errore di Babbo Natale*, Gallucci 2012. Michi e Alex sono due gemelle, identiche nell'aspetto ma molto diverse nel comportamento. Un libro che parla delle differenze e si chiude con una bella celebrazione dell'amore tra sorelle. Indicato dai 5 anni circa.

Masurel C., *Come cane e gatto*, PescaMela edizioni, 2003. I protagonisti di questa storia litigano in continuazione, per i posti migliori, per i bocconi migliori, per i giochi, finché non scoprono che c'è qualcosa di buono nella loro convivenza! Il libro adatto fin dai 2 anni, non parla di fratelli, ma mostra come da litigiosi si possa diventare amici.

De Smet M., e Meijer M., *Fratello vendesi,* Clavis, 2014.
"Marta è stufa. Stufa di suo fratello. Giacomo, un tempo, era dolce e tenero. Mangiava e dormiva. Ma, ora, è diventato un piccolo mostro". Comincia così la storia di una sorella maggiore alle prese con un fratellino in "età da disastri", che si diverte a far crollare le torri di mattoncini, rompere pupazzi, strappare disegni. Lei è così stufa che decide di darlo via, ma il pomeriggio non è finito che è già corsa a riprenderlo: "Sai, Giacomo? Non ti lascerò mai più! Tu sei, sì, un piccolo mostro, ma sei il *mio* piccolo mostro!" Una lettura simpatica per fratelli maggiori (dai 4-5 anni) che sono stanchi delle prodezze (e dei disastri) del piccolino di casa, per capire che i momenti di insofferenza possono capitare, ma che – come scopre Marta – del proprio fratellino non si può proprio fare a meno!

Ormerod J, Joyner A., *Lo scambio*, Terre di Mezzo, 2015.
Il fratellino di Carolina Coccodrillo sbava, puzza e non è divertente, ma la mamma è tutta concentrata su di lui... Carolina decide di riportarlo al Paradiso dei Piccoli per sostituirlo: prova con un cucciolo di panda, un elefantino, due tigrotti gemelli, ma non funziona proprio. Nessuno è giusto per lei come il suo fratellino. Simpatico e a lieto fine! Dai 4 anni circa.

Rouer B., *Fratelli e sorelle... alla larga*, Mondadori, 2003. Hai una sorella più grande che ti comanda a bacchetta? Un fratellino che ti copia e ti segue dappertutto, una sorellina chiacchierona che ti spacca i timpani? E tu sogni di essere figlio unico... Si presenta così questo volume illustrato destinato ai bambini più grandicelli, l'età consigliata è dagli 8 anni, io direi dagli 11 anni circa (ma dipende dal bambino, ogni genitore valuti). È un libro che sottolinea e amplifica i possibili difetti di fratelli e sorelle (maggiori e minori) e offre consigli di sopravvivenza tutti da ridere al giovanissimo lettore. Di battuta in battuta, forse può aiutare un ragazzino che sta attraversando una fase di conflittualità o di insofferenza verso i fratelli e le sorelle. Anche perché per ogni versione di fratello "fastidioso" c'è un piccolo riquadro che presenta i vantaggi della situazione (e dietro alle risate il messaggio è buono).

Piccole donne e *Piccole donne crescono* di Lousia May Alcott. La storia delle sorelle March è un classico della letteratura per l'infanzia. Oggi forse non è più conosciuto come in passato, ma continua ad essere una lettura interessante e si può provare a proporre dagli 8/10 anni circa.

Fratelli e sorelle... da fiaba!

La fiaba de *I tre porcellini* non ha bisogno di presentazioni, credo che tutti conosciamo i tre simpatici fratellini che riescono a salvarsi dal lupo, facendolo scottare. Questa antica fiaba che fa parte della tradizione orale di diversi Paesi, in genere piace molto ai bambini ed è amata dai fratelli maggiori... forse perché il porcellino più grande si dimostra saggio e prudente e salva se stesso e anche i fratellini? Da leggere e raccontare anche ai piccolissimi, soffiando forte come il lupo.

"Un re aveva tre figliuole belle come il sole e ch'egli amava più degli occhi suoi". *Il re porcaro* è una fiaba di Guido Gozzano e narra le avventure di tre sorelle molto unite che sono vittime dell'odio di una cattiva matrigna. In questa fiaba il rapporto di sorellanza emerge con forza, le tre giovani affrontano insieme le avversità e insieme riescono a sconfiggere il male. Un merito particolare alla sorella più piccola, che riesce a salvare se stessa e le due sorelle maggiori.

Hansel e Gretel, in questa fiaba dei fratelli Grimm, l'amore e il legame tra fratelli è protagonista. Il lieto fine con tanto di tesoro che permette alla famiglia di lasciarsi alle spalle la povertà, premia i piccoli protagonisti. È una fiaba che può sembrare "forte" per la presenza della strega cattiva, ma anche per l'iniziale abbandono nel bosco, ma allo stesso tempo può essere un buon antidoto per le paure che comunque i bimbi hanno e che qui vengono superate grazie all'alleanza tra fratelli. I genitori possono provare a raccontarla al proprio bimbo (dai 5 anni circa) e osservare le sue reazioni, per capire se può andare bene per lui.

"La sorellina disse: 'Andiamo, Fratellino. Ci faremo compagnia e non ci lasceremo mai'. Approfittarono di un momento in cui la matrigna si era addormentata e fuggirono nel bosco". Questa fiaba dei fratelli Grimm, in cui il legame fraterno è protagonista, è intitolata *Fratellino e Sorellina.* I due bambini fuggono insieme da una cattiva matrigna e, aiutandosi a vicenda, superano una serie di peripezie e ottengono il loro lieto fine.

Bibliografia

Balsamo E., *Sono qui con te,* Il leone verde, 2008.

Bernardi M., *Il nuovo bambino*, Fabbri Editori, 2001.

Bettelheim B., *Un genitore quasi perfetto*, Feltrinelli, 1998.

Biddulph S., *Il segreto dei bambini felici*, Tea, 2001.

Bortolotti A. *E se poi prende il vizio?* Il leone verde, 2010.

Brazelton T.B., Sparrow J.D., *Il tuo bambino e... la gelosia*, Raffaello Cortina Editore, 2007.

Buckley S., *Partorire e accudire con dolcezza*, Il leone verde, 2012.

Coles P., *Le relazioni fraterne nella psicoanalisi*, Astrolabio, 2004.

Cozza G., *E adesso... cresco*, Sfera editore, 2007.

Cozza G., *E adesso... regole*, Sfera editore, 2012.

Cozza G., *Me lo leggi?* Il leone verde, 2012.

Cozza G., *Quando l'attesa si interrompe*, Il leone verde, 2010.

Kennedy M., *Come sopravvivere... alla gelosia*, Fabbri Editori, 2007.

Kitzinger S., *Il manuale del parto in casa*, Red!, 1993.

Dalloz D., *La gelosia*, Àncora, 2002.

Darchis É., Darchis J., *Fratelli e sorelle*, Vallardi Editore, 2010.

Faber A. e Mazlish E., *Bambini smettetela di litigare,* Frassinelli, 1988.

González C., *Bésame mucho,* Coleman, 2005.

Gonzàles C., *Un dono per tutta la vita*, Il leone verde, 2008.

Grose M., *Primogeniti, mediani, ultimogeniti...*, Red!, 2009.

Hames P., *I bambini non fanno mai i capricci*, Red!, 2007.

Honegger Fresco G., *Essere genitori*, Red!, 1987.

Horst P., *Fratelli: amore e rivalità*, Koiné Centro Psicologia, 2004.

La Leche League, *Allattamento al seno: il libro delle risposte*, Volume I, LLLIt, 2003.

Laniado N., *Bambini gelosi*, Red! edizioni, 2002.

Leach P., *Il bambino dalla nascita ai sei anni*, Mondadori, 1987.

Montessori M., *Il segreto dell'infanzia*, Garzanti, 1972.

Mori L., *Trovare/ritrovare il proprio posto in famiglia*, "Quaderni di Psicoterapia infantile", n. 65, 2012, pp. 275-288.

Mori L., *L'apporto dell'esperienza fraterna allo sviluppo psichico e alla costruzione dell'identità individuale*, in *Contrappunto*, n. 35, 2004, pp. 35-60.

Mori L., *Scenari dei legami fraterni*, Le Lettere, Firenze, 2013.

Petri H., *Fratelli: amore e rivalità*, Koinè, 2004.

Purves L., *Come non crescere un figlio perfetto*, Red!, 2005.

Rollo D., *Un amore di fratello*, San Paolo, 2011.

Rufo M., *Fratelli e sorelle*, Feltrinelli, 2004.

Scalisi R., *La gelosia tra fratelli,* Franco Angeli, 2002.

Volta A., *Nascere genitori*, Urra, 2008.

Winnicott D.W., *Colloqui con i genitori*, Raffaello Cortina, 1993.

Wyckoff J., Unell B.C., *Dal no al sì senza urla e minacce*, Red!, 2008.

Indice

Note personali

Note personali

Note personali

In questa collana sono già apparsi:

Michel Odent, *L'Agricoltore e il Ginecologo - L'industrializzazione della nascita,* p. 134, € 16,00

Claudia Benatti-Franco Ambrosi-Carla Rosa, *Vaccinazioni tra scienza e propaganda - Elementi critici di riflessione,* p. 186, € 16,00

Ibone Olza - Enrique Lebrero Martínez, *Il parto cesareo - Solo se indispensabile, sempre con rispetto,* p. 193, € 18,00

Grazia Honegger Fresco, *Facciamo la nanna - Quel che conviene sapere sui metodi per far dormire il vostro bambino,* ^{2}ed. p. 142, € 14,00

Antonella Randazzo, *Bambini psico-programmati - Essere consapevoli dell'influenza della pubblicità, della TV, dei videogiochi,* p. 183, € 16,00

Elena Balsamo, *Sono qui con te - L'arte del maternage,* p. 302, € 18,00 Seconda edizione

Esther Weber, *Portare i piccoli - Un modo antico, moderno e... comodo per stare insieme,* p. 270, € 18,00 Seconda edizione

Carlos Gonzalez, *Un dono per tutta la vita - Guida all'allattamento materno,* p. 360, € 22,00

Sara Honegger, *Un mondo di pappe - I saperi delle mamme nell'alimentazione del bambino da 0 a 6 anni,* p. 143, € 14,00

Jan Hunt, *Genitori con il cuore - I bambini si comportano così come vengono trattati,* p. 128, € 16,00

Franco De Luca, *Bambini e (troppe) medicine - Difendersi dall'eccessiva medicalizzazione dei nostri figli,* p. 144, € 14,00 Seconda edizione

Eugenio Serravalle, *Bambini super-vaccinati - Saperne di più per una scelta responsabile* p. 352, € 20,00 Seconda edizione

Isabelle Fox, *Sempre con lui - I vantaggi di essere un genitore a tempo pieno* p. 218, € 18,00

Gordon Neufeld-Gabor Maté, *I vostri figli hanno bisogno di voi - Perché i genitori oggi contano più che mai,* p. 370 € 25,00

Paola Negri, *Sapore di mamma - Allattare dopo i primi mesi,* p. 178, € 16,00

Giorgia Cozza, *Quando l'attesa si interrompe - Riflessioni e testimonianze sulla perdita prenatale,* p. 208, € 16,00

Alfie Kohn, *Amarli senza se* e senza *ma - Dalla logica dei premi e delle punizioni a quella dell'amore e della ragione,* p. 208, € 20,00

Elena Balsamo, *Libertà e amore - L'approccio Montessori per un'educazione secondo natura,* p. 356, € 20,00

Alessandra Bortolotti, *E se poi prende il vizio? Pregiudizi culturali e bisogni irrinunciabili dei nostri bambini*, p. 232 € 16,00

Eva Benso, *La dislessia - Una guida per genitori e insegnanti: teoria, trattamenti e giochi.* p. 160 € 18,00

James J. McKenna, *Di notte con tuo figlio - Il sonno condiviso in famiglia,* p. 144 € 14,00

Elena Dal Prà, *Via il pannolino! Come dare l'addio al pannolino in una prospettiva educativa, etica ed ecologica*, p. 148 € 15,00

Claudia Porta, *La mia mamma sta con me - Conciliare famiglia e lavoro grazie a Internet*, p. 170 € 16,00

Paola Negri, *Tutte le mamme hanno il latte - Quello che tutti dovrebbero sapere sull'allattamento e l'alimentazione artificiale*, p. 254 € 18,00 Seconda edizione

Giorgia Cozza, *Me lo leggi? - Racconti, fiabe e filastrocche per un dialogo d'amore con il nostro bambino,* p. 280, € 18,00

Claudia Porta, *Giochi con me? - Tanti modi creativi per accompagnare i nostri figli nella crescita*, p. 178 € 16,00

Elisa Artuso, *Eco-famiglie - Riflessioni, esperienze, idee per una maggiore consapevolezza e un orientamento più sostenibile*, p. 210 € 16,00

Elena Balsamo, *Nato prima del tempo - Sacralità della nascita e accoglienza amorevole al neonato prematuro*, p. 132 € 14,00

Giorgia Cozza, *Benvenuto fratellino benvenuta sorellina - Favorire l'accoglienza del nuovo nato e la relazione tra fratelli*, p. 240 € 16,00

Alexandra Schwarzer, *Giocare tra gli alberi - Attività nel bosco con le corde secondo la pedagogia della natura*, p. 208 € 18,00

Olivier Maurel, *La sculacciata - Perché farne a meno: domande e riflessioni*, p. 192 € 16,00

Maura Gancitano, *Igiene e cosmesi naturali - Idee e ricette per il bambino, la famiglia e la casa,* p. 147 € 15,00.

Emanuela Rocca, *Il travaglio e il parto - Comprendere la funzione del dolore e alleviarlo con i metodi naturali,* p. 103 € 13,00.

Giorgia Cozza, *Latte di mamma...tutte tranne me - Quando l'allattamento non funziona: riflessioni, testimonianze e consigli pratici,* p. 168 € 15,00.

Andrea Di Chiara, *Il giusto respiro - Proteggere i bambini da adenoidi ingrossate, allergie, infezioni respiratorie e altre patologie,* p. 252 € 18,00.

Alessandro Costantini, *Meravigliosa infanzia- Dalle menzogne di Freud alle verità sul bambino* , p. 144 € 15,00.

Manitonquat, *Crescere insieme nella gioia- Prendersi cura dei bambini nella via del cerchio,* p. 200 € 18,00.

Elisabetta Malvagna, *Il parto in casa - Nascere nell'intimità familiare, secondo natura,* p. 172 € 15,00.

Gиogia Cozza, *Pannolini lavabili - Guida all'uso dei pannolini di tessuto dalla nascita al vasino* p. 180 € 16,00.

Eugenio Serravalle, *Vaccinazioni: alla ricerca del rischio minore - Perchè ho vaccinato i miei figli ma non i miei nipoti,* p. 336 € 20,00.

Ilaria Caprioglio, *Adolescenza - Genitori e figli in trasformazione*, p. 118 € 14,00

Carlos Gonzalez, *Genitori e figli insieme - Dall'infanzia all'adolescenza con amore e rispetto,* p. 178 € 18,00.

Sonia Coluccelli, *Un'altra scuola è possibile? - Autori, esperienze e sguardi educativi verso percorsi scolastici in ascolto dei bambini,* p. 185 € 16,00.

Giorgia Cozza, *Bebè a costo zero crescono - Meno oggetto e più affetti per crescere felici dalla prima infanzia alle soglie dell'adolescenza,* p. 319 € 18,00.

Elisa Mazzoli, *Mi fai una storia? - Inventare, raccontare, vivere avventure fantastiche nel quotidiano con i nostri bambini* p. 183 € 16,00.

Naomi Aldort, *Crescere i nostri figli crescere noi stessi - Eliminare conflitti e litigi con i nostri bambini grazie all'amore incondizionato,* p. 212 € 18,00

Manuela Filippa, Elena Malaguti, Costantino Panza, Manuel Staropoli, *Cantami ancora! Antiche melodie e giochi per crescere con la musica,* p. 138 € 16,00. Con CD allegato.

Elena Lupo, *Il tesoro dei bambini sensibili - Conoscerlo, gestirlo, valorizzarlo,* p. 170 € 16,00

Angela J. Hanscom, *Giocate all'aria aperta! - Perché il gioco libero nella natura rende i bambini intelligenti, forti e sicuri,* p. 208 € 18,00

Ilaria Caprioglio, *Cyberbullismo - La complicata vita sociale dei nostri figli iperconnessi,* p. 80 € 10,00

Beatrice Castelli, *Crescere con i fiori di Bach - Dalla nascita all'adolescenza con i rimedi floreali,* p. 200 € 16,00

Finito di stampare
nel mese di Gennaio 2018 presso
Graphot, Torino